Frau in der Medizin
„Ärztinnenstudie" 2002
M. Hochleitner

„Hier hat niemand auf Sie gewartet!"

Die Deutsche Bibliothek – CIP-Einheitsaufnahme
Ein Titeldatensatz für diese Publikation ist bei Der Deutschen Bibliothek erhältlich.

Herstellung Books on Demand GmbH
ISBN 3-901249-73-7

© 2003 innsbruck university press
Universität Innsbruck, Innrain 52, A-6020 Innsbruck
http://www.university-press.at

I. Ziel der Studie

Im Jahr 2002 wurde eine Fragebogenaktion mit allen Ärztinnen, die an den Universitätskliniken Landeskrankenhaus Innsbruck beschäftigt sind, durchgeführt. Das Ziel der Studie war es, eine Selbsteinschätzung der betroffenen Frauen bezüglich ihrer beruflichen Probleme bzw. Karrierehindernisse und derer Lösungsmöglichkeiten zu erfragen. Zur Verdeutlichung wurden zusätzlich noch einige biographische Interviews mit Vertreterinnen einzelner Ärztinnengruppen durchgeführt. Warum gerade 2002? Die Idee dieser Aktion ergab sich aus verschiedensten Ansatzpunkten heraus. Im Ludwig Boltzmann Institut für Geschlechterforschung und im Frauengesundheitsbüro des Landes Tirol kristallisierte sich als wichtiges Frauengesundheitsthema, dazu gehört natürlich auch die Frau in Gesundheitsberufen, die Situation der Ärztin als momentan wohl problematischste Gruppe in diesem Bereich heraus.

Die Pflegeberufe konnten glücklicherweise durch großen Personalmangel in den letzten Jahren eine wesentliche Verbesserung ihrer Situation erreichen. Der Arztberuf leidet eher unter dem Eindruck des Überangebotes. Dazu kommt, dass Pflegeberufe weiblich besetzt sind, der Arztberuf aber männlich, und vielfach der Eindruck entsteht, dass Frauen als Ärztinnen unerwünscht sind, nur notgedrungen und aufgrund gesetzlicher Bestimmungen genommen werden. Die Erfahrung als Vorsitzende des Arbeitskreises für Gleichbehandlungsfragen an der Universität Innsbruck sowie langjährige Personalvertreterin lehrt, dass trotz aller Frauenförderaktivitäten die Ärztin an den Universitätskliniken immer noch nicht die Normalität darstellt, zumindest verbale sexuelle Belästigungen an der Tagesordnung sind und es nach wie vor nicht zur Betriebskultur gehört, diese zu unterbinden. Im Gegenteil, es scheint mit ganz geringen Ausnahmen jegliche Sensibilität für dieses Thema zu fehlen. Sämtliche Führungspositionen, sowohl im Universitäts- als auch im Tilak-Bereich, sind männlich besetzt, sämtliche Klinikvorstände – mit einer einzigen erfreulichen Ausnahme – sind Männer.

> Bei Dienstantritt als erste und einzige Klinikchefin in Innsbruck:
> „Sie wissen, dass sich hier niemand auf Sie freut!"
> FALSCH – wir Frauen schon!!!

Als Vorsitzende des Arbeitskreises für Gleichbehandlungsfragen an der Universität Innsbruck ist es Zeit Bilanz zu ziehen. Durch das neue Universitätsgesetz UG 2002 mit der Neuorganisation der Universitäten und der Errichtung einer eigenen Medizinuniversität hat eine neue Zeit begonnen. Wir blicken also auf über 10 Jahre gesetzlich verordnete Frauenförderung zurück. Es stellt sich die Frage, wie wir unsere Schwerpunkte setzen wollen, wofür es sich in Zukunft zu kämpfen lohnt. Die Arbeitskreise wurden auch im neuen UG 2002 belassen, müssen sich allerdings in einer neuen Organisationsform erst neu orientieren, zusätzlich haben wir auch einen Frauenverein an den Universitäten in Innsbruck gegründet, sollten wir ein weiteres unabhängiges Forum brauchen. Die bisherige von oben verordnete Frauenförderung gab uns vor allem die Möglichkeit, wenn auch unter Aufbietung unserer letzten Reserven und nicht gerade massiv unterstützt, um Stellen für Frauen zu kämpfen. Hier wurden zweifelsfrei Fortschritte gemacht. Uns erscheinen sie selbstverständlich zu gering, erfreulicherweise aber unseren Gegnern als zu groß. Im Zuge des Rückblicks stellt sich natürlich die Frage, ob wir immer gleich weiterkämpfen sollen oder doch – was mir wesentlich zielführender erscheint – auf Anreizsysteme umstellen. Zahlreiche diesbezügliche internationale Beispiele, nicht zuletzt aus diversen deutschen Bundesländern, sind seit Jahren in Kraft und evaluiert.

Aus all diesen Überlegungen ergab sich die Idee zu dieser Studie, nämlich möglichst viele betroffene Frauen nach ihren tatsächlichen Problemen und Wünschen zu fragen. Die gesamte bisherige Frauenförderung wurde von oben verordnet, sodass es doch endlich an der Zeit wäre auf die Betroffenen selbst einzugehen. Die einzige größere Studie in Österreich zum Thema „Ärztinnen im Wissenschaftsbetrieb: Aufstiegsmöglichkeit und Karrierechancen[1]" beruht auf Interviews im Jahr 1995 und erfasst nur ÄrztInnen im AKH Wien, also Bundesangestellte. Außerdem sollten sieben Jahre „politisch gewollter, massiv unterstützter Frauenförderung" ja alles geändert haben. Die Mixa-Studie vergleicht Frauen und Männer und ihre sehr verschiedenen Arbeits- und Karrieremöglichkeiten. Wir haben bewusst darauf verzichtet, auch Männer zu inter-

---

[1] Mixa E: Zwischen den Sprossen. Aufstiegsbedingungen und Karrierebarrieren für Medizinerinnen im professionellen und universitären Feld. Bundesministerium für Wissenschaft und Verkehr, Abt. 1/B/1, Reihe: Materialien zur Förderung von Frauen in der Wissenschaft; Bd. 10, 2000.
Mixa E: Ärztinnen im Wissenschaftsbetrieb. Aufstiegsbedingungen und Karrieremöglichkeiten, IN: Bundesministerium für Wissenschaft und Verkehr (Hg.): 100 Jahre Frauenstudium. Zur Situation der Frauen an Österreichs Hochschulen, Reihe: Materialien zur Förderung von Frauen in der Wissenschaft, Bd. 6, 1997.

viewen, weil wir uns auf die Probleme der Frauen konzentrieren wollten. Nach nun fast 100jährigem Kampf an den Universitäten um Gleichbehandlung haben wir diese nicht einmal ansatzweise erreicht. Gerade im Klinikbereich, einem männerbündisch organisierten partriarchalisch-hierarchischen System, ist Gleichbehandlung nicht immer dasselbe wie Chancengleichheit. Es stellt sich auch die Frage, was wir vom Gender-mainstreaming-Gebot, immerhin von der Bundesregierung beschlossen, für das Gesundheitssystem sowie für die Universitäten, erwarten können. Hat Mann es überhaupt schon zur Kenntnis genommen?

Selbst bei pessimistischster Betrachtung der Zukunftsaussichten für Frauenförderung an der neuen Medizinuniversität ist ganz klar, dass unabhängig von den gesetzlichen Grundlagen, die nebenbei nach wie vor Frauenförderung und Gender mainstreaming verpflichtend vorschreiben, jeder zukünftige Dienstgeber sich mit Frauenforderungen auseinandersetzen wird müssen. Frauen werden die Mehrheit in allen Bereichen dieser neuen Medizinuniversität darstellen. Nicht nur sind bei den Studierenden der Medizinischen Universität, sowie bei den MitarbeiterInnen der Medizinischen Universität besonders an den Kliniken, sondern auch bei den KlinikpatientInnen bei jetzt schon sehr hohen Frauenprozenten weitere Zunahmen zu erwarten; dies sagt jede Trendberechnung und die Demographie. Dies wird auch die Ärztinnenzahl steigern, die Patientinnen, weil erfahrungsgemäß viele PatientInnen Ärztinnen bevorzugen, die Studentinnen, weil sie als Promovendinnen dieser Medizinuniversität auch Ausbildungsmöglichkeiten beanspruchen werden. Ein Klinikbetrieb wird in Zukunft nicht ohne Ärztinnen aufrechtzuerhalten sein. Traurigerweise auch wegen der immer schlechteren Arbeitsbedingungen, wie geringere Bezahlung, Untersagung der Nebenerwerbstätigkeit, werden für viele Stellen keine Männer mehr gefunden werden. Jetzt schon sind so unbegehrte Jobs wie Dauersekundarärztin oder Stationsärztin praktisch ausschließlich in Frauenhand, und das oft erst nach mehrfacher Ausschreibung. Ähnliches zeichnet sich in vielen Fächern bei den schlecht bezahlten wissenschaftlichen MitarbeiterInnen-Stellen ab. Der hohe Frauenanteil in dieser Gruppe ist nicht nur auf unseren Einsatz in Personalentscheidungen, sondern auch auf einen Mangel männlicher Bewerber zurückzuführen. Welche Mindestforderungen sind zu erfüllen, dass eine ausreichende Zahl von Frauen bereit ist, an den Kliniken zu arbeiten? Diese Frage wird bei Personalplanungen unweigerlich berücksichtigt werden müssen. Je eher und je besser fundiert wir die entsprechenden Forderungen stellen können, umso leichter sind sie in die schon laufenden Planungsarbeiten zu integrieren.

Die Frauenbewegung an den Universitäten hat sich in den letzten Jahren vorrangig mit dem Aufzeigen von Mängellisten, sei es in Forschung und Lehre die Nichtberücksichtigung frauenspezifischer Themen, sei es die Unterrepräsentation von Frauen an den Universitäten, beschäftigt, um daraus Forderungen abzuleiten.

> **männlicher Diskussionsbeitrag zu einem Women's Health Projekt:**
> **„Aber Frau Doktor, auch die Frauen müssen an etwas sterben!"**

Wir haben viele gerechte Forderungen gestellt, aber auch ein für Frauen wenig verlockendes Bild der Universitäten gezeichnet. Da stellt sich dann doch irgendwann die Frage: Wäre es nicht besser jungen Frauen von den Universitäten generell abzuraten? Schicken wir sie nicht in irgendwelche aussichtslosen oder zumindest mit sehr hohen Kosten und geringen Erfolgsaussichten verbundenen Schlachten? Literatursuche im amerikanischen Schrifttum ist in der Medizinischen Universität wissenschaftlicher Brauch - so habe ich im New England Journal of Medicine, Vol. 347: 1459, 31.10.2002, Nr. 18, eine Book Review gefunden „Women in Medicine: Career and life management[2]". Dies ist die dritte Ausgabe; die zwei vorhergehenden Ausgaben hießen "Stress and women physicians". Im Vorwort zur dritten Ausgabe wird die Titeländerung auch erklärt: es wird betont, dass zwar die Ärztin zweifelsfrei auch Stress hat wie alle anderen Menschen, aber dieser bisherige Titel trotzdem einen zu negativen Eindruck der Lage widerspiegle. Der Job der Ärztin habe nämlich viele positive Aspekte, sie habe einen Beruf, in dem sie Menschen helfen könne, der sozial sehr angesehen sei, ihr ein gutes Einkommen garantiere und ihr damit auch die Möglichkeit offen hielte, Tätigkeiten im Privatbereich zuzukaufen. Es mag ja in den USA für Frauen vieles besser sein, im Trend aber stimmt das auch für uns. Auch unsere Umfrage zeigt, dass viele Ärztinnen trotz massiver Probleme diesen Beruf wieder wählen würden. Auch in Österreich ist der Arztberuf in allen Umfragen der sozial angesehenste Beruf, und wenn wir die durchschnittlichen Frauenlöhne in Österreich betrachten, schneiden wir trotz allem nicht so furchtbar schlecht ab. Wir alle haben also einen Beruf, den wir selbst gewählt haben und auch großteils wieder wählen würden, und der auch überdurchschnittlich viele positive Aspekte hat. Es lohnt also zu überlegen und die Betroffenen zu fragen, was uns helfen würde, diesen Beruf auch ausüben zu können und möglichst erfreuliche berufliche und private Rahmenbedingungen vorzufinden. Zufriedene, motivierte Mitarbeiterinnen sind wohl auch das Ziel jedes Dienstgebers.

---

[2] Bowman MA, Frank E, Allen DI: Women in Medicine. Career and life management. 3rd edition, Springer Verlag, 2002.

II. Ärztinnenbefragung
mittels standardisiertem Fragebogen

Zum Fragebogen

Erstellung

Der Fragebogen wurde für diese Studie eigens erstellt, um auf die spezifischen Bedürfnisse und Probleme der Ärztinnen an den Universitätskliniken Landeskrankenhaus Innsbruck bestmöglich eingehen zu können. Es wurden die langjährigen Erfahrungen aus dem Arbeitskreis für Gleichbehandlungsfragen sowie zahlreicher mit Frauenförderung befasster Frauen eingearbeitet. Zusätzlich wurden Vorgespräche mit verschiedenen Ärztinnen aus dem Krankenhausbereich bezüglich ihrer speziellen Probleme und Wünsche geführt. Besonders wurde darauf Wert gelegt, kurz- und mittelfristig veränderbare Probleme zu dokumentieren. Der Schwerpunkt der Fragebogenerstellung war, ein neues Konzept der Frauenförderung speziell an den Universitätskliniken Landeskrankenhaus Innsbruck zu erarbeiten, das auf den tatsächlichen und heutigen Problemen und Wünschen der hier beschäftigten Ärztinnen beruht. Das Ziel der Fragebogenerstellung war, Forderungen an die Dienstgeber formulieren und mit Zahlen belegen zu können.

Durchführung

Alle Ärztinnen an den Universitätskliniken Landeskrankenhaus Innsbruck wurden durch ein Schreiben über die geplante Ärztinnenstudie und die Fragebogenerhebung per Klinikpost informiert. In der Folge wurden von März bis Mai 2002 alle Ärztinnen durch hausinterne Interviewerinnen mit den Fragebögen aufgesucht, nochmals über die Zielvorstellung der Aktion informiert und zum Ausfüllen und Zurückschicken des Fragebogens motiviert. Zeitgleich wurde der Fragebogen auch im Intranet des Landeskrankenhauses Innsbruck unter der Rubrik „Aktuelles" veröffentlicht, um zu demonstrieren, dass es sich um keine subversive Aktion handelt. In der Folge wurden alle Ärztinnen angemailt, neuerlich mit Begleitschreiben auf den Fragebogen aufmerksam gemacht und um Ausfüllen gebeten. In einem zweiten Durchgang wurden von unseren Interviewerinnen alle Kliniken aufgesucht, mit der Bitte, bei der Morgenbesprechung auf den Fragebogen hinzuweisen, sowie versucht, pro Klinik mindestens eine Ärztin zur Erinnerung aller ihrer Kolleginnen an das Ausfüllen des Fragebogens zu gewinnen. Es wurden 352 Fragebögen - die damalige Kalkulation waren 352 Ärztinnen im Krankenhausbereich - ausgeschickt und bis zur Auswertung 271 Fragebögen zurückgeschickt. Die Zahl der Ärztinnen ist deshalb schwierig festzustellen, weil es nicht nur Landes- und Bundesärztinnen gibt, sondern beim Bund die Trennung zwischen dem Personal der Kliniken und der theoretischen Institute in Einzelfällen oft schwierig ist. Daneben gibt es im Landesbereich die Problematik der Gegenfach-Ärztinnen sowie Turnusärztinnen, was eine permanente Rotation auch mit auswärtigen Krankenhäusern, und zum Teil Dienstverträge nur über einzelne Monate bedingt. Der hohe Rücklauf von 77% ist nicht nur auf den relativ hohen Aufwand bei der Motivierung der Ärztinnen, sondern wohl auch auf einen hohen Vertrauensvorschuss zurückzuführen. Die ganze Aktion wurde im Namen der langjährigen Vorsitzenden des Arbeitskreises für Gleichbehandlungsfragen an der Universität Innsbruck durchgeführt. Durch langjährige Tätigkeit in Frauenvertretung konnte offensichtlich eine hohe Akzeptanz bzw. Glaubwürdigkeit erworben werden. Außerdem muss die große Zahl von Problemen und ungelösten Forderungen, die praktisch alle Ärztinnen betreffen, die Bereitschaft, einen Fragebogen auszufüllen, um hier Abhilfe zu schaffen, erhöht haben. Der Glaube an die absolute Anonymität der Fragebogenaktion ist zweifelsfrei durch zahlreiche hinlänglich bekannte Fälle aus der Arbeitskreistätigkeit, wo die Anonymität auch in Anbetracht von massiven Drohungen nicht gebrochen wurde, begründet. Zusammenfassend ist der ungewöhnlich hohe Rücklauf auf den hohen Grad der Betroffenheit der befragten Ärztinnen zurückzuführen.

Auswertung
Datenerhebung mittels Fragebogen
Zur Erhebung des aktuellen Status quo und dessen Bewertung wurde ein anonymer, in fünf Abschnitte gegliederter Fragebogen (siehe Anhang) entwickelt. Der überwiegende Teil der Fragen wurde so gestaltet, dass nach der Multiple-Choice-Methode die Beantwortung der Fragen erfolgen konnte. In kleinerem Umfang, wie beispielsweise bei den Fragen über die berufliche Zukunft, etwaige Hindernisse als Frau im Berufsleben, negative physische oder psychische Auswirkungen der Arbeit auf die Gesundheit, Erreichung des unbefristeten Dienstverhältnisses und bei den Fragen über die nochmalige Berufswahl bzw. die Wahl eines anderen medizinischen Gebietes bestand für die Studienteilnehmerinnen die Möglichkeit, sich in freier Form zu äußern.

Qualitätskontrolle der Fragebögen

Bei den am Institut eingegangenen Fragebögen erfolgte eine manuelle Qualitätskontrolle der Daten unter Berücksichtigung verschiedener Qualitätsaspekte. Die Vorgehensweise dabei richtete sich nach folgenden Qualitätskriterien wie formale Richtigkeit, Vollständigkeit und Plausibilität.

Zur Feststellung der "formalen Richtigkeit" wurde im Zuge der manuellen Qualitätskontrolle die formelle und korrekte Beantwortung der Fragebögen generell überprüft. Insbesondere ist dabei das Hauptaugenmerk auf die korrekte Handhabung des Fragebogens und die im Fragebogen enthaltenen Interviewanweisungen gelegt worden.

Die Kontrolle der "Vollständigkeit" der eingegangenen Fragebögen wurde unter Miteinbeziehung der offenen Fragen dahingehend geprüft, ob etwa Fragen ohne eine bewusst am Fragebogen gekennzeichnete Verweigerung nicht beantwortet wurden. Zudem sind bei der Vollständigkeitskontrolle auch alle Fragebögen untersucht worden, ob sich zwischen den einzelnen Fragebögen bestimmte Muster der Nichtbeantwortung von Fragen erkennen ließen.

Die "Plausibilitätsprüfung" konnte nur durch die Kombination verschiedener Antworten von Fragen der einzelnen Fragebögen durchgeführt werden. Das heißt es erfolgte eine Überprüfung auf formale Widersprüche im Antwortverhalten. Die Plausibilitätskontrolle beinhaltete auch noch die Suche nach interviewerspezifischen Antwortähnlichkeiten bzw. -mustern.

Dateneingabe und Dateneinspielung

Die Dateneingabe erfolgte über zuvor eigens dafür erstellte und entsprechend vorbereitete Datenbankrelationen und Eingabemasken. Der weitere Vorgang in diesem Arbeitsschritt bestand aus der Kontrolle und der Überprüfung der Daten auf ihre Feldeigenschaften und dem Abgleich der Daten auf ein einheitliches Format. Die wesentlichen studienbezogenen Dateninformationen wurden festgelegt und in einem Dateneingabeprotokoll dokumentiert. Dieses Protokoll enthält folgende Inhalte:

- eine detaillierte Beschreibung aller Datenbanken und Variablen inklusive Formaten und Labels
- eine Kodierungsliste aller Variablen und diesbezüglich festgelegten Konventionen
- Informationen zur Führung eines Data-Handling-Reports
- den Data-Handling-Report
- studienspezifische detaillierte Regelungen zur Korrektur von Identifikationsvariablen

Qualitätskontrolle bzw. Qualitätssicherung der eingegebenen Daten
Ziel bei dieser Qualitätskontrolle ist die Aufdeckung "auffälliger" Werte und etwaige Eingabefehler. Dabei wurden die eingegebenen Daten nach den Einschluss- bzw. Ausschlusskriterien auf Vollständigkeit und eventuelle Doppelmeldungen überprüft. Des weiteren wurde abhängig vom Variablentyp, ein Kontrollverfahren mittels einfacher deskriptiver Statistiken angewandt:

- für quantitative (metrische) Variablen -> Minima, Maxima, Extrema
- für qualitative (nominale, ordinale) Varbialen -> Häufigkeitstabellen

Datenauswertung
Nach anschließender Datenumwandlung in auswertbare Größen, das heißt Umwandlung in berechenbare Größen, wurden die Daten in neue Relationen überführt und ausgewertet. Die Auswertung erfolgte nach den biostatistischen Methoden der deskriptiven (beschreibenden) Statistik. Als Methodik zur Darstellung der Ergebnisse wurden die Formen der tabellarischen Darstellung und die Formen der numerischen Charakterisierung von Datenmengen durch Kenngrößen (wie z.B. arithmetisches Mittel) verwendet.

Die Ärztin an den Universitätskliniken Landes-krankenhaus Innsbruck

Wer ist die Ärztin an den Universitätskliniken Landeskrankenhaus Innsbruck? Ein weiblicher Arzt? Nein, so einfach ist der Weg für Frauen in die Medizin nicht. Das Klischee, leider beruhend auf einem Bündel von Fakten und Tradition, lautet nach wie vor „der Arzt" und „die Schwester". Die Geschlechterrollen sind eindeutig definiert und in den meisten Köpfen zementiert[3,4].

> „Götter in Weiß" ist ein altbekannter Begriff,
> hat aber jemals jemand von der „Göttin in Weiß" gehört?

Letzerer Begriff ist unbekannt. Was die Realität betrifft, auch zu Recht. Junge Ärztinnen klagen häufig, sie würden als Schwester angesprochen, nach dem Herrn Doktor gefragt, etc. Arzt ist nach wie vor männlich besetzt, besonders in hierarchisch höheren Positionen[5].

> „Sind Sie DER Internist?"
> Wenn ich mich im Konsiliardienst auf Auspiepsen telefonisch melde und damit meine Stimme gehört wird, werde ich häufig mit diesen Worten begrüßt. Der Konsiliardienst ist die höchste Dienstkategorie.

---

[3] Mixa E: Zwischen den Sprossen. Aufstiegsbedingungen und Karrierebarrieren für Medizinerinnen im professionellen und universitären Feld. Bundesministerium für Wissenschaft und Verkehr, Abt. 1/B/1, Reihe: Materialien zur Förderung von Frauen in der Wissenschaft; Bd. 10, 2000, Zitat 41, S 30.

[4] Mixa E: Zwischen den Sprossen. Aufstiegsbedingungen und Karrierebarrieren für Medizinerinnen im professionellen und universitären Feld. Bundesministerium für Wissenschaft und Verkehr, Abt. 1/B/1, Reihe: Materialien zur Förderung von Frauen in der Wissenschaft; Bd. 10, 2000, Zitat 54, S 32.

[5] Wetterer A: Professionalisierung und Geschlechterhierarchie. Vom kollektiven Frauenausschluss zur Integration mit beschränkten Möglichkeiten. Wissenschaft ist Frauensache, Bd. 3, 1993. IN: Bundesministerium für Wissenschaft und Verkehr (Hg.): 100 Jahre Frauenstudium. Zur Situation der Frauen an Österreichs Hochschulen. Reihe: Materialien zur Förderung von Frauen in der Wissenschaft, Bd. 6, 1997, S 229, 233.

Warum ist das so? Frauen haben erst vor 100 Jahren die Zulassung zur Universität in Innsbruck erreicht. Die erste ordentliche Hörerin an der Universität Innsbruck inskribierte genau 100 Jahre vor unserer Umfrage, nämlich im WS 1902/1903 an der Universität Innsbruck. Die erste weibliche Medizinerin in Innsbruck war Wilhemine Schönthaler. 1915 wurde ihr (bezeichnenderweise) auswärts erworbenes Dekret nostrifiziert[6]. In Wien wurden erstmals 1897/98 drei Studentinnen an der Medizinischen Fakultät immatrikuliert; die erste Österreicherin, nämlich Gabriele Possanner von Ehrental, wurde 1897 promoviert, de facto nostrifiziert; ihr Studium hatte sie an der Universität Zürich absolviert[7]. Trotzdem ist es erst in den letzten Jahren, nicht zuletzt durch die Frauenförderung bei Bund und Land und die laufenden Einsprüche des Arbeitskreises für Gleichbehandlungsfragen, gelungen, Frauen in alle Kliniken hineinzureklamieren, trotzdem hat die Mehrheit der Kliniken in Innsbruck noch nie eine Frau habilitiert und trotz aller Förderprogramme wird nur **eine** Klinik von einer Frau geleitet.

Aus einem Berufungsverfahren

Zu Kandidatin 1: „Sie ist zu jung, keine ausgereifte Persönlichkeit, aber in einigen Jahren ..." Die Kandidatin war zwei Jahre jünger als der zweitgereihte und gleich alt wie der erstgereihte Mann.

Zu Kandidatin 2: „Sie ist zu alt, Frauen jenseits des Wechsels sind für mich unzumutbar." – Fragesteller: 64jähriger Professor

Weibliche Conclusio

Frau ist nicht immer nur zu alt (wie Frau irrtümlicherweise glaubte), sondern zu alt oder zu jung, einfach nie im richtigen Alter!

Die Ärztin, falls sie wahrgenommen wird, ist jung, in Ausbildung, eine Hilfskraft eben, die nicht wirklich zählt. Die Ärztinnen sind überwiegend jung, weil die Absolventinnenzahlen in den letzten Jahren rapide gestiegen sind und die Frauenförderung beim Bund, die auf Stellenbeschaffung ausgerichtet war, gewisse Erfolge gebracht hat. Ob allerdings diese jungen Frauen, die einfach nicht lückenlos abzuwimmeln waren, hier

---

[6] Köfler G, Forcher M: Die Frau in der Geschichte Tirols, Haymon Verlag, 1986.
[7] Ingrisch D: „Alles war das Institut!" Eine lebensgeschichtliche Untersuchung über die erste Generation von Professorinnen an der Universität Wien. Bundesministerium für Wissenschaft und Forschung (Hg.), Reihe: Materialien zur Förderung von Frauen in der Wissenschaft, Bd. 2, 1992, S 7.

auch halbwegs erträgliche Arbeitsbedingungen und ein Fortkommen finden, ist zumindest für einige Kliniken zweifelhaft.

Derzeit arbeiten die Ärztinnen eher in einem konservativen als in einem chirurgischen Fach, ob aus persönlicher Präferenz stellt sich die Frage. Die hartnäckigsten Kämpfe, Frauen von „ihren" Kliniken fernzuhalten, wurden von Vorständen chirurgischer Fächer geführt. Dies ist keine Innsbrucker Spezialität[8]. In einigen Kliniken konnten - erst nachdem vom Arbeitskreis für Gleichbehandlungsfragen Stellen mit aufschiebender Wirkung beeinsprucht werden konnten - auch Frauen Ausbildungsstellen ergattern. Das erklärt auch die höhere Zahl von Bundesärztinnen in diesen Kliniken.

> Aus einem Bewerbungsgespräch mit einem Klinikchef eines chirurgischen Faches:
> „Meinen OP betritt keine Frau!" (Schwestern natürlich schon)

Die durchaus vorhandenen Zukunftshoffnungen für Frauen sind zumindest problematisch. Die neuen Stellen nach dem Übergangsrecht der Universität sind so wenig attraktiv, dass sie sogar für Frauen erreichbar sind, da immer weniger Männer bereit sind, unter diesen Bedingungen für so wenig Geld zu arbeiten. Wie die privatrechtlichen Verträge der zukünftigen Medizinuniversität aussehen werden, ist derzeit unbekannt. Diese beiden Fakten mögen zwar kurzfristig Frauen zu Ausbildungsstellen helfen, sind aber nicht wirklich ein Fortschritt. Es entspricht dem üblichen Vorurteil, dass Stellen notgedrungen billiger werden, wenn Frauen in größerer Zahl hineindrängen. Hier ist es aber umgekehrt: Weil diese Stellen unattraktiver werden, nämlich durch schlechtere Bezahlung, kürzere Verträge, keine Karrierechancen, sind sie auch für Frauen erreichbar.

---

[8] Mixa E: Zwischen den Sprossen. Aufstiegsbedirgungen und Karrierebarrieren für Medizinerinnen im professionellen und universitären Feld. Bundesministerium für Wissenschaft und Verkehr, Abt. 1/B/1, Reihe: Materialien zur Förderung von Frauen in der Wissenschaft; Bd. 10, 2000, S 106.
Bowman MA, Frank E, Allen DI: Women in Medicine. Career and life management. 3rd edition, Springer Verlag, 2002, S 121.
Krol D et al.: Fctors influencing the career choices of physicians trained at Yale-New Haven Hospital from 1929-1994. Acad Med 1998; 73 (3): 313-17.
Ducker DG: Believed suitability of medical specialties for women physicians. J Am Med Wom Assoc 1978; 33(1): 25, 29-32.

1. Zu welcher Kategorie (Unterscheidung nach Ausbildung und Dienstgeber) rechnen Sie sich (Berufsgruppe)?

Dies ist ein Versuch, die 271 Ärztinnen, die unseren Fragebogen beantwortet haben, in Untergruppen einzuteilen. Es bieten sich verschiedene Möglichkeiten an, z.B. nach Dienstgeber, das sind in unserem Bereich Bund oder Land, und betrifft den Universitätsteil, das heißt die als Hochschullehrerinnen angestellten Ärztinnen, sowie den Landesteil, das sind jene im Landeskrankenhaus angestellten Ärztinnen. Eine weitere Einteilungsmöglichkeit ist die Unterscheidung in Ärztinnen in Ausbildung und Ärztinnen mit ius practicandi, die zu selbständiger Tätigkeit berechtigt sind. Ärztinnen in Ausbildung sind die Turnusärztinnen, das sind die Ärztinnen in Ausbildung zur praktischen Ärztin, sowie die meist Assistentinnen genannten Ärztinnen, die eine Facharztausbildung absolvieren. Die Ärztinnen mit abgeschlossener Ausbildung sind Dauersekundarärztinnen oder praktische Ärztinnen, sowie in der großen Zahl Fachärztinnen.

Berufsgruppe	Anzahl	%
Turnusärztin (Land)	23	8,5%
Fachärztin in Ausbildung (Bund)	77	28,4%
Fachärztin (Bund)	42	15,5%
Fachärztin in Ausbildung (Land)	74	27,3%
Fachärztin (Land)	53	19,5%
angestellte praktische Ärztin (Land)	1	0,4%
keine Angabe	1	0,4%
Summe	**271**	**100,0%**

Die oben erwähnten Gruppen sind relativ gleichmäßig verteilt, 119 (43,9%) Ärztinnen im Bundesdienst sowie 127 Ärztinnen im Landesdienst im Facharztbereich und 23 Turnusärztinnen, das ergibt 150 (55,4%) Landesärztinnen. Mit 174 Ärztinnen sind 64,2% in Ausbildung, mit 96 Ärztinnen sind 35,4% bereits mit absolvierter Ausbildung, das sind die Fachärztinnen und eine angestellte praktische Ärztin.

2. Wie alt sind Sie?

Die Alterstabelle zeigt, dass von allen Altersgruppen Ärztinnen unsere Fragebögen beantwortet haben. Der geringere Anteil ab 40 beruht nicht auf geringerem Rücklauf, sondern darauf, dass hier eine wesentlich geringere Zahl von Ärztinnen im Krankenhaus arbeitet. Die Ursache ist sicher multifaktorell. Dies ist mit der, wenn auch zögerlich einsetzenden, Frauenförderung auf gesetzlicher Basis, mit zunehmenden Maturantinnenzahlen, in der Folge auch Studentinnen- und Absolventinnenzahlen in der Medizin, sowie einer weiteren Zahl von gesellschaftspolitischen Umständen zu erklären.

Alter	Anzahl	%
24-30	47	17,4%
30-40	146	53,9%
40-50	67	24,7%
50-60	7	2,6%
60-61	2	0,7%
keine Angabe	2	0,7%
Summe	**271**	**100,0%**

Die größte Gruppe der Ärztinnen ist zwischen 30 und 40 Jahre alt. Etwa jede zweite Ärztin gehört dieser Gruppe an. Das ist die Altersgruppe, in der das Studium in der Regel abgeschlossen ist und die weitere Ausbildung an der Klinik absolviert wird. Weniger als ein Viertel der Ärztinnen ist über 40 Jahre, nämlich 63, das entspricht 23,3%.

Berufsgruppe	Anzahl	Durchschnittsalter
Turnusärztin	23	33,39 Jahre
Fachärztin in Ausbildung (Bund)	77	31,35 Jahre
Fachärztin (Bund)	42	42,26 Jahre
Fachärztin in Ausbildung (Land)	74	33,03 Jahre
Fachärztin (Land)	53	41,83 Jahre
angestellte praktische Ärztin	1	33,00 Jahre
keine Angabe	1	33,00 Jahre
Insgesamt	**271**	**35,73 Jahre**

Das Durchschnittsalter der Ärztinnen ist 35,7 Jahre. Daneben ist nicht überraschend das Alter der Fachärztinnen sowohl bei Bund als auch Land höher als das der Ärztinnen in Ausbildung. Der erstaunlichste Punkt ist hier wohl das höchste Alter der Turnusärztinnen unter den Auszubildenden; mit 33,4 Jahren sind sie älter als die Ärztinnen in Ausbildung zur Fachärztin, obwohl diese Ausbildung mit 6 Jahren doppelt so lange wie die Turnusausbildung dauert. Eine Erklärung wäre eine „Kinderpause" nach dem Studium; gerade viele Turnusärztinnen geben Kinder und auch Schulkinder an.

3. Arbeiten Sie in einem operativen oder konservativen Fach?

Die Fachrichtung kann nur für die Ärztinnen in Ausbildung zur Fachärztin bzw. für Fachärztinnen als operativ oder konservativ angegeben werden, da die Turnusärztinnen im Rahmen ihres Curriculums zwischen den einzelnen Kliniken rotieren und so im Rahmen ihrer Ausbildung sowohl zu operativen als auch konservativen Fächern zugeteilt werden. Es kann also 247 Ärztinnen eine Fachrichtung zugeordnet werden - davon ist nur knapp jede dritte Ärztin in einem chirurgischen Fach, einer bekannten Männerdomäne (nicht, dass es Frauendomänen gäbe). Daraus kann aber nicht nur auf die Prävalenz der Ärztinnen geschlossen werden, da es nicht nur vor der gesetzlich angeordneten Frauenförderung sehr viel schwieriger war, in chirurgischen Fächern als Frau eine Stelle zu bekommen. Eine weitere Aufgliederung in die einzelnen Fächer und damit Kliniken erfolgte nach längerer Diskussion nicht, da damit die Anonymität aufgrund der geringen Zahl der Frauen nicht mehr gewahrt werden könnte.

Fachrichtung	Anzahl	%
operativ	74	27,3%
konservativ	173	63,8%
Turnusärztin	23	8,5%
keine Angabe	1	0,4%
Summe	271	100,0%

Nach Abzug der Turnusärztinnen sind 30,0% der Ärztinnen aus dem Fachärztinnenbereich in einem chirurgischen Fach tätig. Auf die Verbesserung des Zugangs durch Frauenfördergebote, die auch einklagbar sind, könnte die höhere Zahl der Bundesärztinnen sowohl in Ausbildung zur Fachärztin (28,6%) als auch zu Fachärztinnen in den operativen Fächern (47,6%) gegenüber den Landesärztinnen in Ausbildung (20,3%) als auch Fachärztinnen des Landes (32,1%) hinweisen. Beim Land gibt es zwar eine gesetzliche Frauenförderung, aber kein Einspruchsrecht bei Aufnahmeverfahren.

Medizinstudium

Das Medizinstudium ist durch die Studienordnung reguliert. Im Laufe der Zeit, in der die Teilnehmerinnen dieser Studie studiert haben, wurden dabei Änderungen vorgenommen. Dies betrifft vor allem die Dissertation, die erst seit den 80er Jahren im Medizinstudium möglich ist. Vor dieser Änderung wurde der Titel „Dr.med." durch Absolvierung aller vorgeschriebenen Rigorosen erreicht, danach wahlweise durch Erstellung einer Dissertation oder der Absolvierung einer vertieften Ausbildung. Das Medizinstudium ist ein Full-Time-Studium, parallel zu den Vorlesungen laufen diverse Pflichtpraktika, in den Semesterferien sind Pflichtfamulaturen zu absolvieren. Die Prüfungen, Rigorosen, sind nach Studienfortschritt laufend abzulegen, sodass auch ständig auf eine Prüfung zu lernen ist. Mit der Möglichkeit der Dissertation hat sich der Zeitaufwand noch vergrößert. Dazu kommt, dass in der Medizin die Dissertation parallel zum Studium durchgeführt wird und im Unterschied zu anderen Fakultäten eine Anstellung erst nach Abschluss derselben und Promotion möglich ist.

Rechtsgrundlage
BG vom 14. Februar 1973 über die Studienrichtung Medizin, BGBl 123/1973 idgF
[§ 13 schon in der Stammfassung enthalten]

Wahlausbildung und Dissertation
§ 13. (1) Der Kandidat kann zwischen

a)   einer vertieften Ausbildung in einem der Prüfungsfächer der drei Rigorosen,

b)   einer Ausbildung in anderen Fächern im Hinblick auf wissenschaftliche Zusammenhänge, auf den Fortschritt der Wissenschaften oder auf die Erfordernisse der wissenschaftlichen Ausbildung für den ärztlichen Beruf nach Maßgabe der vorhandenen Lehr- und Forschungseinrichtungen und

c)   der Anfertigung einer Dissertation über ein der Studienrichtung Medizin zugehöriges Fach (§§ 5 Abs. 2 lit. g und 25 Abs. 2 des Allgemeinen Hochschul-Studiengesetzes) wählen.

(2)   Die Ausbildung gemäß Abs. 1 lit. a und b ist spätestens im dritten Studienabschnitt durchzuführen. Der Erfolg der Ausbildung gemäß Abs. 1 lit. a ist nach Wahl des Kandidaten durch die erfolgreiche Teilnahme an Seminaren, Privatissima und Arbeitsgemeinschaften nachzuweisen oder zusammen mit dem betref-

fenden Rigorosenfach zu prüfen. Der Erfolg der Ausbildung gemäß Abs. 1 lit. b ist durch eine Prüfung nachzuweisen. Das Ausmaß der gewählten Lehrveranstaltungen muss in allen Fällen dem Umfang eines Prüfungsfaches entsprechen.

(3) Die Dissertation und ihr Thema sind im Doktordiplom (§ 34 Abs. 4 des Allgemeinen Hochschul-Studiengesetzes) anzuführen.

Studienordnung Medizin (KZ 201) BGBl 473/1978 idF BGBl 569/1988

[aufgehoben durch BGBl I 48/1997]

Studienpläne (Innsbruck)

1. Abschnitt 1978/79 Stk. 26 (3.5.1979)

2. Abschnitt 1980/81 Stk. 3 (16.10.1980)

3. Abschnitt 1981/82 Stk. 13 (20.1.1981)

1993/94 MBl 1993/94 Stk. 78 (Nr. 517) idF nach UniStG MBl 1998/99 Stk. 50 (Nr. 546)

Doktoratsstudium „neu"

Studienplan für das Doktoratsstudium der medizinischen Wissenschaft an der Medizinischen Fakultät der Leopold-Franzens-Universität Innsbruck MBl 2001/2002, Stk. 52 (Nr. 487) ausgegeben am 24. Juni 2002

Öffentliche Beihilfen im Studium sind Kinderbeihilfen, Stipendien für sozial Schwache wie auch Begabtenförderungen und Waisenrenten. Im Zuge der Diskussion zur Einführung der Studiengebühren wurde mehrfach auf all diese Möglichkeiten hingewiesen und betont, jede und jeder in Österreich könne studieren. Wie aus unserer Befragung aber hervorgeht, ist offensichtlich ein Medizinstudium für Frauen in Österreich nach wie vor von familiärer Unterstützung abhängig und das ändert sich auch mit Ende des Studiums keinesfalls. Familiäre Unterstützung bleibt existenzielle Grundlage für Frauen in der Medizin. Wenn auch zumindest die Statistik der Universität Innsbruck zeigt, dass die Einführung der Studiengebühren in der Medizin im Unterschied zur Gesamtuniversität zu keinen Einbrüchen bei studierenden Frauen führte, ist doch dieser deutlich dokumentierte familiäre Unterstützungsbedarf eine massive Einschränkung der freien Berufswahl. Damit wird auch eine Vorselektion der Medizinstudentinnen und in der Folge Ärztinnen in Kauf genommen. Das heißt für Frauen, dass das Medizinstudium sowie der Beruf der Ärztin nach wie vor als Privileg angesehen werden müssen, was sicher zu einer Reduzierung des Selbstwertgefühls und der Selbstsicherheit führt.

Entwicklung der Studierendenzahlen seit 1992

Studierende	Studienjahr (jeweils WS)									
med. Fakultät	1992		1995		1998		2000		2002	
	n	%	n	%	n	%	n	%	n	%
weiblich	1088	42,2	1433	45,7	1730	48,0	2002	50,2	2148	52,2
männlich	1490	57,8	1701	54,3	1877	52,0	1987	49,8	1966	47,8
Gesamt	**2578**	**100,0**	**3134**	**100,0**	**3607**	**100,0**	**3989**	**100,0**	**4114**	**100,0**

weiblich: **+97,4%**
männlich: **+31,9%**
gesamt: **+59,5%**

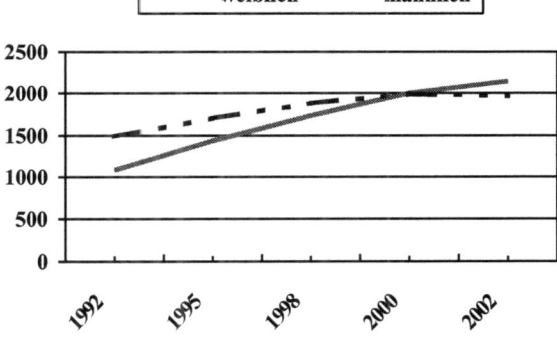

Erstaunlicherweise ändert sich durch die große Zahl weiblicher Studierender und den enormen Zuwachs in den letzten Jahren nichts Wesentliches daran. Offensichtlich ist der Hauptunterschied gegenüber früheren Jahren die größere Bereitschaft von Eltern auch Mädchen beim Medizinstudium zu unterstützen bzw. auf Forderungen ihrer Töchter nach einem Medizinstudium einzugehen. Die übliche Argumentation, es sei von hoher Bedeutung, ob und wie viele Geschwister ein Mädchen habe, dazu noch ob es Brüder oder Schwestern seien, sowie die Stelle in der Geschwisterreihe, scheint zumindest aus unseren Angaben keine Relevanz zu haben.

Der Berufswunsch Ärztin beruht übereinstimmend bei allen Gruppen an erster Stelle auf „Umgang mit Menschen". Dies ist das dominierende Motiv, der Beweggrund, Medizin zu studieren. Eng im Zusammenhang steht der zweitwichtigste Grund, nämlich

„Helfen". Auf den ersten Blick scheint diese Motivation für die Berufswahl Ärztin logisch und richtig und nicht unbedingt geschlechtsspezifisch. In der Realität beginnt bereits hier, beim Motiv für den Berufswunsch, das „Frauenproblem" in der Medizin. Warum ist es so schlimm „Umgang mit Menschen" und „Helfen" eine hohe Priorität einzuräumen? Ganz einfach, weil es gerade diese Motive und in der Folge auch Schwerpunkte der Arbeit als Ärztin sind, die Frauen in die Diskriminierung führen. Unser Gesundheitssystem belohnt den Wunsch nach Umgang mit Menschen und Helfen keinesfalls. Im Dienstrecht des Bundes wird de facto nur Wissenschaft beurteilt. Beim Land etwas versteckter, zumindest wenn es um „bessere" Stellen geht, genauso. Die Geldflüsse im System, seien es Gehälter, Privatgelder, Forschungsgelder, Nebenbeschäftigungen, werden durch verschiedene Gesetze, Verträge oder einfach nur Gewohnheitsrecht an die durch wissenschaftliche Qualifikation in leitende Posten Gelangten geführt. Aber das ist auch außerhalb des Krankenhauses so. Im niedergelassenen Bereich steht außer Streit, dass die LaborärztInnen oder RadiologInnen mehr verdienen als die PraktikerInnen. „Umgang mit Menschen" und „Helfen" wird auch in diesem Bereich kaum honoriert. Zweifelsfrei stimmt auch für Österreich, dass Ärztinnen weniger als Ärzte verdienen. Für die USA gibt es dazu Untersuchungen[9].

Dies alles ist sicher ein generelles Problem unseres Gesundheitssystems, aber es ist deshalb die Hauptursache für Frauendiskriminierung in der Medizin, weil Frauen in weitaus höherem Maß den Wunsch nach „Umgang mit Menschen" und „Helfen" haben und auch in ihrem Berufsleben diese Ideale leben wollen. Es sind nicht nur meine jahrelangen persönlichen Erfahrungen, sowohl als Ärztin an der Klinik als auch als Personalvertreterin des Bundes, dass bei Stellenbesetzungen, besonders aber bei Berufungen, diese Begriffe in der Diskussion und Bewertung der BewerberInnen nicht vorkommen. Es ist im Klinikalltag generell zu sehen, dass Frauen die Stationsarbeit und PatientInnenbetreuung machen, Männer im Labor verschwinden. Aber nur die Laborarbeit und der wissenschaftliche Output zählen. Dieses altbekannte Problem wird etwas eleganter mit dem Hang der Frauen zu „High-touch"-Medizin gegenüber den Männern mit „High-tech"-Medizin erklärt[10]. Dieser Geschlechtsunterschied zum Nachteil der Ärztinnen wird auch in zahlreichen Studien bestätigt[11].

---

[9] Bowman MA, Frank E, Allen DI: Women in Medicine. Career and life management. 3rd edition, Springer Verlag, 2002, S 126-127.
[10] Mixa E: Zwischen den Sprossen. Aufstiegsbedingungen und Karrierebarrieren für Medizinerinnen im professionellen und universitären Feld. Bundesministerium für Wissenschaft und Verkehr, Abt. 1/B/1, Reihe: Materialien zur Förderung von Frauen in der Wissenschaft; Bd. 10, 2000, S 36, 73.

Der Wunsch, Wissenschaft zu betreiben, liegt eindeutig weit hinter dem Wunsch nach „Umgang mit Menschen" und „Helfen", bei unserer Studie noch wesentlich deutlicher als in der Mixa-Studie[12]. Hier ist der Unterschied zu bedenken, dass die Mixa-Studie am AKH, also nur im Bundesbereich, durchgeführt wurde, wo Wissenschaft Dienstpflicht ist und in Wien noch weitere Ausbildungsmöglichkeiten für MedizinabsolventIn-

Pelinkan J et al.: Absolventinnen im reformierten Medizinstudium. Gesundheitsberufe/3. Ludwig Boltzmann Institut für Medizin- und Gesundheitssoziologie, 1992.

[11] Mixa E: Zwischen den Sprossen. Aufstiegsbedingungen und Karrierebarrieren für Medizinerinnen im professionellen und universitären Feld. Bundesministerium für Wissenschaft und Verkehr, Abt. 1/B/1, Reihe: Materialien zur Förderung von Frauen in der Wissenschaft; Bd. 10, 2000, S 36, 73, 74, 76, 20, 227-28.

Bowman MA, Frank E, Allen DI: Women in Medicine. Career and life management. 3rd edition, Springer Verlag, 2002, S 140.

Bensing JM et al.: Gender differences in practice style: a Dutch study of general practitioners. Med Care 1993; 31: 219-29.

Bernzweig J et al.: Gender differences in physician-patient communication – evidence from pediatric visits. Arch Pediatr Adolesc Med 1997; 151: 586-91.

McGee MG: Human spatial abilities: psychometric studies and environmental, genetic, hormonal, and neurological influences. Psychol Bull 1979; 86 (5): 889-918.

Roter D et al.: Sex differences in patients' and physicians' communication during primary care medical visits. Med Care 1991; 29: 1083-93.

Schueneman AL et al.: Age, gender, lateral dominance, and prediction of operative skill among general surgery residents. Surgery 1985; 98 (3): 506-13.

Young JW: Symptom disclosure to male and female physicians: effects of sex, physical attractiveness, and symptom type. J Behav Med 1979; 2 (2): 159-69.

National Ambulatory Medical Care Survey, United States, 1977. Characteristics of visits to female and male physicians. U.S. Department of Health and Human Services, Public Health Service, Office of Health Research, Statistics and Technology, National Center for Health Statistics. Publication no. (PHS) 80-1710, Hyattsville, MD, June 1980.

National Ambulatory Medical Care Survey, United States, January 1980a-December 1981a.Patterns of ambulatory care in general and family practice. U.S. Department of Health and Human Services, Public Health Service, Office of Health Research, Statistics and Technology, National Center for Health Statistics. Publication no. (PHS) 83-1734, Hyattsville, MD, September 1983.

National Ambulatory Medical Care Survey, United States, January 1980b-December 1981b. Patterns of ambulatory care in pediatrics. U.S. Department of Health and Human Services, Public Health Service, Office of Health Research, Statistics and Technology, National Center for Health Statistics. Publication no. (PHS) 84-1736, Hyattsville, MD, October 1983.

National Ambulatory Medical Care Survey, United States, January 1980c-December 1981c. Patterns of ambulatory care in obstetrics and gynecology. U.S. Department of Health and Human Services, Public Health Service, Office of Health Research, Statistics and Technology, National Center for Health Statistics. Publication no. (PHS) 84-1737, Hyattsville, MD, February 1984.

[12] Mixa E: Zwischen den Sprossen. Aufstiegsbedingungen und Karrierebarrieren für Medizinerinnen im professionellen und universitären Feld. Bundesministerium für Wissenschaft und Verkehr, Abt. 1/B/1, Reihe: Materialien zur Förderung von Frauen in der Wissenschaft; Bd. 10, 2000, S 121-23.

nen bestehen. In Tirol sind die Universitätskliniken Landeskrankenhaus Innsbruck in vielen Fächern die einzige Stelle, die eine Fachausbildung ermöglicht.

Der Wunsch nach „Prestige", „Einkommen", oder der „Familientradition" zu entsprechen, spielt als Motiv Ärztin zu werden keine wesentliche Rolle[13]. Spricht das nur für den Realitätssinn der Medizinstudentinnen oder haben alle schon vor der Inskription das Telefonbuch der Medizinischen Fakultät und der Tilak gelesen? Diese beiden Werke geben tiefschürfende Einblicke in die Situation für Ärztinnen an den Universitätskliniken in Innsbruck. Die Stellung der Frau an diesen Einrichtungen ist einfach abzulesen, kommen Frauen doch praktisch nur im Namensverzeichnis vor.

Das Medizinstudium stellt für die meisten Ärztinnen eine Ganztagsbeschäftigung dar. Dies ist auch realistisch, da im Medizinstudium neben Pflichtvorlesungen auch zahlreiche Pflichtpraktika und in den Ferien Pflichtfamulaturen zu absolvieren sind. Da die Rigorosen nicht am Ende eines Studienabschnittes, sondern laufend, in genau festgelegter Reihenfolge, zu absolvieren sind, wird in den Ferien regelmäßig auf die nächste Prüfung gelernt. Zusätzlich ist die Dissertation in Medizin im Unterschied zu den anderen Fakultäten nicht nach Abschluss des Studiums, meist als Universitäts-AssistentIn, erarbeitet, sondern während des Studiums vor Anstellung zu absolvieren. Die Promotion und damit Anstellungsmöglichkeit erfolgt nach Abschluss der Dissertation. Daraus resultiert, dass ein zweiter Bildungsweg die Ausnahme sein muss, da dies ja meist ein Studium neben einer Berufstätigkeit bedeutet. Das gleiche gilt für bezahlte Tätigkeit während des Studiums, aber auch Ferialjobs und letztendlich auch für unbezahltes Engagement[14]. Hier bestehen große Unterschiede zu anderen Studienrichtungen[15].

> Bei einem Rigorosum: Ordinarius zur Studentin: „Für eine Frau sind Sie relativ gut."

---

[13] Mixa E: Zwischen den Sprossen. Aufstiegsbedingungen und Karrierebarrieren für Medizinerinnen im professionellen und universitären Feld. Bundesministerium für Wissenschaft und Verkehr, Abt. 1/B/1, Reihe: Materialien zur Förderung von Frauen in der Wissenschaft; Bd. 10, 2000, S 61.

[14] Mixa E: Zwischen den Sprossen. Aufstiegsbedingungen und Karrierebarrieren für Medizinerinnen im professionellen und universitären Feld. Bundesministerium für Wissenschaft und Verkehr, Abt. 1/B/1, Reihe: Materialien zur Förderung von Frauen in der Wissenschaft; Bd. 10, 2000, S 61.

[15] Wroblewski A, Unger M: Studierenden-Sozialerhebung 2002. Bericht zur sozialen Lage der Studierenden. Studie im Auftrag des bm:bwk, 2003, S 18.

4. In welchem Ausmaß haben Ihre Eltern Ihr Studium gefördert bzw. gewünscht?

Ärztin zu werden ist scheinbar für eine Frau nur mit massiver Förderung durch ihre Eltern möglich. Nur jede 33. Ärztin hat es ohne jede Förderung geschafft. Mehr als die Hälfte wurden sehr gefördert. Obwohl derzeit bereits mehr als die Hälfte der Studienanfängerinnen in Medizin Frauen sind, scheint es trotzdem noch nicht völlig selbstverständlich für eine junge Frau zu sein, Medizin auch ohne jede Förderung studieren zu können. Hier sind Schulen, Berufsberatungen sowie staatliche Förderungen massiv gefordert.

Auch eine weitere Aufgliederung, wobei die jüngeren Ärztinnen, nämlich jene in Ausbildung, getrennt betrachtet werden können, zeigt keine deutliche Trendumkehr. Zwar geben bei der Frage nach einer sehr starken Förderung mehr Fachärztinnen bei Bund und Land dies an als bei den jüngeren, die noch in Ausbildung sind, allerdings hat die höchste Angabe mit einer sehr starken Förderung der Familie die Gruppe der Turnusärztinnen. Es scheint also auch aktuell noch so zu sein, dass ohne massive Förderung der Eltern die Chancen für eine Frau, Ärztin zu werden, sehr gering sind. Leider können wir die Studienabbrecherinnen sowie die Ärztinnen, die nach der Promotion aufgegeben hatten, nicht befragen. In dieser Gruppe könnte die familiäre Unterstützung geringer gewesen sein?

Förderung des Studiums durch die Eltern	Anzahl	%
sehr	142	52,4%
eher	96	35,4%
weniger	25	9,2%
überhaupt nicht	8	3,0%
Summe	**271**	**100,0%**

52,4% berichten sie seien „sehr" gefördert worden und 3,0% „überhaupt nicht". Förderung ist also praktisch immer vorhanden, oder besser: Ohne Förderung ist Frau nicht Ärztin geworden.

5. Haben Sie Geschwister? Wenn ja, wie viele? Schwestern und Brüder?

Die meisten Ärztinnen haben Geschwister, nur jede 9. Ärztin ist ein Einzelkind. Aus einer weiteren Aufgliederung nach Zahl der Geschwister, sowie Brüder und Schwestern scheint kein eindeutiger Trend hervorzugehen. Es haben etwa gleich viele Ärztinnen, nämlich 70 keine Brüder und 75 keine Schwestern. Die Zahl der Geschwister und ob es Brüder oder Schwestern sind, zeigt zumindest keine deutliche Auswirkung auf die Berufswahl Ärztin.

Geschwister	Anzahl	%
Ja	241	88,9%
Nein	30	11,1%
Summe	**271**	**100,0%**

88,9% der Ärztinnen haben Geschwister. Ein Unterschied in der Förderung für junge Frauen Ärztin werden zu können scheint nicht von dem Faktum abzuhängen ob sie Geschwister haben. Es geben sogar mit 53,1% gegenüber 46,7% etwas mehr der Frauen mit Geschwistern eine massive Förderung an. Gefördert allerdings wurden von jenen mit Geschwistern 88%, von jenen ohne Geschwister 86,7%. Hier ist kein wesentlicher Unterschied ableitbar.

6. Inwiefern haben folgende Kriterien ihren Berufswunsch „Ärztin" beeinflusst?

Die Beantwortung dieser Frage erfolgt naturgemäß teilweise Jahrzehnte nach der Entscheidung für den Ärztinnenberuf. Wie weit hier bereits neben den idealistischen Jugendvorstellungen auch die Realität des Berufslebens hineinspielt, ist schwer abzugrenzen. Die Erfahrung in den Kliniken lehrt allerdings schon, dass die meisten Ärztinnen auch gegen besseres Wissen um ihre Karrierechancen sich hauptsächlich der PatientInnenbetreuung widmen und in der Prioritätensetzung die Wissenschaft hintansetzen. Diese Erfahrung bestätigt eher, dass Frauen wohl in höherem Maß als Männer ihre idealistische Jugendeinstellung, nämlich den absoluten Vorrang der PatientInnenbetreuung beibehalten. Dies gereicht ihnen im Klinikalltag keinesfalls zum Vorteil und vernichtet oftmals jegliche, seien es auch nur fiktive, Karrierechancen.

Kriterien	Bewertung der Beeinflussung											
	sehr		eher		weniger		gar nicht		keine Angabe		Summe	
	n	%	n	%	n	%	n	%	n	%	n	%
Umgang mit Menschen	222	81,9	39	14,4	7	2,6	2	0,7	1	0,4	271	100
Helfen	144	53,1	100	36,9	21	7,8	3	1,1	3	1,1	271	100
Prestige	6	2,2	46	17,0	130	48,0	84	31,0	5	1,8	271	100
Einkommen	5	1,8	42	15,5	143	52,8	78	28,8	3	1,1	271	100
Wissen-schaft	43	15,9	61	22,5	102	37,6	62	22,9	3	1,1	271	100
Familien-tradition	10	3,7	23	8,5	38	14,0	197	72,7	3	1,1	271	100

6.1. Umgang mit Menschen

„Umgang mit Menschen" ist das Hauptmotiv für alle Ärztinnen. Auch in jeder einzelnen Untergruppe bleibt der Umgang mit Menschen der wichtigste Faktor, allerdings zeigen sich hier schon Unterschiede, und zwar ist dies für die Turnusärztinnen überhaupt das wichtigste Motiv. Jede einzelne Turnusärztin gibt Umgang mit Menschen als „sehr wichtig" für ihre Berufswahl an; hier ist eine 100,0%-Zustimmung registriert! Erstaunlicherweise erscheint dies gerade bei den Ärztinnen in Ausbildung zur Fachärztin nur mehr für drei Viertel „sehr wichtig". Dies betrifft vor allem die jungen Ärztinnen in Ausbildung zur Fachärztin.

Umgang mit Menschen	Anzahl	%
sehr	222	81,9%
eher	39	14,4%
weniger	7	2,6%
gar nicht	2	0,7%
keine Angabe	1	0,4%
Summe	271	100,0%

„Umgang mit Menschen" ist das wichtigste Motiv für die Berufswahl Ärztin. Es hat nicht nur mit 81,9% die höchste Zustimmung als „sehr wichtig", positiv wird es eingeschätzt von 96,3% und als „gar nicht wichtig" von nur 2 Ärztinnen, das sind 0,7%.

6.2. Helfen

„Helfen" ist das zweithäufigste Motiv für Ärztinnen.

Helfen	Anzahl	%
sehr	144	53,1%
eher	100	36,9%
weniger	21	7,8%
gar nicht	3	1,1%
keine Angabe	3	1,1%
Summe	271	100,0%

„Helfen" ist das zweithäufigst genannte Motiv, wenn auch deutlich hinter dem „Umgang mit Menschen", aber immerhin 90% geben es als wichtiges Kriterium an.

Der Wunsch zu helfen zeigt nicht mehr diesen deutlichen Unterschied zwischen den Untergruppen der Ärztinnen. Vor allem ist hier nicht dieser deutliche Unterschied zwischen den Turnusärztinnen und den anderen, wenn auch noch deutliche Unterschiede in der Wertung aufscheinen, nämlich 60,9% der Turnusärztinnen, 61,0% der Fachärztinnen in Ausbildung beim Bund, 54,7% der Fachärztinnen beim Land, 47,6% der Fachärztinnen beim Bund und 44,6% der Fachärztinnen in Ausbildung beim Land, ist es doch in Summe bei den „sehr" und „eher" bei etwa gleichen Prozentsätzen in allen Gruppen. Helfen ist zweifelsfrei ein sehr wichtiges Motiv für alle Ärztinnen.

6.3. Prestige

„Prestige" ist eindeutig kein Motiv für eine Frau, Ärztin zu werden.

Prestige	Anzahl	%
sehr	6	2,2%
eher	46	17,0%
weniger	130	48,0%
gar nicht	84	31,0%
keine Angabe	5	1,8%
Summe	**271**	**100,0%**

„Prestige" ist eindeutig nicht die führende Motivation, um Ärztin zu werden. Fast ein Drittel fällt in die Kategorie „gar nicht", während nur 2,2% dieses Motiv als „sehr" hoch einschätzen. Positiv geben es nur 19,2% an. Prestige ist nicht Ursache der Berufswahl für Ärztinnen.

Hier ist eindeutig auch, mit der Realität übereinstimmend, bei Turnusärztinnen Prestige nicht dominierend. Es kommt überhaupt nicht unter „sehr" hoher Wertigkeit vor. Diese Einschätzung entspricht der Lebensrealität in der Klinik für Turnusärztinnen. Interessant wäre hier, ob es tatsächlich bei der Studienwahl oder erst jetzt im Rückblick so gesehen wird. Beantwortet wird es jedenfalls „sehr" mit 0,0% und „eher" mit 4,3% deutlich unter dem Durchschnitt der anderen Ärztinnen, wo die Positivbewertung immerhin im Schnitt bei 17% liegt, also ein Vielfaches höher, wenn sie auch im niedrigen Ansatz bleibt.

6.4. Einkommen

„Einkommen" ist kein Motiv für eine Frau, Ärztin zu werden. Das entspricht nicht nur der Realität, sondern widerspricht vor allem allen jenen, die ständig behaupten, alle Bemühungen um erträglichere Lebens- und Arbeitsbedingungen für Ärztinnen gingen in Wahrheit nur ums Geld.

Einkommen	Anzahl	%
sehr	5	1,8%
eher	42	15,5%
weniger	143	52,8%
gar nicht	78	28,8%
keine Angabe	3	1,1%
Summe	**271**	**100,0%**

„Einkommen" spielt offensichtlich keine Rolle in der Berufswahl für Ärztinnen. „Sehr" geben nur 1,8% an, „eher" 15,5%, das gibt 17,3%. Einkommen ist kein Kriterium. Auch hier bleibt in Anbetracht des Gehaltsschemas die Frage, ob dies teilweise zumindest auch aufgrund der Realitäten so gesehen wird.

Auch in den Untergruppen zeigt sich wieder eine vom Realitätssinn bestärkte Einschätzung, vor allem der Turnusärztinnen, für die das Einkommen als Motiv noch deutlich unter den übrigen Ärztinnen liegt, „sehr" 0,0%, „eher" 8,7%. Unter die Rubrik „gar nicht" als Motivation zur Berufswahl fallen 43,5%, also fast die Hälfte der Turnusärztinnen. Eine mögliche Erklärung wäre, dass der Turnusärztinnen-Dienstvertrag maximal über drei Jahre läuft, so die derzeitige Einkommenslage nicht als langfristiges Problem betrachtet werden muss.

6.5. Wissenschaft

„Wissenschaft" als Kriterium für den Berufswunsch liegt an dritter Stelle, zwar deutlich nach „Umgang mit Menschen" und „Helfen", aber vor „Einkommen", „Prestige" und „Familientradition". Es wird immerhin von jeder dritten Ärztin positiv bewertet. Bei Betrachtung der Untergruppen zeigt sich nicht erstaunlicherweise, dass die Positivbewertung hauptsächlich aus der Gruppe der Bundesärztinnen kommt.

Da Forschung Dienstpflicht im Bundesdienst ist, sind die Zahlen eher niedrig. Das während der Umfrage geltende Dienstrecht definiert Forschung als Dienstpflicht und ermöglicht Verbleib an der Universität nur über positive Beurteilung der Forschungstätigkeit. Hier bleibt ein gewaltiger Erklärungsbedarf, in der Praxis vor allem durch den Dauerstress der Vereinbarung von PatientInnenbetreuung mit Wissenschaft bedingt.

Hier wirkt sich der dominierende Wunsch von Frauen nach „Umgang mit Menschen" und „Helfen" sehr negativ auf das wissenschaftliche Engagement und damit auf die Zukunftschancen aus.

Wissenschaft	Anzahl	%
sehr	43	15,9%
eher	61	22,5%
weniger	102	37,6%
gar nicht	62	22,9%
keine Angabe	3	1,1%
Summe	**271**	**100,0%**

Nur 15,9% geben Wissenschaft als „sehr" beeinflussend für ihre Berufswahl an und immerhin 22,9% sagen, es habe sie „gar nicht" beeinflusst. Eine positive Bewertung äußern nur 38,4%. Die eindeutig höchste Bewertung erfolgt durch die Fachärztinnen im Bundesdienst mit 54,7%. Die Fachärztinnen in Ausbildung im Bundesdienst liegen zwar mit 44,2% unter den Fachärztinnen, aber immerhin noch deutlich über den Landesärztinnen, was positive Bewertung betrifft, nämlich Fachärztinnen mit 35,9% und Fachärztinnen in Ausbildung mit 29,8%.

6.6. Familientradition

Der Faktor „Familientradition", der in früheren Jahren gerade im Medizinstudium immer diskutiert wurde, fällt durch die große Zahl der StudentInnen wohl nicht mehr so ins Gewicht oder waren „Erbpachten" immer nur für Söhne bestimmt?

Die Zeit, wo der Beruf des Vaters (oder war es auch der der Mutter?) bei der Berufswahl eine Rolle spielte, ist wohl endgültig vorbei. Auch hier wird „sehr" von Turnusärztinnen nie angegeben. Die Idee, die Praxis der Mutter/des Vaters zu übernehmen, scheint zumindest in diesem Bereich keine Motivation zu sein, oder gilt diese Idee nur für Söhne?

Familientradition	Anzahl	%
sehr	10	3,7%
eher	23	8,5%
weniger	38	14,0%
gar nicht	197	72,7%
keine Angabe	3	1,1%
Summe	**271**	**100,0%**

Nur 3,7% der Ärztinnen berufen sich auf „Familientradition".

7. Haben Sie Ihr Studium im zweiten Bildungsweg absolviert?

Eine niedrige Zahl entspricht dem üblichen Erfahrungswert im Medizinstudium, das normalerweise als Ganztagsstudium organisiert ist. Es zeigt sich, wenn auch in geringem Maß, ein Unterschied bezüglich der Gruppe der Fachärztinnen. So haben von den Fachärztinnen des Bundes keine einzige und von den Fachärztinnen des Landes auch nur 2 ein Studium im zweiten Bildungsweg absolviert, dies könnte aber auch mit dem höheren Alter der Ärztinnen zusammenhängen; so waren früher wohl für eine Frau die Hürden, Medizin zu studieren, generell höher, ohne Unterstützung der Familie auf sich allein gestellt diese Berufswahl kaum möglich und die Unterstützung zu einem Studium im zweiten Bildungsweg wohl nicht zu erlangen.

Studium im zweiten Bildungsweg	Anzahl	%
ja	15	5,5%
nein	255	94,1%
keine Angabe	1	0,4%
Summe	**271**	**100,0%**

Ein Studium im zweiten Bildungsweg geben nur 15 Ärztinnen, das sind 5,5% der Befragten, an.

8.1. Haben Sie während Ihres Studiums eine bezahlte Tätigkeit ausgeübt (kein Ferialjob oder Dissertation)?

Weniger als die Hälfte gingen während des gesamten Studiums einer bezahlten Tätigkeit nach. Hier muss allerdings bedacht werden, dass das Medizinstudium sehr viele Pflichtpraktika mit großer Stundenanzahl im Studium inkludiert und in den Ferien weitere Praktika sowie Famulaturen zu absolvieren sind. Außerdem werden in Medizin die Dissertationen parallel zum Studium gemacht, da es keinen Abschluss mit Magistrat gibt, das heißt die meisten Studentinnen sind dann wegen ihrer Dissertation neben dem Studium sowieso in einer Klinik oder im Labor tätig, um ihre Dissertation abzuschließen. In der Medizin erfolgen eine Promotion und eine Anstellung erst nach Abschluss der Dissertation, während in den anderen Studien üblicherweise Dissertation erst mit einer Anstellung an der Universität als Assistentin erfolgt. Hier sind diese Unterschiede zu berücksichtigen.

bezahlte Berufstätigkeit während des Studiums	Anzahl	%
Ja	118	43,5%
Nein	153	56,5%
Summe	**271**	**100,0%**

43,5% geben eine bezahlte Tätigkeit während des Studiums an, aber das muss keinesfalls während des ganzen Studiums gewesen sein, und auch nach dem Ausmaß wurde nicht gefragt.

8.2. Haben Sie während Ihres Studiums eine bezahlte Tätigkeit ausgeübt? Falls ja, teilweise oder regelmäßig?

Das Ausmaß des Zeitaufwandes für das Medizinstudium plus Famulatur plus Dissertation im Rahmen des Studiums muss auch hier bedacht werden.

Die Turnusärztinnen sind die einzige Berufsgruppe, die mehrheitlich eine bezahlte Berufstätigkeit ausübten. Es zeigt sich, dass die Turnusärztinnen im Unterschied zu den anderen Berufsgruppen wesentlich häufiger einer regelmäßigen und nicht nur fallweisen bezahlten Tätigkeit nachgingen. Eine Erklärung dafür ist schwierig. Die Turnusärztinnen sind andererseits auch die Gruppe, die die größte Unterstützung durch die Eltern angeben.

bezahlte Berufstätigkeit - fallweise/regelmäßig	Anzahl	%
fallweise	82	30,2%
regelmäßig	36	13,3%
nein	153	56,5%
Summe	**271**	**100,0%**

Eine regelmäßige, bezahlte Arbeit während des Studiums geben nur mehr 13,3% an. Auch hier wurde nach dem Ausmaß und der Dauer der Arbeit nicht gefragt.

9. Erhielten Sie Förderungen/Stipendien während des Studiums?

Stipendien sind sehr in Diskussion, besonders wegen der jetzt eingeführten Studiengebühren, die allerdings die hier befragten Ärztinnen nicht betroffen haben. In Anbetracht der geringen Zahl der Stipendienempfängerinnen sowie der noch geringeren Zahl von Ärztinnen, die während des Studiums regelmäßig einer bezahlten Erwerbstätigkeit nachgingen, und in Anbetracht der sicherlich vorliegenden Überschneidung dieser zwei Gruppen, muss die familiäre Unterstützung sehr hoch angesetzt werden und zeigt damit die absolute Notwendigkeit als Grundvoraussetzung für ein Medizinstudium.

Förderungen, Stipendien	Anzahl	%
ja	78	28,8%
nein	193	71,2%
Summe	**271**	**100,0%**

Stipendien erhielten nur 28,8% der Ärztinnen. Die fast lückenlos angegebene Unterstützung durch die Familie bezieht sich offensichtlich wohl auch neben moralischer auf finanzielle Unterstützung.

Berufsgruppe	Förderungen, Stipendien				Summe	
	Ja		Nein			
	Anzahl	%	Anzahl	%	Anzahl	%
Turnusärztin	6	26,1	17	73,9	23	100,0
Fachärztin in Ausbildung (Bund)	28	36,4	49	63,6	77	100,0
Fachärztin (Bund)	12	28,6	30	71,4	42	100,0
Fachärztin in Ausbildung (Land)	20	27,0	54	73,0	74	100,0
Fachärztin (Land)	12	22,6	41	77,4	53	100,0
angestellte praktische Ärztin			1	100,0	1	100,0
keine Angabe			1	100,0	1	100,0
Summe	78	28,8	193	71,2	271	100,0

Der deutliche Unterschied zwischen den Fachärztinnen Land/Bund sowie den Fachärztinnen in Ausbildung Land/Bund bezüglich Stipendien kann aus unseren Daten nicht erklärt werden. Ob hier Unterschiede in den Aufnahmeverfahren bei Bund und Land, nämlich größere Transparenz sowie das im Bundesdienst gesetzlich verankerte Gebot, bei gleicher Qualifikation Frauen bevorzugt einzustellen, die Chancen für Stipendienempfängerinnen bei Bundesstellen erhöhen, wäre zu diskutieren.

10. Haben Sie sich während Ihrer Studienzeit unbezahlt engagiert?

Die Antwort ist erstaunlicherweise „nein". Nur jede 14. Ärztin hat sich in der Uni-Politik, und gerade jede 6. Ärztin ehrenamtlich betätigt.

Dass die bezahlte Berufstätigkeit ein Hindernis im Engagement darstellt, kann keinesfalls nachgewiesen werden. Die Ärztinnen, die eine bezahlte Berufstätigkeit ausübten, hatten zwar ein etwas geringeres Engagement in der Uni-Politik, aber sonst höheres ehrenamtliches Engagement. Die berufsnahen Betätigungen sind nach wie vor Einzelfälle.

Engagement während der Studienzeit	Anzahl	%
Unipolitik	20	7,4%
ehrenamtliches Engagement	44	16,2%
sonstiges ohne Angabe	35	12,9%
gar nichts	168	62,0%
keine Angabe	4	1,5%
Summe	**271**	**100,0%**

Das Auffallendste zum Engagement während der Studienzeit ist, dass 168 (62,0%) angeben, sie hätten neben dem Studium „gar nichts" getan. Auch alle Tätigkeiten, die dem Medizinstudium und dem Berufswunsch nahe wären, wie Behindertenbetreuung, Demonstratorin, Pflege der kranken Eltern, Pflegedienste, Rettungsdienst, Tutorin kommen nur in Einzelfällen vor.

Auch in den einzelnen Ärztinnenuntergruppen sind keine wesentlichen Unterschiede bezüglich des Engagements festzustellen. Auffallend ist vielleicht, dass bei der Uni-Politik bei den Turnusärztinnen keine einzige, nämlich 0,0%, sich engagiert hat. Ob eine frühe Entscheidung für Turnus erfolgt oder Beschäftigung mit Uni-Politik eher zum Universitäts-Job führt ist unklar.

11. Haben Sie Ihr Studium mit einer Dissertation abgeschlossen?

Zur Dissertation ist zu sagen, dass diese in der Medizin erst in den letzten Jahren üblich wurde, die „Älteren" hatten gar nicht die Möglichkeit, eine Dissertation zu machen. Dazu kommt, dass die Dissertation nicht verpflichtend vorgeschrieben ist, sondern auch durch eine sogenannte vertiefte Ausbildung in einem Spezialfach, die einen wesentlich geringeren Aufwand darstellt, ersetzt werden kann. Bei Bewerbungen um Ausbildungsstellen zur Fachärztin, besonders im Hochschuldienst, wird in den letzten Jahren eine Dissertation üblicherweise verlangt.

Dissertation	Anzahl	%
Ja	82	30,2%
Nein	188	69,4%
keine Angabe	1	0,4%
Summe	**271**	**100,0%**

Nur 30,3% der Ärztinnen haben eine Dissertation abgeschlossen.

Berufsgruppe	Dissertation						Summe	
	Ja		Nein		keine Angabe			
	n	%	n	%	n	%	n	%
Turnusärztin	9	39,1	14	60,9			23	100,0
Fachärztin in Ausbildung (Bund)	39	50,6	38	49,4			77	100,0
Fachärztin (Bund)	6	14,3	35	83,3	1	2,4	42	100,0
Fachärztin in Ausbildung (Land)	23	31,1	51	68,9			74	100,0
Fachärztin (Land)	5	9,4	48	90,6			53	100,0
angestellte praktische Ärztin			1	100,0			1	100,0
keine Angabe			1	100,0			1	100,0
Summe	**82**	**30,2**	**188**	**69,4**	**1**	**0,4**	**271**	**100,0**

Die niedrige Zahl der Dissertationen bei den Fachärztinnen ist damit zu erklären, dass zu ihrer Promotionszeit eine Dissertation großteils noch nicht möglich war. Die wesentlich höhere Zahl der Dissertationen bei den Fachärztinnen in Ausbildung im Bundesdienst ist auf die üblicherweise verlangte Dissertation bei Stellenbewerbung zurückzuführen. Die relativ hohe Zahl der Dissertationen bei Turnusärztinnen kann einerseits damit erklärt werden, dass Turnus teilweise auch zur Erlangung der Gegenfächer für eine Facharztausbildung verwendet wird, und andererseits ein sicherer Berufswunsch praktische Ärztin nicht schon während des Studiums eindeutig gefallen ist. Eine Dissertation hält mehr Möglichkeiten offen.

Privatleben

Eine Vereinbarkeit von Beruf und Privatleben ist erfahrungsgemäß für Ärztinnen sehr schwierig. Der Unterschied zwischen Ärztinnen und den übrigen Tirolerinnen ist gravierend. So sind in der Altersgruppe 24-40 Jahre bei den Ärztinnen fast drei Viertel ledig, etwa ein Viertel verheiratet; die übrigen Tirolerinnen zeigen ein fast seitenverkehrtes Bild: Fast drei Viertel sind verheiratet, etwas mehr als ein Viertel ledig[16]. Das alles ist für männliche Ärzte kein Thema[17]. Obwohl zwischenzeitlich Fragen nach Privatleben und noch mehr die Einbeziehung dieser Fragen bei Stellenvergaben gesetzlich verboten sind, weiß jede Ärztin, dass Heiraten und besonders Kinder die Chancen auf Ausbildungsstellen minimieren. So sind in unserer Umfrage doppelt so viele Turnusärztinnen wie Fachärztinnen in Ausbildung verheiratet. Ähnliche Zahlen ergeben sich auch bezüglich Kinder. Wollen verheiratete Ärztinnen und/oder Ärztinnen mit Kindern keine Ausbildungsstelle oder ist für sie nur mehr eine Turnusstelle erreichbar? Das Arbeitskreisbüro hat zahlreiche Berichte, die die freie Entscheidung der Frauen hinterfragbar machen.

> Diskussion über eine weibliche Stellenwerberin: „Ihr Mann hat in X eine gute Stelle, die kommt bestimmt nicht nach Innsbruck."

---

[16] Statistik Austria

[17] Mixa E: Zwischen den Sprossen. Aufstiegsbedingungen und Karrierebarrieren für Medizinerinnen im professionellen und universitären Feld. Bundesministerium für Wissenschaft und Verkehr, Abt. 1/B/1, Reihe: Materialien zur Förderung von Frauen in der Wissenschaft; Bd. 10, 2000, S 51-55, 91-92, 207.

Bowman MA, Frank E, Allen DI: Women in Medicine. Career and life management. 3rd edition, Springer Verlag, 2002, S 24.

American Medical Association. Women in medicine in America: in the mainstream. American Medical Association, Chicago, 1991.

Frank E et al.: Characteristics of pregnant vs. non-pregnant women physicians: findings from the Women Physicians' Health Study. Int J Gynecol Obstet 2000; 69: 37-46.

Carr PL et al.: Relation of family responsibilities and gender to productivity and career satisfaction of medical faculty. Ann Intern med 1998; 129: 532-38.

Warde CM et al.: Marital and parental satisfaction of married physicians with children. J Gen Intern Med 1999; 14: 157-65.

Sobecks NW et al.: When doctors marry doctors: a survey exploring the professional and family lives of young physicians. Ann Intern Med 1999; 130: 312-19.

Diskussion über eine weibliche Stellenwerberin: „Sie hat drei kleine Kinder, sie ist nicht voll einsatzfähig."

Dazu kommt das bekannte Arbeitsausmaß der Ärztin in Ausbildung. Sie hat das Problem, zugleich eine Facharztausbildung und viele Nachtdienste zu absolvieren und sich zusätzlich in ein wissenschaftliches Team einzuarbeiten. Diese Problematik der persönlichen Verzichte, sei es in Beruf oder Privatleben, ist extrem stressbelastet, wie zahlreiche Studien zeigen[18]. Dazu kommen eine hohe Verantwortlichkeit und diverse Haftungsfragen mit massiven Bedrohungen auch rechtlicher Art; alles muss dokumentiert, unterschrieben, gegengezeichnet werden, der Druck ist enorm, wenn wir auch noch keinesfalls amerikanische Verhältnisse bezüglich Kunstfehlerprozessen haben. Dazu kommt die hohe emotionale Belastung durch die ständige Konfrontation mit Krankheit und Tod, dem persönlichen Leid der PatientInnen und ihrer Angehörigen. Körperliche und psychische Folgen dieser Arbeitsbelastung werden sehr häufig angegeben[19]. Dies betrifft alle Ärztinnen. Daneben kommt für Ärztinnen als Frauen das Problem, in einem männerorientierten und –dominierten System ohne eine größere Zahl weiblicher Vorbilder überleben zu müssen[20]. Aus dem gleichen Grund sind Mentorinnen und Frauennetzwerke kaum oder nur ansatzweise vorhanden.

---

[18] Bowman MA, Frank E, Allen DI: Women in Medicine. Career and life management. 3rd edition, Springer Verlag, 2002, S 40-41.
Lorber J: How physicians' spouses influence each other's careers. J Am Med Women Assoc 1982; 37 (1): 21-26.
Shelton BA. Women, men, and time: gender diferences in paid work, housework, and leisure. Greenwood Press, New York, 1992.
Sullivan O: Time waits for no (wo)man: an investigation of the gendered experience of domestic time. Sociology 1997; 31: 221-39.
Pfeiffer RF: Early adult development in the medical student. Mayo Clin Proc 1983; 58: 127-34.
[19] Bowman MA, Frank E, Allen DI: Women in Medicine. Career and life management. 3rd edition, Springer Verlag, 2002, S 4 ff.
Coeck C et al.: ACTH and cortisol levels during residency training. N Engl J Med 1991; 325: 738.
Lamberg L: "If I worked hard(er), I will be loved." Roots of physician stress explored. JAMA 1999; 282: 13-14.
Cherniss C: Professional burnout in human service organizations. Praeger, New York, 1980: 41.
Brown JB: Female family doctors: their work and well-being. Fam Med 1992; 24: 591-95.
[20] Bundesministerium für Wissenschaft und Verkehr (Hg.): 100 Jahre Frauenstudium. Zur Situation der Frauen an Österreichs Hochschulen. Reihe: Materialien zur Förderung von Frauen in der Wissenschaft, Bd. 6, 1997, S 125 ff.
Bowman MA, Frank E, Allen DI: Women in Medicine. Career and life management. 3rd edition, Springer Verlag, 2002, S 103.

> Die Frau eines Kollegen mit drei Kleinkindern erzählte: „Mein Mann bleibt mittags immer in der Klinik, da ist es zu Hause am lautesten." (Damals hatten wir getrennte Arbeitszeit.)

Besonders gravierend ist dieses Problem für die Bundesärztinnen; sie sollen verpflichtend Wissenschaft betreiben, das heißt in der langjährigen Praxis der Innsbrucker Universität „Freizeitforschung", also Nachtarbeit, Wochenendarbeit, jederzeit verfügbar sein für Labor- und Computerarbeiten etc. Der unkalkulierbare, von der jungen Assistentin auch nicht planbare Zeitaufwand ist nicht gerade partnerschaftsfreundlich; kein Urlaub, kein Wochenende kann fix vorausgeplant werden, ganz zu schweigen von gemeinsamer Abendplanung. Dazu kommt, dass auch die Bezahlung so gering ist - Wissenschaft wird umsonst geleistet - dass ein Zukauf von Hilfe für Haushalt oder gar eine Kinderbetreuung kaum oder nur in sehr beschränktem Ausmaß möglich sind.

Neben diesen Berufsproblemen wartet dasselbe patriarchalische Ehemodell zu Hause auf sie, wobei alle sogenannten Frauenprivilegien maximal auf den Aspekt der Schwangerschaft und Kinderbetreuung ausgerichtet sind[21].

---

[21] Mixa E: Zwischen den Sprossen. Aufstiegsbedingungen und Karrierebarrieren für Medizinerinnen im professionellen und universitären Feld. Bundesministerium für Wissenschaft und Verkehr, Abt. 1/B/1, Reihe: Materialien zur Förderung von Frauen in der Wissenschaft; Bd. 10, 2000, S 208.
Bowman MA, Frank E, Allen DI: Women in Medicine. Career and life management. 3rd edition, Springer Verlag, 2002, S 26 ff.
Barnett RC et al. (ed.): Gender and stress. The Free Press, Macmillan, New York, 1987.
Cleary PD: Gender differences in stress-related disorders. IN: Barnett RC et al.: Gender and stress. The Free Press, Macmillan, New York, 1987: 39-72.
Eisenberg L: Dystaff of Asculapius – the married woman as physician. J Am Med Wom Assoc 1981; 36 (2): 84-88.
Kaplan H: Women physicians – the more effective recruitment and utilization of their talents and their resistance to it. Wom Physician 1970; 25 (9): 561-70.
Parker G et al.: The doctor's husband. Br J Med Psychiatry 1981; 54: 143-47.
Warde C et al.: Physician role conflict and resulting career changes: gender and generational differences. J Gen Intern Med 1996; 11: 729-35.
Warde CM et al.: Marital and parental satisfaction of married physicians with children. J Gen Intern Med 1999; 14: 157-65.
Vincent MO: Female physicians as psychiatric patients. Can Psych Assoc J 1976; 21 (7): 461-65.

> Wiedereinsteigerin mit 50%-Job: „Meine Arbeit ist ein Luxus. Die Kinderbetreuung kostet mehr als ich verdiene. Mein Mann erlaubt es aber."

Wie schon beim Medizinstudium zeigt sich wieder deutlich: Frau braucht die Hilfe ihrer Familie, um als Ärztin arbeiten zu können. Auch nach Absolvierung eines anspruchs- vollen Studiums ist Frau nicht so selbständig jetzt einfach arbeiten zu können. Frau „darf" als Ärztin arbeiten, falls die Familie bereit ist sie zu unterstützen. In Anbetracht ihrer Qualifikation und ihres Alters ist dies wohl eine sehr demütigende Erkenntnis. Diese familiäre Unterstützung gilt kaum der Person der Ärztin, sondern teils ihrem Haushalt, der unabhängig von Partnerschaften **ihr** Problem darstellt, und hauptsäch- lich ihren Kindern. Die Idee, dass Frau auch einen Anspruch auf Lebensqualität und eigene Bedürfnisse haben könnte, kann bei Dienstgebern, Kollegen sowie unserer Gesellschaft generell als weithin unbekannt vorausgesetzt werden.

> Auf die Frage nach Hobbies antwortet eine Ärztin:
> „Meine Kinder sind mein Hobby, darüber hinaus bleibt keine Zeit."

Häufig treffe ich beim Portier eine Ehefrau mit einem reizenden Kleinkind, die den diensthabenden Vater besuchen und ihm eine Jause mitbringen. Diese Situation habe ich bei einer Kollegin noch nie gesehen. Mann wird in der Regel von der Familie be- dauert, dass er Journal- oder gar Wochenenddienst machen muss, Frau wird es eher vorgeworfen, nach dem Motto, sie vernachlässige mutwillig ihre häuslichen Pflichten. Allein diese Konkurrenz von Mann plus zuarbeitender Ehefrau ist für eine Frau kaum auszuhalten[22].

---

[22] Bowman MA, Frank E, Allen DI: Women in Medicine. Career and life management. 3rd editi- on, Springer Verlag, 2002, S 25.
American Medical Association. Women in medicine in America. in the mainstream. American Medical Association, Chicago, 1991.
Gabbard GO et al. (ed.): Medical marriages. American Psychiatric Press, Washington, DC, 1988.
Nadelson CC et al.: The practice patterns, life styles, and stresses of women and men entering medicine : a follow-up study of Harvard medical school graduates from 1967 to 1977. J Am Med Wom Assoc 1979; 34 (11): 400-6.
Ogle KS et al.: Gender-specific differences in family practice graduates. J Fam Pract 1986; 23 (4): 357-60.

Das größte Einzelproblem für die Ärztinnen beim Versuch Privatleben und Beruf zu vereinbaren sind die Kinder[23]. Ein Klischee in früheren Jahren war, dass wer als Ärztin arbeiten will, besonders „Karriere machen" will, auf Kinder verzichten muß. Natürlich hat das immer nur für Frauen gegolten, aber es war auch nie die ganze Wahrheit[24]. Ein Hochschullehrerinnen-Zölibat wie in Deutschland bis 1950 gab es in Österreich nie[25]. Faktum ist, dass wir alle Modelle sehen. An der Klinik arbeiten sowohl Ärztinnen mit Kindern (in unserer Umfrage mit bis zu 4 Kindern), allerdings auch eine sehr hohe Zahl ohne Kinder. Selbstverständlich muss es jeder einzelnen Ärztin überlassen bleiben, selbständig die Entscheidung zu treffen, ob und wie viele Kinder sie will. Die Frage ist, ob sie das tatsächlich selbständig entscheiden kann, oder die Entscheidung weitgehend von äußeren Umständen diktiert wird.

> Ärztin mit Au-pair-Mädchen: „Das zweite Au-pair-Mädchen ist weg. Mein Mann sagt: Bleib endlich zu Hause, diese ständige Unruhe ist nichts für die Kinder. Ich kann natürlich nicht einspringen bei meinem Job. Ich ernähre ja schließlich die Familie."

In unserer Studie hat die Mehrheit der Ärztinnen keine Kinder. Erstaunlicherweise gibt aber nur jede 10. Ärztin an, keine Kinder zu wollen. Hier ist eine große Diskrepanz, die durch das Durchschnittsalter der Ärztinnen, nämlich 35,7 Jahre noch gesteigert wird. Ganz offensichtlich ist es vielen Ärztinnen nicht möglich, ihren Beruf mit ihrem Kin-

---

Scheier R: Patterns set in residency persist throughout marriage. Am Med News, May 6, 1988, p. 31.

Mixa E: Zwischen den Sprossen. Aufstiegsbedingungen und Karrierebarrieren für Medizinerinnen im professionellen und universitären Feld. Bundesministerium für Wissenschaft und Verkehr, Abt. 1/B/1, Reihe: Materialien zur Förderung von Frauen in der Wissenschaft; Bd. 10, 2000, S 207.

[23] Bowman MA, Frank E, Allen DI: Women in Medicine. Career and life management. 3rd edition, Springer Verlag, 2002, S 65.

[24] Ingrisch D: „Alles war das Institut!" Eine lebensgeschichtliche Untersuchung über die erste Generation von Professorinnen an der Universität Wien. Bundesministerium für Wissenschaft und Forschung (Hg.), Reihe: Materialien zur Förderung von Frauen in der Wissenschaft, Bd. 2, 1992, S 79.

[25] Ingrisch D: „Alles war das Institut!" Eine lebensgeschichtliche Untersuchung über die erste Generation von Professorinnen an der Universität Wien. Bundesministerium für Wissenschaft und Forschung (Hg.), Reihe: Materialien zur Förderung von Frauen in der Wissenschaft, Bd. 2, 1992, S 79, 259.

Schlüter A: Wissenschaft für die Frauen? – Frauen für die Wissenschaft! Zur Geschichte der ersten Generation von Frauen in der Wissenschaft, IN: Brehmer I et al. (Hg.): Frauen in der Geschichte IV.

derwunsch in Einklang zu bringen. Stellt sich hier etwa noch heute für Frauen der Zwang zur Entscheidung zwischen Beruf und Kindern? Dieses Problem ist für männliche Ärzte weithin unbekannt; zusätzlich gibt es keine biologische Uhr, zumindest keine, die wahrgenommen wird[26].

Wie findet Kinderbetreuung statt? Diese Frage stellt sich ständig für jede 3. Ärztin. Facharztausbildung und Kinder scheinen nur schwer vereinbar. Nach wie vor ist in allen Kliniken ein Ausfall wegen Fußballverletzung wesentlich akzeptabler als wegen Krankheit eines Kindes, eine Kongressreise wesentlich akzeptierter als der sehr verpönte, bei ÄrztInnen fast als standeswidrig geltende Pflegeurlaub.

> Ärztin mit krankem Kind: „Mein Kind ist krank, kann also nicht in den Kindergarten, was soll ich bloß tun? Ich trau mich kaum auf der Station anrufen, dass ich später komme."

Selbstverständlich wird weder ein freier Tag wegen Krankheit eines Kindes noch ein Pflegeurlaub schriftlich untersagt, aber es gibt wohl keine einzige Ärztin, die nicht sehr schnell herausfindet, dass genau das die Dinge sind, die nicht karrierefördernd wirken oder im Kollegenkreis akzeptiert werden.

Es stellt sich natürlich die Frage nach dem besten Zeitpunkt, Kinder zu bekommen[27]. Es scheint aber so, dass es den nicht gibt[28]. Vor und während des Studiums stellt sich das Problem der familiären Unterstützung, die offensichtlich schwierig in diesem Ausmaß zu bekommen ist, wie es ein Medizinstudium mit Kindern fordern würde. Dazu kommt der hohe Zeitaufwand für das Medizinstudium, das laut Interviews weder Zeit für bezahlte Arbeit noch für ehrenamtliches Engagement übrig lässt, sodass bereits beim Studium der zeitliche Aufwand für ein Kind belastend erscheint[29]. Außerdem ist

---

[26] Bowman MA, Frank E, Allen DI: Women in Medicine. Career and life management. 3rd edition, Springer Verlag, 2002, S 34-35.
American Medical Association. Women in medicine in America: in the mainstream. American Medical Association, Chicago, 1991.
[27] Ingrisch D: „Alles war das Institut!" Eine lebensgeschichtliche Untersuchung über die erste Generation von Professorinnen an der Universität Wien. Bundesministerium für Wissenschaft und Forschung (Hg.), Reihe: Materialien zur Förderung von Frauen in der Wissenschaft, Bd. 2, 1992, S 79, 84 ff.
[28] Bowman MA, Frank E, Allen DI: Women in Medicine. Career and life management. 3rd edition, Springer Verlag, 2002, S 46-47.
[29] Bowman MA, Frank E, Allen DI: Women in Medicine. Career and life management. 3rd edition, Springer Verlag, 2002, S 48-50.

es unbestreitbar und trotz aller gesetzlicher Maßnahmen unverändert: Die Chancen von Frauen auf Ausbildungsstellen werden durch Kinder maximal behindert. Selbst in Anwesenheit von Arbeitskreismitgliedern werden die Fragen nach Kinderzahl und Kinderbetreuung selbstverständlich ausschließlich bei Frauen offen gestellt, und unser Protest erntet allgemeines Befremden. Es wird auch ganz offen ohne jede Selbstkontrolle gesagt, eine Frau mit Kind kann Mann nicht nehmen, die Kinder könnten ja krank werden etc. Nach Erlangen einer Ausbildungsstelle ist der Arbeitsaufwand so groß, dass Frau schon so ihre diversen Pflichten nicht erfüllbar scheinen, sodass Kinderkriegen nicht gerade verlockend erscheint[30]. Dazu kommt die berechtigte Angst, den Anschluss zu verlieren, im wissenschaftlichen Team nicht mehr eingebunden zu sein[31]. Die öffentlichen Kinderbetreuungsangebote, die nicht mit der tatsächlichen Arbeitszeit der Ärztinnen korrelieren, und der hohe finanzielle Aufwand für private Kinderbetreuung sind bekannt und nicht sehr motivierend. Nach Absolvierung der Facharztausbildung ist zumindest für Bundesärztinnen die Lage fast noch schlechter; jetzt steht ganz dringend die Habilitation an. Frau soll also Tag und Nacht in die Wissenschaft investieren - kein guter Zeitpunkt für Kinder. Und wenn Frau endlich eine Dauerstelle errungen hat: Jetzt stellt sich die Frage, wie alt Frau nun ist, und gerade in der Medizin sind die rapid sinkenden Fruchtbarkeitskurven allgemein bekannt[32]. Es gibt also keinen optimalen Zeitpunkt für Ärztinnen, Kinder zu kriegen. Hier sind natürlich die Dienstgeber, Bund und Land, gefordert, auch für die Ärztinnen solche Rahmenbedingungen zu schaffen, dass die Berufsausübung mit Kindern vereinbar wird. Die freie Entscheidung für Kinder ist wohl ein unbestrittenes Grundrecht für jede Frau!

Kaplan H: Women physicians – the more effective recruitment and utilization of their talents and their resistance to it. Wom Physician 1970; 25 (9): 561-70.
Pfeiffer RF: Early adult development in the medical student. Mayo Clin Proc 1983; 58: 127-34.
Bluestone N: Marriage and medicine. J Am Med Wom Assoc 1965; 20 (11): 1048-53.
[30] Bowman MA, Frank E, Allen DI: Women in Medicine. Career and life management. 3rd edition, Springer Verlag, 2002, S 50-51.
Potter RL: Resident, woman, wife, mother: issues for women in training. J Am Med Wom Assoc 1983; 38 (4): 103-5.
[31] Bowman MA, Frank E, Allen DI: Women in Medicine. Career and life management. 3rd edition, Springer Verlag, 2002, S 50-51.
Baucom-Copeland S et al.: The pregnant resident: career conflict. J Am Med Wom Assoc 1983; 38 (4): 103-5.
[32] Bowman MA, Frank E, Allen DI: Women in Medicine. Career and life management. 3rd edition, Springer Verlag, 2002, S 52-53.
Bluestone N: Marriage and medicine. J Am Med Wom Assoc 1965; 20 (11): 1048-53.

Die Kinderbetreuung stellt also fraglos ein Dauerproblem für Ärztinnen mit Kindern dar. Hier ist Mithilfe der Familie unerlässlich und erforderlich[33]. Traurigerweise gibt aber fast jede 4. Mutter eines betreuungspflichtigen Kindes an, dies allein versorgen zu müssen. Hilfe vom Partner erhält nur jede 2. Mutter, ein Kindermädchen beschäftigt nur jede 3. Mutter. Ähnliches stimmt auch für den Haushalt; hier ist partnerschaftliche Hilfe ähnlich gering, außerdem „Hilfe!"[34]. Besonders gering ist der Anteil an Kinderbetreuung und Haushalt, wenn der Partner Arzt ist[35].

> Ärztin auf 50%-Stelle wegen drei Kinder: „Ich kann mir die Halbtagsstelle nicht mehr länger leisten, ich komme nicht rechtzeitig von der Klinik weg, das Kindermädchen kostet deshalb mehr als ich verdiene." Überstunden vom Kindermädchen werden bezahlt, die von Ärztinnen nicht.

Wünsche an den Arbeitgeber bezüglich Kinderbetreuung sind, in der Reihenfolge der Dringlichkeit, Schulkinderbetreuung, Zuschuss für privat organisierte Kinderbetreuung, Kindergarten sowie Wochenend- und Nachtbetreuung bei Dienst der Mutter.

---

[33] Bowman MA, Frank E, Allen DI: Women in Medicine. Career and life management. 3rd edition, Springer Verlag, 2002, S 57-58.

[34] Mixa E: Zwischen den Sprossen. Aufstiegsbedingungen und Karrierebarrieren für Medizinerinnen im professionellen und universitären Feld. Bundesministerium für Wissenschaft und Verkehr, Abt. 1/B/1, Reihe: Materialien zur Förderung von Frauen in der Wissenschaft; Bd. 10, 2000, S 207-208.
Bowman MA, Frank E, Allen DI: Women in Medicine. Career and life management. 3rd edition, Springer Verlag, 2002, S 55.
Warde CM et al.: Marital and parental satisfaction of married physicians with children. J Gen Intern Med 1999; 14: 157-65.
Sobecks NW et al.: When doctors marry doctors: a survey exploring the professional and family lives of young physicians. Ann Intern Med 1999; 130: 312-19.
Tesch BJ et al.: Women physicians in dual-physician realtionships compared with those in other dual career relationships. Acad Med 1992; 7: 542-44.
American Medical Association. Women in medicine in America: in the mainstream. American Medical Association, Chicago, 1991.
Carr PL et al.: Relation of family responsibilities and gender to productivity and career satisfaction of medical faculty. Ann Intern med 1998; 129: 532-38.
Fish LS et al. : Shared parenting in dual-income families. Am J Orthophsychiatry 1992; 62 (1): 83-92.

[35] Bowman MA, Frank E, Allen DI: Women in Medicine. Career and life management. 3rd edition, Springer Verlag, 2002, S 24 ff, 29 ff.
Sobecks NW et al.: When doctors marry doctors: a survey exploring the professional and family lives of young physicians. Ann Intern Med 1999; 130: 312-19.
Tesch BJ et al.: Women physicians in dual-physician realtionships compared with those in other dual career relationships. Acad Med 1992; 7: 542-44.

Ärztin mit Drei-Viertel-Stelle wird Ganztagsstelle angeboten: „Ich weiß nicht was ich tun soll, ich kann mir die 100%-Stelle nicht leisten, die Ausweitung der Kinderbetreuung kostet mehr als ich mehr verdiene."

Ein nicht unwesentlicher Punkt hinsichtlich Vereinbarkeit von Familie und Beruf gerade im Krankenhaus ist das Kinderversorgungsangebot. Öffentliche Kinderversorgung wird als Kindergarten ab dem 4. Lebensjahr angeboten, allerdings mit nicht mit den Dienstzeiten korrelierenden Öffnungszeiten, keiner Nacht-, Wochenend- oder Feiertagsbetreuung und sehr reduzierten Angeboten in der schulfreien Zeit, das heißt Weihnachten, Ostern, Sommerferien. Für 6-10jährige gibt es öffentliche Volksschulen, keine Ganztagsschulen. Ab dem 10. Lebensjahr gibt es diverse Mittelschulen und Höhere Schulen, keine Ganztagsschulen. Im privaten Bereich gibt es selbstverständlich diverse Betreuungsmodelle für Kleinkinder, kaum private Schulen für 6-10jährige, kein Ganztagsschulangebot, ab dem 10. Lebensjahr eine private Schule mit Nachmittagsbetreuung nur für Mädchen. Zusätzlich werden Tagesmütter und Internate angeboten. Die Kosten der Kinderbetreuung sind durch die Nichtübereinstimmung von öffentlichem Angebot mit Arbeitszeit der Ärztinnen sehr hoch anzusetzen.

Ein üblicher Spruch für Mütter lautet:
Die Kinderbetreuung frisst das Gehalt der Mutter auf.

12. Wie ist Ihr derzeitiger Familienstand?

Familienstand	Anzahl	%
ledig	158	58,3%
verheiratet	99	36,5%
geschieden	14	5,2%
Summe	**271**	**100,0%**

Nur ein gutes Drittel, nämlich 36,5% der Ärztinnen, ist verheiratet; das liegt in dieser Altersgruppe eindeutig unter dem allgemeinen Durchschnitt.

Berufsgruppe	Familienstand						Summe	
	ledig		verheiratet		geschieden			
	n	%	n	%	n	%	n	%
Turnusärztin	11	47,8	10	43,5	2	8,7	23	100,0
Fachärztin in Ausbildung (Bund)	57	74,0	20	26,0			77	100,0
Fachärztin (Bund)	15	35,7	24	57,2	3	7,1	42	100,0
Fachärztin in Ausbildung (Land)	54	73,0	17	23,0	3	4,0	74	100,0
Fachärztin (Land)	19	35,9	28	52,8	6	11,3	53	100,0
angestellte praktische Ärztin	1	100,0					1	100,0
keine Angabe	1	100,0					1	100,0
Summe	**158**	**58,3**	**99**	**36,5**	**14**	**5,2**	**271**	**100,0**

Bei den Fachärztinnen, das sind naturgemäß die älteren Ärztinnen, ist gut die Hälfte verheiratet, bei den Fachärztinnen in Ausbildung ein Viertel, davon heben sich ganz deutlich die Turnusärztinnen mit 43,5% Verheirateten ab. Es sind fast doppelt so viele Turnusärztinnen verheiratet wie gleichaltrige Ärztinnen in Ausbildung zur Fachärztin. Warum freie Entscheidung?

13. Werden Sie von Ihrer Familie bei Beruf und Karriere unterstützt?

Wie schon im Studium werden die Ärztinnen von ihrer Familie unterstützt. Es zeigt sich nur ein marginaler Rückgang gegenüber der Studienzeit. Frau als Ärztin bleibt also über ihr Studium hinaus ein Unterstützungsfall für ihre Familie. Nur jede 21. Ärztin gibt an, „gar nicht" unterstützt zu werden oder können vielleicht nur diese Ärztinnen arbeiten, die familiäre Unterstützung haben? Offensichtlich braucht Frau massive familiäre Unterstützung, um als Ärztin arbeiten zu können. Die bekannte Formulierung, sie „darf" arbeiten, klingt hier an.

Unterstützung bei Beruf und Karriere	Anzahl	%
sehr	114	42,0%
eher	103	38,0%
weniger	40	14,8%
gar nicht	13	4,8%
keine Angabe	1	0,4%
Summe	271	100,0%

Die globale Frage nach Unterstützung wird sehr positiv beantwortet. 80,0% fühlen sich unterstützt von ihrem Umfeld, ihrer Familie. Allerdings ist hier nicht nach dem Ausmaß und der Art der Unterstützung gefragt. „Gar nicht" geben nur 4,8% der Ärztinnen an.

Auch alle Untergruppen der Ärztinnen geben etwa 80% positive Unterstützung an; allerdings geben Turnusärztinnen gegenüber den in Ausbildung zur Fachärztin stehenden Ärztinnen deutlich weniger häufig an, „sehr" unterstützt zu werden. Die jungen Ärztinnen in Ausbildung geben zu 83,3% an, „sehr" und „eher" unterstützt zu werden, und nur 3,4% haben gar keine Unterstützung der Familie.

14. Kinder

14.1. Haben Sie Kinder im betreuungspflichtigen Alter?

Erfahrungsgemäß haben die größten Betreuungsprobleme Mütter mit Kindern in Kindergarten und Volksschule aufgrund der Öffnungszeiten und Feiertagsregelungen. Dazu kommt bei VolksschülerInnen noch, dass die Schulzeit fast täglich variiert und eine weitere Betreuung in der Schule kaum angeboten wird. Allein schon der Transport von der Schule zur weiteren Betreuung stellt oftmals Probleme bzw. Kosten dar.

Kinder im betreuungspflichtigen Alter	Anzahl	%
keine Kinder	169	62,4%
ein Kind	60	22,1%
zwei Kinder	39	14,4%
drei Kinder	2	0,7%
vier Kinder	1	0,4%
Summe	271	100,0%

Insgesamt haben 116 Ärztinnen (42,8%) Kinder, davon haben 102 Ärztinnen (37,6%) Kinder im betreuungspflichtigen Alter. Diese 102 Ärztinnen haben 131 Kinder im betreuungspflichtigen Alter. Davon sind 100 Kinder im Volksschulalter oder darüber, 31 Kinder unter dem Schulpflichtalter.

Fast zwei Drittel der Ärztinnen (62,4%) haben keine Kinder im betreungspflichtigen Alter. Beruf und Kinder scheinen nach wie vor nicht gut vereinbar zu sein. Gerade hier zeigen sich keine deutlichen Unterschiede innerhalb der Altersgruppen.

Berufsgruppe	Kinder im betreuungspflichtigen Alter						Summe	
	keine Kinder		ein Kind		mehr als ein Kind			
	n	%	n	%	n	%	n	%
Turnusärztin	10	43,5	3	13,0	10	43,5	23	100,0
Fachärztin in Ausbildung (Bund)	55	71,4	17	22,1	5	6,5	77	100,0
Fachärztin (Bund)	24	57,1	13	31,0	5	11,9	42	100,0
Fachärztin in Ausbildung (Land)	56	75,7	8	10,8	10	13,5	74	100,0
Fachärztin (Land)	23	43,4	18	34,0	12	22,6	53	100,0
angestellte praktische Ärztin			1	100,0			1	100,0
keine Angabe	1	100,0					1	100,0
Summe	169	62,4	60	22,1	42	15,5	271	100,0

Bei den Ärztinnen in Ausbildung fällt ein großer Unterschied zwischen den Turnusärztinnen und den Ärztinnen in Ausbildung zur Fachärztin auf. Bei den Turnusärztinnen hat mehr als die Hälfte Kinder mit Betreuungspflichten, während bei den Ärztinnen in Ausbildung zur Fachärztin nur etwa mehr als ein Viertel Kinder haben.

14.2. Haben Sie Kinder im Alter unter 3 Jahren?

Kinder im Alter = 3 Jahren	Anzahl	%
Ja	31	11,4%
Nein	240	88,6%
Summe	271	100,0%

11,4% der Ärztinnen haben Kinder unter 3 Jahren, das heißt unter dem Alter, wo diese in Kindergärten aufgenommen werden können.

Berufsgruppe	Kinder im Alter = 3 Jahren				Summe	
	Ja		Nein			
	n	%	n	%	n	%
Turnusärztin	6	26,1	17	73,9	23	100,0
Fachärztin in Ausbildung (Bund)	7	9,1	70	90,9	77	100,0
Fachärztin (Bund)	5	11,9	37	88,1	42	100,0
Fachärztin in Ausbildung (Land)	8	10,8	66	89,2	74	100,0
Fachärztin (Land)	5	9,4	48	90,6	53	100,0
angestellte praktische Ärztin			1	100,0	1	100,0
keine Angabe			1	100,0	1	100,0
Summe	**31**	**11,4**	**240**	**88,6**	**271**	**100,0**

Der große Unterschied zwischen den Turnusärztinnen, wo ein Viertel Kinder unter dem dritten Lebensjahr hat, und den Fachärztinnen in Ausbildung, wo dies nur für 10% zutrifft, ist wohl mit der wesentlich geringeren Kinderzahl der Ärztinnen in Ausbildung zu erklären.

14.3. Haben Sie Kinder im Kindergartenalter?

Kinder im Kindergartenalter	Anzahl	%
Ja	31	11,4%
Nein	240	88,6%
Summe	**271**	**100,0%**

Nur 11,4% der Ärztinnen haben Kinder im Kindergartenalter.

Berufsgruppe	Kinder im Kindergartenalter				Summe	
	Ja		Nein			
	n	%	n	%	n	%
Turnusärztin	5	21,7	18	78,3	23	100,0
Fachärztin in Ausbildung (Bund)	9	11,7	68	88,3	77	100,0
Fachärztin (Bund)	3	7,1	39	92,9	42	100,0
Fachärztin in Ausbildung (Land)	6	8,1	68	91,9	74	100,0
Fachärztin (Land)	7	13,2	46	86,8	53	100,0
angestellte praktische Ärztin	1	100,0			1	100,0
keine Angabe			1	100,0	1	100,0
Summe	31	11,4	240	88,6	271	100,0

Hier ergibt sich wieder das Bild der wesentlich höheren Zahl von Turnusärztinnen als Ärztinnen in Ausbildung zur Fachärztin. Auch dies ist mit der geringeren Kinderzahl der letzteren Gruppe zu erklären.

14.4. Haben Sie Kinder im Volksschulalter?

Kinder im Volksschulalter	Anzahl	%
Ja	40	14,8%
Nein	231	85,2%
Summe	271	100,0%

14,8% der Ärztinnen haben Kinder im Volksschulalter.

Berufsgruppe	Kinder im Volksschulalter				Summe	
	Ja		Nein			
	n	%	n	%	n	%
Turnusärztin	7	30,4	16	69,6	23	100,0
Fachärztin in Ausbildung (Bund)	8	10,4	69	89,6	77	100,0
Fachärztin (Bund)	7	16,7	35	83,3	42	100,0
Fachärztin in Ausbildung (Land)	7	9,5	67	90,5	74	100,0
Fachärztin (Land)	11	20,8	42	79,2	53	100,0
angestellte praktische Ärztin			1	100,0	1	100,0
keine Angabe			1	100,0	1	100,0
Summe	**40**	**14,8**	**231**	**85,2**	**271**	**100,0**

Hier zeigt sich wieder das Bild, dass deutlich mehr Turnusärztinnen als Ärztinnen in
Ausbildung Volksschulkinder haben; allerdings ist hier sogar eine dreimal so hohe
Zahl angegeben. Dies könnte ein Hinweis sein, dass einige Ärztinnen eine Kinderpau-
se machen und danach erst mit dem Turnus beginnen.

14.5. Haben Sie Kinder im Hauptschul- oder Mittelschulalter?

Kinder im Hauptschul- bzw. Mittelschulalter	Anzahl	%
Ja	31	11,4%
Nein	240	88,6%
Summe	**271**	**100,0%**

Nur 11,4% der Ärztinnen haben Kinder im Hauptschul- oder Mittelschulalter.

Berufsgruppe	Kinder im Hauptschul- bzw. Mittel-schulalter				Summe	
	Ja		Nein			
	n	%	n	%	n	%
Turnusärztin	2	8,7	21	91,3	23	100,0
Fachärztin in Ausbildung (Bund)	3	3,9	74	96,1	77	100,0
Fachärztin (Bund)	6	14,3	36	85,7	42	100,0
Fachärztin in Ausbildung (Land)	7	9,5	67	90,5	74	100,0
Fachärztin (Land)	13	24,5	40	75,5	53	100,0
angestellte praktische Ärztin			1	100,0	1	100,0
keine Angabe			1	100,0	1	100,0
Summe	**31**	**11,4**	**240**	**88,6**	**271**	**100,0**

Hier zeigt sich nicht das deutliche Bild, dass Turnusärztinnen generell mehr Kinder in diesen Altersgruppen haben, allerdings ist das bei der geringeren Zahl von Frauen in den einzelnen Untergruppen, die Kinder haben, schwierig.

15. Haben Sie Kinder im betreuungspflichtigen Alter? Wenn ja, wann kamen Ihre Kinder zur Welt (Mehrfachantworten möglich)?

Der Zeitpunkt, Kinder zu bekommen, ist natürlich nicht so planbar wie die Berufsausbildung, trotzdem stellt sich uns die Frage nach dem besten Zeitpunkt. Gibt es einen optimalen Zeitpunkt für eine Ärztin, Kinder zu bekommen? Die Antwort scheint „nein" zu sein.

15.1. Kinder vor dem Studium

Kinder vor dem Studium	Anzahl	%
Nein	271	100,0%
Summe	271	100,0%

Keine der befragten Ärztinnen bekam ihr Kind bzw. ihre Kinder vor Beginn des Medizinstudiums. Kinder zu haben scheint eines der Ausschlusskriterien für ein Medizinstudium zu sein. Vielleicht unterstützen Familien Töchter mit Kindern nicht beim Medizinstudium und aus den Antworten geht die Notwendigkeit familiärer Unterstützung eindeutig hervor.

15.2. Kinder während des Studiums

Kinder während des Studiums	Anzahl	%
Ja	30	11,1%
Nein	241	88,9%
Summe	271	100,0%

30 Ärztinnen, das sind 11,1%, bekamen zumindest ein Kind bereits während des Medizinstudiums.

Berufsgruppe	Kinder während des Studiums				Summe	
	Ja		Nein			
	Anzahl	%	Anzahl	%	Anzahl	%
Turnusärztin	4	17,4	19	82,6	23	100,0
Fachärztin in Ausbildung (Bund)	8	10,4	69	89,6	77	100,0
Fachärztin (Bund)	5	11,9	37	88,1	42	100,0
Fachärztin in Ausbildung (Land)	6	8,1	68	91,9	74	100,0
Fachärztin (Land)	7	13,2	46	86,8	53	100,0
angestellte praktische Ärztin			1	100,0	1	100,0
keine Angabe			1	100,0	1	100,0
Summe	30	11,1	241	88,9	271	100,0

Deutlich mehr Turnusärztinnen als Ärztinnen in Facharztausbildung hatten bereits während des Medizinstudiums ein Kind geboren. Ob dies eine private Entscheidung ist, muss bezweifelt werden. Nach allen Erfahrungen des Arbeitskreises für Gleichbehandlungsfragen erhöhen Kinder die Chancen auf Facharzt-Ausbildungsstellen nicht gerade. Trotz gesetzlichem Verbot wird die Frage nach Kindern bei weiblichen Bewerberinnen meist vorrangig gestellt.

15.3. Kinder während der Turnusausbildung

Kinder während der Turnusausbildung	Anzahl	%
Ja	44	16,2%
Nein	227	83,8%
Summe	**271**	**100,0%**

44 (16,2%) bekamen zumindest ein Kind während der Turnusausbildung. Die Zahl ist deutlich höher als die der derzeit Turnus Absolvierenden. Das ist damit zu erklären, dass viele Frauen eine Turnusausbildung vor der Fachausbildung absolvierten, während sie auf eine Stelle warteten oder zur Erwerbung der Gegenfächer.

15.4. Kinder während der Facharztausbildung

Kinder während der Facharztausbildung	Anzahl	%
Ja	41	15,1%
Nein	230	84,9%
Summe	**271**	**100,0%**

15,1% der Ärztinnen bekamen ein Kind während der Facharztausbildung.

Etwas mehr Landesärztinnen gegenüber den Bundesärztinnen, sowohl in Facharztausbildung als auch Fachärztinnen, bekamen während der Fachausbildung ein Kind. Die Zahlenunterschiede sind allerdings gering.

15.5. Kinder später (nach Abschluss der Ausbildung)

Kinder später	Anzahl	%
Ja	13	4,8%
Nein	258	95,2%
Summe	**271**	**100,0%**

4,8% der Ärztinnen bekamen zumindest ein Kind nach Abschluss ihrer Ausbildung.

In diese Gruppe können nur die Fachärztinnen fallen. Die höhere Zahl bei den Landesärztinnen (15,1%) könnte bei den Bundesärztinnen durch die dienstrechtlichen Erfordernisse einer Habilitation nach Abschluss der Facharztausbildung (11,9%) und damit erhöhten Zeitaufwand bedingt sein.

16. Wie gestalten Sie die Kinderbetreuung (Mehrfachantworten möglich)?

Auffallend ist der hohe Anteil an privat geleisteter Kinderbetreuung. Es wird wenig zugekauft, mangels Angebot oder aus Geldmangel.

16.1. Kinderbetreuung allein

Kinderbetreuung allein ist zweifelsfrei in jedem Fall mit einer hohen physischen und psychischen Belastung der Mutter verbunden.

Kinderbetreuung allein (nur betreuungspflichtige Kinder)	Anzahl	%
Ja	24	23,5%
Nein	78	76,5%
Summe	**102**	**100,0%**

Beim Vergleich unter den „jungen" Ärztinnen muss bedacht werden, dass in der Gruppe der Turnusärztinnen 56,5% Kinder haben, bei den Ausbildungsärztinnen des Landes 24,3% und beim Bund 28,6%.

In 23,5% der Fälle muss die Mutter das oder die Kinder neben ihrem Beruf als Ärztin allein betreuen.

Die alleinige Betreuung von Kindern trifft Turnusärztinnen doppelt so häufig als Ärztinnen in Ausbildung. Die höhere Zahl der Fachärztinnen, die davon betroffen sind, ist wohl mit dem höheren Alter der dazugehörigen Kinder zu erklären. Allerdings gibt es nur in der Gruppe der Turnusärztinnen das Elternmodell, das geringere Arbeitszeit garantiert.

16.2. Kinderbetreuung mit Tagesmutter

Das Modell der Tagesmutter ist vielleicht vordergründig optimal, ist es doch unabhängig von Öffnungszeiten und bietet sogar Übernachtungsmöglichkeit. Dieses Modell erfordert allerdings einen hohen Vertrauensvorschuss; auch Transportprobleme, vor allem bei Schulkindern, können auftreten.

Kinderbetreuung mit Tagesmutter (nur betreuungspflichtige Kinder)	Anzahl	%
Ja	21	20,6%
Nein	81	79,4%
Summe	**102**	**100,0%**

Nur 20,6% der Ärztinnen haben eine Tagesmutter.

Das Modell Tagesmutter scheint vor allem für Turnusärztinnen attraktiv zu sein. Sie haben mit 30,8% den weitaus höchsten Bedarf.

16.3. Kinderbetreuung mit Partner

Kinderbetreuung mit Partner ist wohl das zu Erwartende; allerdings spielen die Berufsrealität der Männer, besonders in der Medizin, sowie unser Familienmodell dagegen.

Kinderbetreuung mit Partner (nur betreuungspflichtige Kinder)	Anzahl	%
Ja	58	56,9%
Nein	44	43,1%
Summe	102	100,0%

Kinderbetreuung gemeinsam mit dem Partner geben 56,9% der Ärztinnen an. Dieses Nicht-Mithelfen der Hälfte der Partner ist unerklärlich.

Dies ist eine der wenigen Fragen, wo die Turnusärztinnen begünstigt zu sein scheinen. Ihre Partner helfen doppelt so häufig wie jene der Fachärztinnen in Ausbildung von Bund und Land.

16.4. Kinderbetreuung mit Kindermädchen

Kindermädchen ist eine der optimalen Lösungen, allerdings mit hohen Kosten verbunden.

Kinderbetreuung mit Kindermädchen (nur betreuungspflichtige Kinder)	Anzahl	%
Ja	31	30,4%
Nein	71	69,6%
Summe	102	100,0%

Ein Kindermädchen haben 30,4% der Ärztinnen.

In dieser Sparte ist die Untergruppe der Turnusärztinnen weitaus am höchsten vertreten. Das ist auf den ersten Blick erstaunlich, da das die Gruppe mit dem sicher geringsten Durchschnittseinkommen ist; allerdings hat auch diese Ärztinnengruppe am ehesten noch geregelte Arbeitszeiten, das heißt sie kann auch am leichtesten eine Hilfe mit geregelter Arbeitszeit in Anspruch nehmen. Das Hauptproblem mit Kindermädchen für Ärztinnen aus dem Facharztbereich ist ihre ungeregelte, unvorhersehbare Arbeitszeit. Von Assistentinnen wird jederzeit selbstverständlich angenommen, sie würden bei Bedarf länger bleiben. Dieses Länger-bleiben-Müssen korreliert nicht mit der Arbeitszeit eines Kindermädchens und erfordert im besten Fall eine Überstundenbezahlung des Kindermädchens. Die Ärztin selbst kann auf Überstundenbezahlung maximal hoffen, und wenn sie Glück hat, bekommt sie ihr Geld wesentlich später.

16.5. Kinderbetreuung mit Familienmitgliedern

Familienmitglieder bieten die Hoffnung auf kostenlose Kinderbetreuung, notfalls auch rund um die Uhr.

Kinderbetreuung mit Familienmitgliedern (nur betreuungspflichtige Kinder)	Anzahl	%
Ja	48	47,1%
Nein	54	52,9%
Summe	102	100,0%

Nur 47,1% der Ärztinnen haben Hilfe durch Familienmitglieder außer dem eigenen Partner. Diese geringe Zahl ist wohl auch damit zu erklären, dass durch den Universitätsstandort Innsbruck viele Ärztinnen an den Universitätskliniken arbeiten, die nicht im Raum Innsbruck ihre Familie haben und deshalb sehr viel schwieriger Unterstützung durch diese erhalten können.

Auch hier haben die Turnusärztinnen eine wesentlich bessere Unterstützung von Familienmitgliedern als die Ärztinnen in Ausbildung zur Fachärztin. Eine Teilerklärung könnte daher kommen, dass der Turnus eher in den Heimatkrankenhäusern absolviert werden kann und wird, im Unterschied zur Facharztausbildung, die an vielen Krankenhäusern gar nicht angeboten wird und daher hier eher Turnusärztinnen aus dem Raum Innsbruck angenommen werden können.

16.6. Kinderbetreuung durch Kindergarten/Hort

Kindergarten und Hort haben gerade in der Medizin mit ihren unregelmäßigen Arbeitszeiten als Hauptproblem die sehr begrenzten Öffnungszeiten sowie den Transport von und zu weiteren Betreuungsmöglichkeiten.

Kinderbetreuung mit Kindergarten bzw. Hort (nur betreuungspflichtige Kinder)	Anzahl	%
Ja	39	38,2%
Nein	63	61,8%
Summe	**102**	**100,0%**

Einen Kindergarten oder Hort nehmen 38,2% der Ärztinnen in Anspruch. Auch hier ist die geringste Zahl bei den Fachärztinnen in Ausbildung, was voll mit deren am wenigsten kalkulierbaren Arbeitszeit und Abholmöglichkeit dort erklärt werden kann.

Auffallend ist der hohe Anteil an privat geleisteter Kinderbetreuung. Es wird wenig zugekauft, mangels Angebot oder aus Geldmangel.

17. Welche Kinderbetreuungsangebote würden Sie sich von Ihrem Arbeitgeber wünschen (Mehrfachantworten möglich)?

17.1. Wunsch nach Krabbelstube

Hier wurden alle Ärztinnen, auch jene, die derzeit keine Kinder im betreuungspflichtigen Alter haben, befragt, da gerade die Frauen mit Kinderwunsch maßgeblich an solchen Einrichtungen interessiert sind und auch viele Frauen mit erwachsenen Kindern bzw. keinen Kindern aus Erfahrung im Krankenhaus um die Notwendigkeit dieser Einrichtungen wissen.

Wunsch Krabbelstube	Anzahl	%
Ja	77	28,4%
Nein	194	71,6%
Summe	**271**	**100,0%**

Der Wunsch nach Krabbelstube wird bei etwa 30% aller jungen Ärztinnen in Ausbildung, sowohl bei Turnusärztinnen als auch bei Fachärztinnen in Ausbildung von Bund und Land, geäußert. Die niedrige Zahl der Fachärztinnen ist wohl auf die geringere persönliche Betroffenheit zurückzuführen.

17.2. Wunsch nach Schulkinderbetreuung

Dies ist der am häufigsten geäußerte Wunsch bei Wünschen an den Arbeitgeber bezüglich Kinderbetreuung und es ist auch aus Erfahrung das größte Problem, ein Volksschulkind zu managen.

Wunsch Schulkinderbetreuung	Anzahl	%
Ja	106	39,1%
Nein	165	60,9%
Summe	**271**	**100,0%**

39,1% der Ärztinnen äußern den Wunsch nach einer Schulkinderbetreuung.

Hier scheint ein einheitlicher Wunsch der Fachärztinnen und Ärztinnen in Ausbildung zur Fachärztin nach Volksschulkinderbetreuung, Schulkinderbetreuung zu bestehen. Nur die Turnusärztinnen zeigen einen geringeren Wunsch danach. Dies könnte auch mit der hier in dieser Gruppe höchsten Teilzeitarbeitsmöglichkeit zusammenhängen, sowie mit dem geringeren Alter der Kinder.

17.3. Wunsch nach Kindergarten

Wunsch Kindergarten	Anzahl	%
Ja	90	33,2%
Nein	181	66,8%
Summe	**271**	**100,0%**

Den Wunsch nach Kindergarten äußert ein Drittel (33,2%) der Ärztinnen. Auch dieser Wunsch ist, etwas altersadaptiert, ungefähr in allen Gruppen gleich vertreten; nur die Turnusärztinnen haben einen wesentlich höheren Bedarf danach, was wohl mit dem Alter der Kinder zusammenhängt.

17.4. Wunsch nach Zuschuss für private Kinderversorgung

Wunsch Zuwendung für private Kinderbetreuung	Anzahl	%
Ja	104	38,4%
Nein	167	61,6%
Summe	**271**	**100,0%**

Unterstützung der privaten Kinderbetreuung durch den Arbeitgeber wünschen 38,4% der Ärztinnen. Das ist zwar ein hoher Prozentsatz, aber etwas geringer als der Wunsch nach einer Schulkinderbetreuung, und Schulkinderbetreuung wird auch im öffentlichen und privaten Bereich besonders außerhalb Innsbrucks nur lückenhaft angeboten.

Unterstützung zur privaten Kinderbetreuung wird von allen Untergruppen der Ärztinnen gewünscht.

17.5. Wunsch nach zeitweiser Kinderbetreuung (auch am Wochenende und nachts)

Wunsch zeitweise Kinderbetreuung am Wochenende und nachts	Anzahl	%
Ja	87	32,1%
Nein	184	67,9%
Summe	**271**	**100,0%**

Fast ein Drittel (32,1%) der Ärztinnen wünscht die Möglichkeit der Wochenend- und Nachtbetreuung, das heißt während des Journaldienstes der Mutter.

Hier sind keine wesentlichen Unterschiede in den Untergruppen festzustellen. Der höchste Bedarf ist bei den Turnusärztinnen; das könnte aber auch mit der höchsten Kinderzahl korrelieren.

Mit den oben gestellten Fragen wurden offensichtlich die Wünsche der Mütter abgedeckt. Sonstige Wünsche wurden nur als Einzelfall angegeben.

18. Falls Sie noch keine Kinder haben, wollen Sie noch Kinder bekommen?

Ein Kinderwunsch trifft für den Großteil der Ärztinnen zu. Nur jede 10. verneint einen Kinderwunsch. Bedenkt man, dass das Durchschnittsalter aller Ärztinnen bei 35,7 Lebensjahren liegt und dass 63 der Ärztinnen über dem 40. Lebensjahr sind, scheint es so, dass der Beruf vielen Ärztinnen nicht erlaubt ihren Kinderwunsch zu verwirklichen. Besonders zu beachten sind die 93 Ärztinnen, die einen Kinderwunsch bejahen, obwohl sie bis jetzt kein Kind haben. Hier scheint eine große Diskrepanz zwischen dem Wunsch der Ärztinnen nach Kindern und dem kinderfeindlichen Berufsumfeld zu bestehen. Fast die Hälfte der Ärztinnen sah sich bis jetzt nicht in der Lage, ein Kind zu bekommen, wenn sie eines wollen. Dies ist aber wohl unbestreitbar ein Grundrecht für jede Frau. Dieser Punkt ist eine ganz eklatante Chancenungleichheit zwischen Frauen und Männern. Oder kennt irgendjemand einen Arzt, der keine Kinder wegen seines Berufes bekommen kann? Hier sind der Arbeitgeber und der Sozialstaat gefordert.

Wollen Sie Kinder bekommen?	Anzahl	%
Ja	93	34,3%
Nein	28	10,3%
weiß ich noch nicht	31	11,5%
haben bereits Kinder	116	42,8%
keine Angabe	3	1,1%
Summe	**271**	**100,0%**

77,1% der Ärztinnen haben Kinder oder wollen Kinder. Daneben gibt es noch unentschiedene 11,5%, wohl hauptsächlich wegen äußerer Probleme. Nur 10,3% der Ärztinnen geben an, keine Kinder zu haben und keine Kinder zu wollen. Diese Frage zeigt, dass immerhin 90% der Ärztinnen einen Kinderwunsch, aber nur 42,8% bereits Kinder haben.

Berufsgruppe	Wollen Sie Kinder bekommen						Summe	
	Ja		Nein		weiß ich noch nicht			
	Anzahl	%	Anzahl	%	Anzahl	%	Anzahl	%
Turnusärztin	4	44,5	3	33,3	2	22,2	9	100,0
Fachärztin in Ausbildung (Bund)	43	76,8	1	1,8	12	21,4	56	100,0
Fachärztin (Bund)	4	21,1	11	57,9	4	21,0	19	100,0
Fachärztin in Ausbildung (Land)	37	68,5	4	7,4	13	24,1	54	100,0
Fachärztin (Land)	5	29,4	9	52,9	3	17,7	17	100,0
Summe	93	60,0	28	18,1	34	21,9	155	100,0

Diese Tabelle zeigt das große Dilemma der Ärztinnen in Ausbildung zur Fachärztin bei Bund und Land. Von den Bundesärztinnen wollen drei Viertel Kinder, von den Landesärztinnen zwei Drittel. Die Ausbildungsärztinnen sind die Gruppe mit der geringsten Antwortbejahung; sie wollen keine Kinder, nämlich mit unglaublichen 1,3% bzw. 5,4%. Die Gruppe der Ärztinnen in Ausbildung zur Fachärztin ist jene Gruppe, die offensichtlich durch ihren Berufsalltag und kinderfeindliche Umwelt nur sehr geringe Chancen sieht, ihren Wunsch nach Kindern auch zu erfüllen. Hier wäre Abhilfe dringend notwendig.

19. Haben Sie noch weitere Betreuungspflichten (z.B. gebrechliche Eltern etc.)?

Hier ist natürlich die Frage bezüglich der Ärztinnen in Ausbildung zur Fachärztin, ob sie wirklich keine Betreuungspflichten haben oder sie nur nicht wahrnehmen können. Dazu kommt, dass viele Ärztinnen nicht aus Innsbruck und Umgebung stammen und damit weitere Probleme auftreten. Dazu muss bedacht werden, dass die Ärztinnen großteils sich noch nicht so weit freispielen konnten, dass sie selbst ohne die Unterstützung ihrer Eltern auskommen. Nach Wegfall der Unterstützung durch die Eltern eine weitere Betreuungspflicht zu übernehmen, muss naturgemäß sehr problematisch sein.

sonstige Betreuungspflichten	Anzahl	%
Ja	30	11,1%
Nein	236	87,1%
keine Angabe	5	1,8%
Summe	**271**	**100,0%**

Zusätzliche Betreuungspflichten neben Kinderbetreuung haben noch 30 (11,1%) Ärztinnen angegeben.

Bei Betreuungspflichten zeigen sich in den Untergruppen große Unterschiede. Die Fachärztinnen von Bund und Land liegen bei ca. 15% etwa gleich hoch. Durch das höhere Alter ist auch eher mit einem Pflegebedarf für Eltern zu rechnen. Bei den Ärztinnen in Ausbildung sind weitaus führend die Turnusärztinnen mit 17,4%.

20. Hilft Ihnen Ihr Partner im Haushalt?

Normalerweise müsste doch bei diesen voll berufstätigen Frauen eine partnerschaftliche Haushaltsführung selbstverständlich sein. Dazu ist nur zu sagen, dass die hinlänglich bekannte gesellschaftliche Realität, nicht nur in Österreich, nämlich Frau ist für Haushalt und Kinder allein zuständig, Mann „hilft" im besten Fall, auch in dieser hochbelasteten Berufsgruppe festzustellen ist. Nicht nur generell zeigt sich, dass der Partner „hilft", wenn Frau berufstätig ist; Arbeitsteilung bezüglich Haushalt und Kinder ist weitgehend unbekannt. Dass dieses Problem kein spezielles Ärztinnenproblem ist, sondern eher allgemeingültig, ist auch kein wirklicher Trost. Auch Hinweise auf die Langsamkeit gesellschaftspolitischer Veränderungen hilft den jetzt tätigen Ärztinnen nicht wirklich.

Hilfe im Haushalt durch Partner	Anzahl	%
sehr	84	31,0%
eher	88	32,5%
weniger	41	15,1%
gar nicht	38	14,0%
Single	4	1,5%
keine Angabe	16	5,9%
Summe	**271**	**100,0%**

Schon „Hilfe" ist ein demaskierender Ausdruck; trotzdem bejahen diese Frage nur 31,0%, und „gar nicht" geben immerhin 14,0% an. Auch in den Untergruppen dieser großteils voll berufstätigen Frauen mit meist unregelmäßiger Arbeitszeit und Nacht- und Wochenenddiensten zeigt sich das gesellschaftspolitische Problem in Österreich, dass Hausarbeit keinesfalls partnerschaftlich geregelt wird.

21. Wie hoch schätzen Sie Ihren täglichen Zeitaufwand für Ihre häuslichen Pflichten (Haushalt, Kinder etc.)?

Zeitaufwand für häusliche Pflichten	Anzahl	%
< 1 Stunde	113	41,7%
1-4 Stunden	112	41,3%
> 4 Stunden	46	17,0%
Summe	**271**	**100,0%**

Der hohe Zeitaufwand, besonders für berufstätige Frauen, ist bemerkenswert; so geben 41,3% einen täglichen Zeitaufwand von 1-4 Stunden an, und 17,0% sogar mehr als 4 Stunden. Dieser exorbitante Zeitaufwand ist wohl nur mit dem hohen Zeitaufwand für Kinderbetreuung erklärbar.

Berufsgruppe	Zeitaufwand für häusliche Pflichten						Summe	
	< 1 Stde		1-4 Stden		> 4 Stden			
	n	%	n	%	n	%	n	%
Turnusärztin	5	21,7	8	34,8	10	43,5	23	100,0
Fachärztin in Ausbildung (Bund)	39	50,6	33	42,9	5	6,5	77	100,0
Fachärztin (Bund)	13	31,0	22	52,4	7	16,6	42	100,0
Fachärztin in Ausbildung (Land)	42	56,8	22	29,7	10	13,5	74	100,0
Fachärztin (Land)	13	24,5	27	51,0	13	24,5	53	100,0
angestellte praktische Ärztin					1	100,0	1	100,0
keine Angabe	1	100,0					1	100,0
Summe	**113**	**41,7**	**112**	**41,3**	**46**	**17,0**	**271**	**100,0**

In den einzelnen Ärztinnenuntergruppen zeigen sich sehr verschiedene Zeitaufwandsangaben. So gibt der größte Teil cer Turnusärztinnen (43,5%) mehr als 4 Stunden tägliche Hausarbeit an, was mit der größten Kinderzahl dieser Gruppe korreliert. Die Ärztinnen in Ausbildung zur Fachärztin mit über 50% maximal 1 Stunde, während bei den Fachärztinnen etwa 50% 1-4 Stunden angeben. Hier herrschen enorme Unterschiede.

22. Haben Sie eine bezahlte Haushaltshilfe?

bezahlte Haushaltshilfe	Anzahl	%
Ja	71	26,2%
Nein	200	73,8%
Summe	**271**	**100,0%**

Eine bezahlte Haushaltshilfe hat nur ein gutes Viertel der Ärztinnen, nämlich 26,2%.

In den einzelnen Untergruppen scheinen die Fachärztinnen in Ausbildung, Bund und Land, mit dem weitaus geringsten Prozentsatz von bezahlter Haushaltshilfe auf. Sie haben nur etwas weniger als die Hälfte der bezahlten Hilfe als Turnusärztinnen und Fachärztinnen. Dies könnte durch die höhere Kinderzahl bei den Turnusärztinnen sowie durch das höhere Einkommen bei den Fachärztinnen erklärt werden.

Berufsleben

Generell sind die ÄrztInnenjobs 100%-Stellen[36]. Nur jede 10. Ärztin arbeitet weniger als 100%. Dies entspricht sowohl der Ausbildungsordnung als auch den Regeldienstverträgen bei Bund und Land. Ausnahmen in der Ausbildungsordnung mit teilweiser Absolvierung in Teilzeittätigkeit führen primär zur Verlängerung der Ausbildungszeit und werden zudem nur in gewissem Ausmaß gewährt. Die Wochenend- und Nachtdienste werden zusätzlich zur 40-Stunden-Woche geleistet. Sie sind verpflichtender Teil des Curriculums für alle Ärztinnen in Ausbildung; für Fachärztinnen ist eine Befreiung vom Journaldienst nur mit Zustimmung des Arbeitgebers möglich - ein Rechtsanspruch besteht keinesfalls. Die Teilzeitbeschäftigungen sind Ausnahmen. Es gibt diese sowohl beim Land als auch beim Bund. Beim Land gibt es wenigstens Modellversuche, wie das Elternmodell, wobei derzeit 8 Stellen für Turnusärztinnen in Teilzeitausbildung bestehen. Daneben gibt es noch einzelne Modellversuche im Facharztbereich. Beim Bund gibt es die Möglichkeit der Reduktion der Arbeitszeit für Mütter, allerdings nur im definitiven Dienstverhältnis. Auch hier sind noch einige Ausnahmemöglichkeiten; wie hier deutlich sichtbar, betrifft dies nur den geringsten Teil der Fälle.

Die Wünsche der Ärztinnen schauen allerdings anders aus. So hat zur Zeit nur jede 10. Ärztin ein Beschäftigungsausmaß von weniger als 100%, bei der Frage nach dem gewünschten Ausmaß aber gibt nicht einmal jede 2. Ärztin 100% an. Diesbezüglich zeigt sich auch kein Unterschied in den Untergruppen. In jeder einzelnen Kategorie wollen weniger als die Hälfte der Ärztinnen ein 100%iges Beschäftigungsausmaß. Hier wird den Wünschen der Betroffenen in keiner Weise Rechnung getragen. Das ist besonders unverständlich, da bei allen anderen Berufsgruppen an der Klinik Teilzeitmodelle vorhanden sind.

---

[36] Bowman MA, Frank E, Allen DI: Women in Medicine. Career and life management. 3rd edition, Springer Verlag, 2002, S 21-22.
Mixa E: Zwischen den Sprossen. Aufstiegsbedingungen und Karrierebarrieren für Medizinerinnen im professionellen und universitären Feld. Bundesministerium für Wissenschaft und Verkehr, Abt. 1/B/1, Reihe: Materialien zur Förderung von Frauen in der Wissenschaft; Bd. 10, 2000, S 163.

So wären Modelle mit tageweiser Arbeit, Jobsharing, Zeitansparmodelle etc. problemlos sofort einzuführen. Dazu gibt es auch im Krankenhaus diverse Arbeitsplätze, wo
die permanente Anwesenheit derselben Ärztin nicht oberstes Gebot sein kann, was
z.B. für die große Zahl von Labor-, Radiologie- oder auch Ambulanzarbeitsplätzen
zutrifft. Die Idee der permanenten Anwesenheit immer derselben Ärztin, da nur so die
optimale PatientInnenbetreuung gewährleistet werden kann, entbehrt ohnedies jeder
Realität, da in Österreich nicht erst seit gestern die 5-Tage-Woche und 40-Stunden-
Woche eingeführt wurde. Alle diese Modelle funktionieren im Pflegebereich flächendeckend, ebenso in allen anderen Gesundheitsberufen, nur was Ärztinnen betrifft, ist
das im Bundesdienst weitgehend unbekannt und im Landesdienst über Projekte und
Einzellösungen nicht hinausgekommen.

Im Bundesdienst ist bekannterweise die Dienstpflicht Lehre, Forschung, Verwaltung
und ärztliche Tätigkeit, allerdings gibt es auch Erlässe des Ministeriums, dass die
PatientInnenversorgung vorrangig sei, sodass trotz langjähriger Verhandlungen zu
diesem Thema nicht einmal lückenhaft die Zeit für Forschung in der Dienstzeit garantiert wird[37]. Faktum ist, dass Forschung an der Klinik Innsbruck weitgehend als „Freizeitforschung" läuft. Die Beurteilung für Bundesärztinnen beruht allerdings fast ausschließlich auf wissenschaftlicher Leistung, und nur damit kann eine Hoffnung auf
Weiterverbleib an der Universitätsklinik begründet werden. Die Pflicht zur wissenschaftlichen Tätigkeit umfasst selbstverständlich neben Publikationen in entsprechenden Fachzeitschriften auch Kongressbeiträge bei internationalen Kongressen; erwartet werden auch Forschungsaufenthalte im Ausland. Forschungsaufenthalte geben
nur Bundesärztinnen an - jede 6. hat einen Forschungsaufenthalt absolviert. Fach-
kongresse besuchen praktisch alle Ärztinnen, Bund und Land.

Habilitation, das heißt Prüfung der wissenschaftlichen Qualifizierung nach vorgege-
nen Kriterien, ist zwar nicht Dienstpflicht, aber formal Voraussetzung für einen Weiterverbleib an der Universität. In allen ständig geänderten Dienstrechten gibt es zwar
marginale Möglichkeiten, auch ohne Habilitation eine Definitivstellung zu erreichen,
das betrifft aber nur Einzelfälle, bietet keinen Rechtsanspruch, und kann nur für Aus-
nahmefälle angenommen werden. Eine „Karriere" ohne Habilitation ist derzeit nicht zu

---

[37] Mixa E: Zwischen den Sprossen. Aufstiegsbedingungen und Karrierebarrieren für Medizinerinnen im professionellen und universitären Feld. Bundesministerium für Wissenschaft und
Verkehr, Abt. 1/B/1, Reihe: Materialien zur Förderung von Frauen in der Wissenschaft; Bd. 10,
2000, S 160-62.

erwarten (wobei eine Karriere für eine Frau sowieso nicht zu erwarten ist). Alle ProfessorInnenstellen des Bundes werden mit Habilitation ausgeschrieben, ebenso die meisten Primariate, und zumindest ist bei Bewerbung eine bessere Qualifikation ohne Habilitation wohl schwer beweisbar.

Die Frage, ob sie an einer Habilitation arbeitet, bejaht nur jede 10. Ärztin. Auch nach Abzug der Landesärztinnen, bei denen eine Habilitation zumindest nicht Dienstpflicht ist, bleibt auch nur jede 4. Ärztin im Bundesdienst übrig. Dies ist eine gewaltige und sehr karriereschädigende Diskrepanz zwischen Selbsteinschätzung und Dienstpflicht[38]. Mit dieser Entscheidung, falls es eine selbständige Entscheidung und nicht von außen aufgedrängt ist, ist bereits jeder Anspruch auf Karriere zu vergessen[39]. Bei weiterer Befragung ergibt sich fast die Erklärung, Frau habe neben Partnerschaft, Familie und Kindern einfach nicht mehr Zeit und Energie für Forschung in der Freizeit. Auch das Problem, gerade für Frauen, in Forschungsteams hineinzukommen, mangelnde Förderung durch Vorgesetzte, und bei einigen wenigen auch einfach kein Interesse an Forschung, werden erwähnt[40]. Letztlich spielt das Faktum, dass die Klinik für

---

[38] Mixa E: Zwischen den Sprossen. Aufstiegsbedingungen und Karrierebarrieren für Medizinerinnen im professionellen und universitären Felc. Bundesministerium für Wissenschaft und Verkehr, Abt. 1/B/1, Reihe: Materialien zur Förderung von Frauen in der Wissenschaft; Bd. 10, 2000, S 226 ff.

[39] Bowman MA, Frank E, Allen DI: Women in Medicine. Career and life management. 3rd edition, Springer Verlag, 2002, S 114.
Bickel J et al.: Women in U.S. academic medicine statistics 1998. Association of American Medical Colleges, Washington, DC, 1998.
Nonnemaker L: Women physicians in academic medicine: new insights from cohort studies. N Engl J Med 2000; 342: 399-405.
Carr PL et al.: Relation of family responsibilities and gender to productivity and career satisfaction of medical faculty. Ann Intern med 1998; 129: 532-38.
Tesch BJ et al.: Promotion of women physicians in academic medicine: glass ceiling or sticky floor? JAMA 1995; 273: 1022-25.

[40] Bundesministerium für Wissenschaft und Verkehr (Hg.): 100 Jahre Frauenstudium. Zur Situation der Frauen an Österreichs Hochschulen. Reihe: Materialien zur Förderung von Frauen in der Wissenschaft, Bd. 6, 1997, S 126.
Pfarr H: Thesen und Progrnosen zum Thema „Frauen in den Hochschulen zwischen Hierarchie und Wissenschaft". IN: Schaeffer-Hegel B, Kpp-Degethoff H (Hg.): Vater Staat und seine Frauen. Beiträge zur politischen Kultur, 1990.
O'Leary VE, Mitchell JM: Women Connecting with Women: Networks and Mentors in teh United States. IN: Stiver Lie S, O'Leary VE (Hg.): Storming the Tower. Women in the Academic World, 1990.
Bowman MA, Frank E, Allen DI: Women in Medicire. Career and life management. 3rd edition, Springer Verlag, 2002, S 116.
Tesch BJ et al.: Promotion of women physicians in academic medicine: glass ceiling or sticky floor? JAMA 1995; 273: 1022-25.

viele Fächer die einzige Ausbildungsstelle in Tirol ist und sich die Stellen, Bund oder Land, nicht immer ausgesucht werden können, eine Rolle. Bereits habilitiert ist nur jede 24. Ärztin oder jede 12. Bundesärztin. Es gibt noch reihenweise Kliniken, in denen noch nie eine Frau habilitiert wurde.

Arbeitsplatzzufriedenheit wird sowohl vom Dienstnehmer als auch vom Dienstgeber angestrebt. In der Berufsgruppe der Ärztinnen an den Universitätskliniken Landeskrankenhaus Innsbruck ist nur eine geringe Zufriedenheit mit der Arbeitssituation festzustellen. Nur jede 5. Ärztin bezeichnet sich selbst als „sehr zufrieden", jede 2. als „eher zufrieden", der Rest, das heißt jede 4. Ärztin, ist „weniger" oder „gar nicht zufrieden". Die größte Unzufriedenheit finden wir bei den Turnusärztinnen; jede 2. gehört hier in diese Gruppe, gefolgt von den Fachärztinnen des Bundes, wo immerhin jede 3. Ärztin „weniger" oder „gar nicht zufrieden" mit ihrer Arbeitssituation ist. Am zufriedensten sind noch die Ärztinnen in Ausbildung zur Fachärztin, dabei wieder die Landesärztinnen etwas zufriedener als die Bundesärztinnen. Die Erklärung dafür ist schwierig. Die Einbindung in die Klinik wird generell überdurchschnittlich positiv beurteilt, allerdings trifft dies nicht für die Turnusärztinnen zu. Zu den Turnusärztinnen ist noch anzumerken, dass sie aufgrund ihres Curriculums einer ständigen Rotation unterliegen, das heißt dass sie in den einzelnen Kliniken nur einige Monate, teilweise sogar nur 2 Monate bleiben, sodass eine Einbindung prinzipiell schwierig ist. Es ist generell eine größere Zufriedenheit der Landesärztinnen als der Bundesärztinnen mit der Einbindung in die Klinik festzustellen. Aus Gesprächen wissen wir, dass der Zwang, wissenschaftlich arbeiten zu müssen, ständigen Stress und Versagensängste und in der Folge Angst, keine Dauerstelle zu erreichen, hervorruft. Häufig entsteht das Gefühl, das alles mache sich nicht bezahlt. Außerdem gibt es beim Land Teilzeitmodelle, wenn auch nur punktuell.

Die gegenseitige Unterstützung der Frauen liegt deutlich unter der generellen Zufriedenheit mit der Arbeitssituation. Hier ist allerdings die geringe Zahl von Frauen in leitender Position, die tatsächlich Unterstützung bieten können, zu bedenken. Dazu kommt zweifelsfrei auch einiges Konkurrenzverhalten[41]. Der vielzitierte Mentorinnen-Gedanke scheitert, über Einzelinitiativen hinaus, ebenfalls am absoluten Mangel an

---

[41] Ingrisch D: „Alles war das Institut!" Eine lebensgeschichtliche Untersuchung über die erste Generation von Professorinnen an der Universität Wien. Bundesministerium für Wissenschaft und Forschung (Hg.), Reihe: Materialien zur Förderung von Frauen in der Wissenschaft, Bd. 2, 1992, S 111 ff.

Frauen in Spitzenpositionen in unseren Kliniken. Prinzipiell wäre die Idee aber sehr wünschenswert[42].

Die Zusammenarbeit mit den Vorgesetzten wird relativ gut bewertet, erfahrungsgemäß mit geringem Erwartungshorizont, aber immerhin jede 4. Ärztin ist „weniger" oder „gar nicht zufrieden". Fehlende Unterstützung ist sicher ein Problem für viele Frauen[43].

> Aus einem Karrieregespräch mit dem Klinikchef: „Aber Frau Kollegin, tragen Sie Ihre Haare offen, das steht Ihnen viel besser und macht Sie nicht so hart."

Die Zusammenarbeit mit der Pflege wird besser bewertet als die generelle Zufriedenheit. Bei den Turnusärztinnen gibt jede 3. Frau eine negative Bewertung an, während bei den Fachärztinnen keine einzige „unzufrieden" ist. Ein Hauptgrund ist wohl die zu wenig deutliche Arbeitsplatzbeschreibung der Turnusärztinnen, sodass es immer wieder zu Überschneidungen mit der Tätigkeit des Pflegepersonals und daraus resultierenden Problemen kommt.

> Ambulanzschwester zur Patientin: „Wir haben momentan keinen Arzt da, Sie müssen etwas Geduld haben." Eine Assistentin und zwei Turnusärztinnen stehen für Schwester und Patientin sichtbar daneben.

> Arzt stellt das gebrauchte Blutabnahme-Tablett einfach zurück ins Schwesternzimmer, weibliche Kollegin kommt zufällig vorbei, sagt die Stationsschwester zur Ärztin: „Sie als Frau Doktor könnten das wenigstens aufräumen!?"

---

[42] Bundesministerium für Wissenschaft und Verkehr (Hg.): 100 Jahre Frauenstudium. Zur Situation der Frauen an Österreichs Hochschulen. Reihe: Materialien zur Förderung von Frauen in der Wissenschaft, Bd. 6, 1997, S 185 ff, 259.
[43] Mixa E: Zwischen den Sprossen. Aufstiegsbedingungen und Karrierebarrieren für Medizinerinnen im professionellen und universitären Feld. Bundesministerium für Wissenschaft und Verkehr, Abt. 1/B/1, Reihe: Materialien zur Förderung von Frauen in der Wissenschaft; Bd. 10, 2000, S 212.
Bowman MA, Frank E, Allen DI: Women in Medicine. Career and life management. 3rd edition, Springer Verlag, 2002, S 114.
Carr PL et al. : Comparing the status of women and men in academic medicine. Ann Intern Med 1993; 119: 908-13.

Ärztin: „Ich bin jetzt da zum Infusionen Anhängen!" Schwester: „Hinten stehen die Infusionen, als Frau Doktor sollten Sie das ja alleine können!" – Männlicher Arzt bekommt alles hergerichtet und wird von der Schwester ins Zimmer begleitet.

Zweifelsfrei spielen auch die Aufstiegsmöglichkeiten für Frauen eine wesentliche Rolle bei der Bewertung der Arbeitssituation[44]. Hier liegt die Zustimmung weit unter der generellen Bewertung, leider auch völlig zu Recht. Eine positive Beurteilung der Aufstiegsmöglichkeiten, wobei die Art des erhofften Aufstiegs zu diskutieren wäre, gibt nur jede 3. Ärztin an, eine negative 2 von 3 Ärztinnen. Bedenkt man das lange aufwendige Studium und die doch nicht gerade für alle Ärztinnen erfreulichen Arbeitsbedingungen, ist dies eine traurige Zukunftsoption, die leider der Realität entspricht[45].

Aus einer Berufungskommission: „Man täte der Frau gar nichts Gutes, wenn sie berufen würde." Vielleicht doch ein Ansatz von Selbsterkenntnis?

Negative physische und psychische Auswirkungen der Arbeit, besonders vielleicht auch wegen der geringen Arbeitsplatzzufriedenheit, geringer Zukunftschancen sowie des Dauerstresses durch den Zwang, Wissenschaft zu betreiben und Beruf mit Privatleben, besonders Kindern, verbinden zu können, sind mit Sicherheit anzunehmen[46]. Dazu kommt die hohe Stressbelastung durch die sexuelle Diskriminierung und sexuelle Belästigung im Studium und in der Arbeitswelt, auch wenn das bei uns sehr wenig

---

[44] Mixa E: Zwischen den Sprossen. Aufstiegsbedingungen und Karrierebarrieren für Medizinerinnen im professionellen und universitären Feld. Bundesministerium für Wissenschaft und Verkehr, Abt. 1/B/1, Reihe: Materialien zur Förderung von Frauen in der Wissenschaft; Bd. 10, 2000, S 212.
[45] Bundesministerium für Wissenschaft und Verkehr (Hg.): 100 Jahre Frauenstudium. Zur Situation der Frauen an Österreichs Hochschulen. Reihe: Materialien zur Förderung von Frauen in der Wissenschaft, Bd. 6, 1997, S 260.
Mixa E: Zwischen den Sprossen. Aufstiegsbedingungen und Karrierebarrieren für Medizinerinnen im professionellen und universitären Feld. Bundesministerium für Wissenschaft und Verkehr, Abt. 1/B/1, Reihe: Materialien zur Förderung von Frauen in der Wissenschaft; Bd. 10, 2000, S 82.
[46] Bowman MA, Frank E, Allen DI: Women in Medicine. Career and life management. 3rd edition, Springer Verlag, 2002, S 4 ff.
Brown CA: Women workers in the health service industry. Int J Health Serv 1975; 5 (2): 173-84.
Nadelson C: The woman physician: past, present and future. IN: Callan JP (ed.): The physician – a professional under stress. Appleton-Century-Crofts, Norwalk, CT, 1983: 261-76

verbalisiert wird[47]. Dies wird auch erwartungsgemäß häufig angegeben. Dagegen würden wir gerade von Ärztinnen ein gesundheitsbewusstes Leben erwarten, zu Recht, wie zumindest amerikanische Studien zeigen[48]. Nur jede 6. Ärztin gibt keine körperlichen Schäden durch ihre Arbeitssituation an. Negative psychische Auswirkungen verneint nur jede 5. Ärztin. Erstaunlicherweise geben die Landesärztinnen wesentlich geringere Schäden als die Bundesärztinnen an. Dies hängt nicht mit dem Alter zusammen; es betrifft sowohl die Fachärztinnen als auch die Ärztinnen in Ausbildung. Letzteres wäre wohl durch den hohen Arbeitszeitaufwand für Bundesärztinnen, besonders durch die „Freizeitforschung", erklärbar. Dazu kommt der hohe Stress, in der Forschung mithalten zu können, neben all der Belastung durch die PatientInnenbetreuung, die vergleichbar jener der Landesärztinnen ist. Die Landesärztin hat die Dienstpflicht der PatientInnenbetreuung, während die Bundesärztin Lehre, Forschung, Verwaltung und ärztliche Tätigkeit als Dienstpflicht hat, immer unter dem Druck der wissenschaftlichen Arbeit steht, die neben der PatientInnenbetreuung erfolgen muss, sowie bei der derzeitigen Dienstzeitregelung in der Regel wesentlich länger und weitgehend unbezahlt arbeiten muss. Überstunden für nichtärztliche Tätigkeit, also Lehre und Forschung, werden nur pauschaliert abgegolten, während es beim Land keine unbezahlten Überstunden gibt und die PatientInnenversorgung nach Dienst in der Regel auf die BundesärztInnen fällt. Diese unbezahlten Zeiten erzeugen besonders

---

[47] Bowman MA, Frank E, Allen DI: Women in Medicine. Career and life management. 3rd edition, Springer Verlag, 2002, S 69 ff.

Baldwin DC et al. : Student perceptions of mistreatment and harassment during medical school – a survey of ten United States schools. West J Med 1991; 155: 140-45.

Cook DJ et al.: Residents' experiences of abuse, discrimination and sexual harassment during residency training. Can Med Assoc J 1996; 154: 1657-65.

Bickel J et al.: Gender-associated differences in matriculating and graduating medical students. Acad Med 1995; 70: 551-59.

Elnicki DM et al.: Patterns of medical student abuse during the internal medicine clerkship: perspectives of students at 11 medical schools. Acad Med 1999; 74 (S): 99-101.

Komaromy M et al.: Sexual harassment in medical training. N Engl J Med 1993; 328: 322-26.

Lenhart SA et al.: Gender bias against and sexual harassment of AMWA members in Massachussetts. J Am Med Wom Assoc 1991; 46: 121-25.

Lubitz RM et al.: Medical students abuse during third-year clerkships. JAMA 1996; 275: 414-16.

Richman JA et al.: Mental health consequences and correlates of reported medical student abuse. JAMA 1992; 267: 692-94.

Schiffman M et al.: Harassment of women physicians. J Am Med Wom Assoc 1995; 46: 121-25.

[48] Bowman MA, Frank E, Allen DI: Women in Medicine. Career and life management. 3rd edition, Springer Verlag, 2002, S 85 ff.

Frank E et al.: Health-related behaviors of women physicians vs other women in the United States. Arch Intern Med 1998; 158: 342-48.

Liberatos P et al.: The measurement of social class in epidemiology [review]. Epidemiol Rev 1988; 10: 87-121.

Stress in Zusammenhang mit Kinderversorgungs- und Haushaltspflichten. Dass der Nacht- und Wochenenddienst eine Gesundheitsbeeinträchtigung verursachen kann, steht außer Diskussion. Erschwerend dazu kommt das System, den Journaldienst zusätzlich zur Normalarbeitszeit leisten zu müssen. Der Zeitausgleich erfolgt später, beim Bund sogar blockweise. Die Mehrheit aller Ärztinnen gibt gravierende negative gesundheitliche Auswirkungen des Nacht- und Wochenenddienstes an. Die Belastung ist sicher sehr unterschiedlich nach Klinik, nach Zahl der Dienste und nach Dienstkategorie. So ist es nicht verwunderlich, dass nur jede 10. Ärztin gar keine negativen Auswirkungen durch Journaldienste angibt.

Mobilität und freie Verfügbarkeit über die vorhergesehene Arbeitszeit hinaus sind unverzichtbar für eine „Karriere"[49]. Probleme mit Mobilität ergeben sich in Reihenfolge der Nennungen durch Beruf des Partners, Kinder, sowie privaten Freundeskreis. Bei den Bundesangestellten ist laut Umfrage eine hohe Mobilitätsbereitschaft festzustellen. Das große Problem für Frauen stellt aber eher die kurzfristige Mobilität, wie ohne großen Vorlauf die Möglichkeit, zu Meetings und Besprechungen zu fahren, sowie jederzeit nach dem vorher geplanten Dienstende länger bleiben zu können, nicht nur für die PatientInnenversorgung, sondern für akut angesetzte Besprechungen, Fortbildungsveranstaltungen, Vorträge, universitätspolitische Veranstaltungen, Kommissionssitzungen etc. Hier sind erfahrungsgemäß hauptsächlich aufgrund des österreichischen Familienmodells die Männer wesentlich flexibler. Dazu kommt das häufig gegen Frauen verwendete Argument des Karenzrisikos. Tatsächlich sind mir auch als langjähriger Personalvertreterin nur zwei Fälle in Erinnerung, wo ein Mann im Bundesdienst die Möglichkeit einer Karenz wegen Geburt eines Kindes tatsächlich in Anspruch genommen hat. Der eine war sowieso bekannterweise am Weg in die Praxis, und dem zweiten hat es in seiner Karriere nicht gerade genützt, sodass diese gesetzliche Regelung, die zum Schutz und Nutzen der Frauen gedacht war, zumindest keine Vorbildfunktion für junge Väter bietet, und in der Folge die Arbeitgeber ganz entgegen der Intention der Gesetzgebung bei männlichen Ärzten nicht mit dem Risiko einer Karenz aus familiären Gründen rechnen müssen. Aufgrund der Praxis rechnet keine Klinik im Entferntesten damit, ein Arzt könne wegen Kinderkarenz ausfallen. Genau das aber war die Idee des Gesetzgebers - dieses Risiko für weibliche und männliche Bedienstete ins Bewusstsein zu bringen und damit Vorurteile gegen Frauen auszu-

---

[49] Vogt M, Hebenstreit G, Winter I: Räumliche Mobilität und Karriere. Mobilität von Wissenschafterinnen in Österreich. Bundesministerium für Bildung,2002, Wissenschaft und Kultur (Materialien zur Förderung von Frauen in der Wissenschaft; Bd. 15).

räumen. In Österreich hat das nicht einmal ansatzweise gegriffen. Bei jeder Stellenvergabe werden selbstverständlich nur bei Frauen das Risiko einer Schwangerschaft
sowie Probleme der Kinderversorgung ausführlich diskutiert.

> Aus dem Arbeitskreisarchiv: Stellenbewerbung einer 40jährigen verheirateten Frau mit
> zwei Teenager-Kindern wird abgelehnt, ihr Risiko wegen Schwangerschaft auszufal-
> len sei der Klinik nicht zumutbar.

Allerdings wird hier völlig verdrängt, dass in Karenz Gehen und damit für die Routinearbeit Ausfallen im Klinikalltag wesentlich häufiger durch Dienstfreistellung für Aus-
landsaufenthalte als durch Mutterschaftskarenz bedingt ist. So ist dem Bericht[50] des
Vizerektors für Evaluierung zu entnehmen, dass im Beobachtungszeitraum 1999-2001
von Freistellungen des wissenschaftlichen Personals der Frauenanteil 27% betrug,
der Anteil an Freistellungstagen gar nur 17%. Diese Möglichkeit der Karenzierung für
Forschungsaufenthalte wird zwar auch nicht in aller Fällen von den Kliniken freudig
begrüßt, in allen mir bekannten Fällen aber zumindest schlussendlich via Dekanat,
Rektorat, Ministerium bewilligt. Der gesellschaftliche Nutzen einer Karenzierung zur
Geburt eines Kindes gegenüber einer Karenzierung zur wissenschaftlichen Fortbildung und damit Verbesserung der eigenen Karrierechancen wird nicht einmal diskutiert.

In Anbetracht zahlreicher Probleme und einer großen Unzufriedenheit mit der Arbeitssituation und den Karrieremöglichkeiten stellt sich die Frage nach der Berufswahl.
Trotzdem würde im Rückblick nur jede 23. Ärztin ein anderes medizinisches Fach
wählen. Ein Ausreißer sind die Bundes-Fachärztinnen, wo immerhin jede 10. ein anderes Fach wählen würde. Das ist die Gruppe aus einer Zeit, wo viele Klinikchefs einfach mitteilten, sie würden keine Frau anstellen und gesetzliche Möglichkeiten dagegen anzutreten nicht existierten. Es gab so was wie ein faktisches Berufsverbot für
Ärztinnen in einigen Fächern, da die Klinik oft einzige Ausbildungsstelle in Tirol war
und in einem anderen Bundesland besonders für Frauen die Chancen auch nicht besser waren.

---

[50] Retti G: Bericht zum Frauenförderungsplan. Universität Innsbruck. 1999-2001. Büro des Vizerektors für Evaluation, 2002, S 77.

Personalkommission: Der Vorstand einer „ärztinnenfreien" Klinik spricht: „Eine Frau mit einer Latzhose betritt meine Klinik nicht" – sonst natürlich auch keine.

Wenn schon mit großer Mehrheit kein anderes Fach gewählt würde, stellt sich die generelle Frage nach der Berufswahl Ärztin. Wie wird dies im Rückblick angesichts der Klinikrealität gesehen? Jede 6. sagt klar: „Nicht noch einmal!" Die Untergruppen zeigen allerdings Unterschiede. Als Ursache für nicht nochmals Ärztin Werden, werden in der Reihenfolge nach Häufigkeit der Nennung Stellenprobleme, Arbeitsklima sowie Arbeitsplatzprobleme und Studienprobleme genannt. Die Stellenprobleme werden überproportional von Turnusärztinnen genannt. Es bieten sich zwei Erklärungen dafür an. Einerseits beruht die Turnusausbildung auf einem Zeitvertrag ohne Karriereschiene im Krankenhaus, sodass nach vielleicht anfänglich langer Wartezeit bald wieder Stellenprobleme auftreten werden. Dazu kommt, dass ein Teil der Turnusärztinnen auf eine Ausbildungsstelle wartet. Dazu muss die geringe Arbeitszufriedenheit der Turnusärztinnen in Erinnerung gerufen werden.

Das Arbeitsklima als Hinderungsgrund, wieder Ärztin zu werden, wird vor allem von Fachärztinnen angegeben. Sie haben wohl die Hoffnung auf Besserung ihrer Situation aufgegeben und sind auch schon in einer Kategorie, wo sie dem männlichen Konkurrenzverhalten und Netzwerken ausgesetzt sind[51]. Auch Arbeitsplatzprobleme werden vorwiegend als Grund von Fachärztinnen des Bundes angegeben. Aus den Gesprächen wissen wir, dass hier die Sorge um eine mögliche Habilitation und damit das Erreichen einer Dauerstelle gemeint ist[52]. Das Studium scheint kein Problem darzustellen, zumindest im Rückblick für die, die es geschafft haben.

---

[51] Greenen EM: Blockierte Karrieren. Frauen in der Hochschule. IN: Röhrich W, Schülter-Kauner C (Hg.): Klieler Beiträge zur Politik und Sozialwissenschaft, Bd. 9, 1994.
Levinson W et al.: Mentors and role models for women in academic medicine. West J Med 1991; 154: 423-26.
Bland CJ et al.: Characteristics of the successful researcher and implications for faculty development. J Med Educ 1986; 61: 22-31.
Healy B: Women in science: from panes to ceilings. Science 1992; 255: 1333.
Mixa E: Zwischen den Sprossen. Aufstiegsbedingungen und Karrierebarrieren für Medizinerinnen im professionellen und universitären Feld. Bundesministerium für Wissenschaft und Verkehr, Abt. 1/B/1, Reihe: Materialien zur Förderung von Frauen in der Wissenschaft; Bd. 10, 2000, S 27.
[52] Mixa E: Zwischen den Sprossen. Aufstiegsbedingungen und Karrierebarrieren für Medizinerinnen im professionellen und universitären Feld. Bundesministerium für Wissenschaft und Verkehr, Abt. 1/B/1, Reihe: Materialien zur Förderung von Frauen in der Wissenschaft; Bd. 10, 2000, S 179.

Das Karriereziel der Ärztin an den Universitätskliniken Landeskrankenhaus Innsbruck ist generell eine Dauerstelle. Ein wohl bescheidenes Ziel im Bundesdienst und kaum als Karriere zu bezeichnen. Dies hat jede 4. Ärztin erreicht. Nach Abzug der Turnusärztinnen ist beim Land jede 3. Ärztin auf einer Dauerstelle, beim Bund dagegen nur jede 5. In absoluten Zahlen sind beim Land doppelt so viele Ärztinnen auf Dauerstellen, wie beim Bund, wo nur Wissenschaft zählt. Beim Land hat wohl auch PatientInnenbetreuung einen hohen Stellenwert, was den Frauen entgegenkommt. Das unbestrittene Ziel der meisten Ärztinnen, eine Dauerstelle zu erreichen, ist – wie auch die Zahlen zeigen – schwierig. Auf die Frage, warum sie eine Dauerstelle erreicht hätten, antworten die Ärztinnen in folgender Reihenfolge: Einschränkung im Privatleben, gefolgt von Förderung durch Vorgesetzte und Wissenschaft, danach Zufall und traurigerweise Verzicht auf Kinder. Bei genauer Betrachtung der Untergruppen zeigt sich der geringe Stellenwert der Wissenschaft, der offiziellen Definitivstellungserfordernis des Bundes. Sogar jede 4. definitive Bundesärztin glaubt, Wissenschaft habe nicht zu ihrer Dauerstelle geführt. Ob hier zu geringes Selbstvertrauen und Überschätzung der Abhängigkeiten eine Ursache ist, bleibt unklar. Vielleicht halfen vereinzelt auch günstige Übergangsbestimmungen bei häufig wechselndem Dienstrecht. Große persönliche Opfer haben offensichtlich viele Frauen für eine Dauerstelle gebracht. So sagt jede 2. Frau, sie habe diese Stelle nur durch Einschränkung in ihrem Privatleben erreicht, und jede 7. Ärztin, sie habe auf Kinder verzichten müssen. Ein eklatanteres Beispiel für Frauendiskriminierung im Klinikbetrieb gibt es kaum. Einen hohen Stellenwert nimmt die Förderung durch den Vorgesetzten ein. Jede 3. Frau glaubt ihre Dauerstelle ihrem Vorgesetzten zu verdanken. Die Idee, eine Stelle eigener Leistung zu verdanken, ist eher wenig ausgeprägt. Die hohe Bewertung des Zufalls, immerhin jede 5. Ärztin glaubt die Dauerstelle diesem zu verdanken, demonstriert wohl mangelndes Selbstbewusstsein und spiegelt das Gefühl des Ausgeliefertseins wider. Mangelnde Transparenz der Definitivstellungserfordernisse sowie der dazugehörigen Entscheidungsgremien dürfte eine Ursache dafür sein. Beim Land ist es noch gravierender als beim Bund. Dazu kommt noch die Problematik der Bedarfsprüfung für jede ÄrztInnenstelle, ein dehnbarer Begriff in einer Klinik und außerdem völlig dem Zugriff der Personal- und Frauenvertretung entzogen.

23. Wie hoch ist Ihr derzeitiges Beschäftigungsausmaß?

derzeitiges Beschäftigungsausmaß	Anzahl	%
Beschäftigung 100%	243	89,6%
Beschäftigung 75%	11	4,1%
Beschäftigung 50%	17	6,3%
Summe	271	100,0%

Die überwiegende Mehrheit der Ärztinnen, nämlich 89,6%, hat ein 100%iges Beschäftigungsausmaß. Dazu ist zu sagen, dass das nicht auf Freiwilligkeit beruht, sondern es prinzipiell nur Ganztagsstellen für Ärztinnen gibt.

Berufsgruppe	derzeitiges Beschäftigungsausmaß						Summe	
	100%		75%		50%			
	n	%	n	%	n	%	n	%
Turnusärztin	15	65,2	8	34,8			23	100,0
Fachärztin in Ausbildung (Bund)	76	98,7			1	1,3	77	100,0
Fachärztin (Bund)	36	85,7			6	14,3	42	100,0
Fachärztin in Ausbildung (Land)	70	94,5	1	1,4	3	4,1	74	100,0
Fachärztin (Land)	44	83,0	2	3,8	7	13,2	53	100,0
angestellte praktische Ärztin	1	100,0					1	100,0
keine Angabe	1	100,0					1	100,0
Summe	243	89,6	11	4,1	17	6,3	271	100,0

8 Turnusärztinnen, die hier mit 75% angegeben sind, arbeiten im so genannten Elternmodell. Darüber hinaus zeigt sich, dass das Land als Arbeitgeber mehr Flexibilität zeigt. Hier sind immerhin 21 Ärztinnen teilzeitbeschäftigt, beim Bund nur 7.

24. Welches Beschäftigungsausmaß würden Sie sich wünschen?

gewünschtes Beschäftigungsausmaß	Anzahl	%
Beschäftigung 100%	128	47,2%
Beschäftigung 75%	87	32,1%
Beschäftigung 50%	50	18,4%
Sonstiges 30%	1	0,4%
Sonstiges ohne Angabe	1	0,4%
keine Angabe	4	1,5%
Summe	**271**	**100,0%**

Diese Frage zeigt deutlich die Diskrepanz zwischen dem Wunsch der Ärztinnen und den Fakten. Es sind derzeit 243 (89,6%) der Ärztinnen zu 100% beschäftigt. Den Wunsch danach geben allerdings nur 128 (47,2%) an. Das heißt mehr als die Hälfte der Ärztinnen wünscht eine Teilzeitbeschäftigung.

Auch die Unterteilung in die einzelnen Ärztinnengruppen zeigt keine Änderung des Trends; in keiner Gruppe will mehr als die Hälfte 100% beschäftigt sein. Bei den Turnusärztinnen ist es sogar nur knapp ein Viertel. Auch die Fachärztinnen des Landes zeigen mit knapp 40% einen unterdurchschnittlichen Wunsch nach 100%iger Beschäftigung, allerdings ist dies auch die Gruppe, wo einige Modellversuche bereits laufen.

25. Kongresse
25.1. Nehmen Sie an Kongressen teil? Wenn ja, wie oft?

Teilnahme an Kongressen ist, was Bundesbedienstete betrifft, als Teil der Dienstpflicht zu sehen, da wissenschaftliche Tätigkeit vorgeschrieben ist und Präsentation der Forschungsergebnisse bei Kongressen dazugehört[53]. Im Bundesbereich kann eine Dienstfreistellung für Kongressbesuche dienstwegig beantragt werden. Geringfügige Zuschüsse der Universität sind möglich. Im Landesbereich, wo Forschung nicht

[53] Mixa E: Zwischen den Sprossen. Aufstiegsbedingungen und Karrierebarrieren für Medizinerinnen im professionellen und universitären Feld. Bundesministerium für Wissenschaft und Verkehr, Abt. 1/B/1, Reihe: Materialien zur Förderung von Frauen in der Wissenschaft; Bd. 10, 2000, S 162.

zur Dienstpflicht gehört, fällt dies eher unter Fortbildung. Es sind ebenfalls Dienstfreistellungen für Kongressbesuche möglich, sowie in der Regel wesentlich großzügigere
Zuschüsse.

Kongressteilnahme	Anzahl	%
5 mal oder öfter	34	12,5%
2-4 mal	138	50,9%
1 mal	81	29,9%
überhaupt nicht	18	6,7%
Summe	271	100,0%

Fast alle Ärztinnen, nämlich 93,4%, nehmen an Kongressen teil. Kongressteilnahme
ist also selbstverständlich für Ärztinnen; 63,4% fahren häufiger als einmal jährlich zu
einem Meeting.

Berufsgruppe	Kongressteilnahme								Summe	
	5 mal oder öfter		2-4 mal		1 mal		gar nicht			
	n	%	n	%	n	%	n	%	n	%
Turnusärztin	2	8,7	8	34,8	7	30,4	6	26,1	23	100,0
Fachärztin in Ausbildung (Bund)	9	11,7	44	57,1	22	28,6	2	2,6	77	100,0
Fachärztin (Bund)	10	23,8	22	52,4	9	21,4	1	2,4	42	100,0
Fachärztin in Ausbildung (Land)	7	9,5	38	51,3	22	29,7	7	9,5	74	100,0
Fachärztin (Land)	5	9,4	25	47,2	21	39,6	2	3,8	53	100,0
angestellte prakti-sche Ärztin			1	100,0					1	100,0
keine Angabe	1	100,0							1	100,0
Summe	34	12,5	138	50,9	81	29,9	18	6,7	271	100,0

Die Untergruppen zeigen hier deutliche Unterschiede. So ist es im Hinblick auf die
Dienstpflicht der Forschung nicht verwunderlich, dass die Bundesärztinnen häufiger
an Kongressen teilnehmen, vor allem in der Gruppe „5 mal oder öfter" und „2-4 mal"
führen die Bundesärztinnen, Fachärztinnen und Ärztinnen in Ausbildung zur Fachärz-

tin. Bei denen, die überhaupt nicht zu Kongressen fahren, ist ein gutes Viertel der Turnusärztinnen, bei den Bundesärztinnen sind es nur 1,3% der Fachärztinnen in Ausbildung und 2,4% der Fachärztinnen - das ist die niedrigste Zahl in dieser Gruppe.

25.2. Nehmen Sie an Kongressen teil? Wenn nein, wegen?

Auf die Frage, warum Ärztinnen nicht zu Kongressen fahren, erfolgen Antworten in Reihenfolge ihrer Nennungshäufigkeit: Familie, Geld, Klinik. Generell werden nur wenige Hindernisgründe angegeben; dies widerspricht deutlich den zahlreichen Beschwerden gegenüber der Frauenvertretung.

25.2.1. Nichtteilnahme wegen Klinik

Die Aussagekraft ist durch die geringe Zahl sicher beeinträchtigt. Bemerkenswert ist, dass die Fachärztinnen des Bundes mit 100% keine Hinderung durch die Klinik angeben und ebenso die Fachärztinnen in Ausbildung. Dies ist nicht so erfreulich, wie es auf den ersten Blick aussieht, da die Dienstfreistellung vom Rektor bewilligt oder untersagt wird. Die Klinik hat nur Stellungnahmerecht. Über den Instanzenweg gibt es mündliche Beschwerden gegenüber der Personalvertretung, wie Anträge würden zurückgewiesen oder einfach nicht rechtzeitig behandelt. Auch die Landesangestellten geben einen ganz hohen Prozentsatz von Nichthinderung an.

Nichtteilnahme wegen Klinik	Anzahl	%
Ja	8	3,0%
Nein	261	96,3%
keine Angabe	2	0,7%
Summe	**271**	**100,0%**

Erfreulicherweise geben nur 8 Ärztinnen an, sie werden durch die Klinik an der Teilnahme gehindert.

25.2.2. Nichtteilnahme wegen Familie

Hier gelten gleiche Einschränkungen wie bei der Klinik. Natürlich kann eine Familie keine Kongressreise untersagen, allerdings kann in Anbetracht des Betreuungsaufwandes, der Kinderversorgungsproblematik und der Haushaltsarbeit diese Zahl nur angezweifelt werden. Sie korreliert auch nicht mit den mündlichen Angaben der Kolleginnen. Hier ist auch zu bedenken, dass die Zahl der Kongressreisen ganz zweifelsfrei von der Familie mitbestimmt wird.

Nichtteilnahme wegen Familie	Anzahl	%
Ja	10	3,7%
Nein	259	95,6%
keine Angabe	2	0,7%
Summe	271	100,0%

Nur 10 (3,7%) Ärztinnen geben Hindernisse durch die Familie bei Kongressreisen an.

Bei der Untergruppe der Turnusärztinnen wird immerhin von 21,7% die Familie als Hindernis angegeben. Dies ist auch die Gruppe mit der höchsten Anzahl von Kleinkindern.

25.2.3. Nichtteilnahme wegen Geld

Geld ist auch in allen Untergruppen ein Problem bezüglich Kongressreisen; sicher betrifft das auch die Zahl und Ziele der Kongressreisen. Ähnlich wie bei Hinderung durch die Klinik ist sehr viel bereits im Vorfeld gelaufen und die meisten Kolleginnen ziehen eine Selbstfinanzierung von Kongressreisen nicht in Erwägung.

Nichtteilnahme wegen Geld	Anzahl	%
Ja	9	3,3%
Nein	260	96,0%
keine Angabe	2	0,7%
Summe	**271**	**100,0%**

Nur 9 (3,3%) Ärztinnen geben an, aus finanziellen Gründen nicht an Kongressen teilnehmen zu können. Es gibt für Kongresse auch offizielle Zuschüsse des Bundes sowie des Landes, und auch von einigen Kliniken und anderen Quellen.

26.   Haben Sie einen Forschungsaufenthalt absolviert?

Dazu ist auch zu sagen, dass es im Bundesbereich Freistellung für Forschungsaufenthalte, Karenzierungen und Forschungsstipendien gibt und für das Verbleiben an der Universität ein Forschungsaufenthalt „wichtig" ist. Allerdings sind mir leider ausschließlich Männer aus dem Landesbereich bekannt, die einen Forschungsaufenthalt absolvierten.

Forschungsaufenthalt	Anzahl	%
Ja	19	7,0%
Nein	101	37,3%
Land	151	55,7%
Summe	**271**	**100,0%**

7% der Ärztinnen geben Forschungsaufenthalte an.

Forschung ist nur im Bundesbereich Dienstpflicht. Es zeigt sich auch, dass die 19 Ärztinnen mit Forschungsaufenthalten alle aus dem Bundesbereich kommen. In diesem betragen sie bereits 16%. Alle Forschungsaufenthalte betreffen Bundesärztinnen, aber auch nur jede 6. Bundesärztin hat einen Forschungsaufenthalt absolviert.

27. Arbeiten Sie an einer Habilitation?

Habilitation in Arbeit	Anzahl	%
Ja	29	10,7%
Nein	92	33,9%
Land	150	55,4%
Summe	**271**	**100,0%**

Nach im Jahr 2002 geltendem Dienstrecht ist im Bundesbereich für eine Definitivstellung eine Habilitation prinzipiell notwendig. Es gab aber auch vereinzelte Definitivstellungen ohne Habilitation. Im Landesbereich wird eine Habilitation nicht gefordert, kann aber durchaus eingereicht werden und ist sicher für die „Karriere" auch dort „wichtig".

Von den 29 Ärztinnen, die angeben an einer Habilitation zu arbeiten, sind 28 Bundesärztinnen und eine Landesärztin. Erstaunlich ist vor allem, dass bei den Bundesfachärztinnen in Ausbildung, deren Dienstvertrag wissenschaftliche Arbeit inkludiert, die wohl in einer Habilitation münden sollte, die Mehrheit, nämlich 83,1%, angibt, sie hätten keine Habilitation in Arbeit. Dies ist aus dem Dienstvertrag und dem Berufsbild der Hochschullehrerin nicht abzuleiten.

28. Haben Sie eine Habilitation abgeschlossen?

Habilitation beendet	Anzahl	%
Ja	11	4,1%
Nein	110	40,5%
Land	150	55,4%
Summe	**271**	**100,0%**

Nur 11 Ärztinnen, das sind 4,1% aller Ärztinnen, haben eine Habilitation abgeschlossen. Von den Bundesärztinnen sind es 10, das sind 8,4%.

Die 11 Ärztinnen mit Habilitation sind allesamt Fachärztinnen, 10 vom Bund, eine vom Land. Von den 119 Bundesärztinnen, zu deren Dienstpflicht Forschung gehört und bei denen eine Habilitation erwartet wird, haben nur 10 eine Habilitation abgeschlossen und 28 arbeiten an einer Habilitation. Das heißt von den Bundesärztinnen haben 8,4% eine Habilitation abgeschlossen und 23,5% arbeiten an einer. 73 Bundesärztinnen, das sind 61,3%, arbeiten an keiner Habilitation und haben auch keine.

29. Wie sind Sie mit ihrer derzeitigen Arbeitssituation zufrieden?

Zufriedenheit mit der Arbeitssituation	Anzahl	%
sehr	52	19,2%
eher	148	54,6%
weniger	62	22,9%
gar nicht	9	3,3%
Summe	271	100,0%

Nur knapp 20% sind mit ihrer Arbeitssituation „sehr zufrieden", mehr als 25% „weniger" und „gar nicht".

Berufsgruppe	Zufriedenheit mit der Arbeitssituation								Summe	
	sehr		eher		weniger		gar nicht			
	n	%	n	%	n	%	n	%	n	%
Turnusärztin	3	13,1	9	39,1	10	43,5	1	4,3	23	100,0
Fachärztin in Ausbildung (Bund)	17	22,1	46	59,7	13	16,9	1	1,3	77	100,0
Fachärztin (Bund)	7	16,7	21	50,0	10	23,8	4	9,5	42	100,0
Fachärztin in Ausbildung (Land)	10	13,5	49	66,2	14	18,9	1	1,4	74	100,0
Fachärztin (Land)	15	28,3	21	39,6	15	28,3	2	3,8	53	100,0
angestellte praktische Ärztin			1	100,0					1	100,0
keine Angabe			1	100,0					1	100,0
Summe	52	19,2	148	54,6	62	22,9	9	3,3	271	100,0

Die größte Unzufriedenheit mit der derzeitigen Arbeitssituation zeigt sich erwartungsgemäß bei den Turnusärztinnen. Hier geben fast 50%, nämlich 47,8%, an sie seien wenig oder gar nicht mit ihrer Arbeitssituation zufrieden. Gefolgt von den Fachärztinnen des Bundes, wo ein Drittel, nämlich 33,3%, sich als wenig und gar nicht zufrieden ausweist. Bei den Fachärztinnen des Landes sind es 30,2%. Die zufriedenste Gruppe mit unter 20% Unzufriedenheit sind die Fachärztinnen in Ausbildung bei Bund und Land.

30. Bewerten Sie folgende Punkte nach Ihrer Zufriedenheit?

30.1. Zufriedenheit mit der Einbindung in Ihre Klinik

Einbindung in Ihre Klinik	Anzahl	%
sehr zufrieden	83	30,6%
zufrieden	129	47,6%
weniger zufrieden	42	15,5%
unzufrieden	16	5,9%
keine Angabe	1	0,4%
Summe	**271**	**100,0%**

Mehr als drei Viertel, nämlich 78,2% der Ärztinnen, sind sehr zufrieden oder zufrieden mit ihrer Einbindung in die Klinik. Nur 5,9% geben offen Unzufriedenheit zu.

Bei den Untergruppen zeigt sich die geringste Zufriedenheit bei den Turnusärztinnen, von denen nur 8,7% „sehr zufrieden" mit der Einbindung in die Klinik sind und sich die höchste Zahl der Unzufriedenheit zeigt, nämlich mit 17,4%. Weiters ist auffallend, dass die Landesärztinnen, sowohl Fachärztinnen als auch die in Ausbildung befindlichen, wesentlich größere Zufriedenheit angeben als die Bundesärztinnen. Besonders bemerkenswert ist auch der hohe Prozentsatz von 9,5% der Fachärztinnen des Bundes, die „unzufrieden" sind.

30.2. Zufriedenheit mit der gegenseitigen Unterstützung von Frauen in der Klinik

Bei den Untergruppen zeigt sich auch hier wieder der geringste Prozentsatz von „sehr zufrieden" bei den Turnusärztinnen. Hier könnte wieder die Rotation eine Rolle spielen. Die schlechteste Einbindung unter Frauen scheinen die in Ausbildung zur Fachärztin beim Bund zu erleben. Hier herrscht das größte Konkurrenzproblem. Diese jungen Frauen stehen unter dem Dauerstress, Wissenschaft machen zu müssen, in ein Team hineinzukommen und sich dort zu behaupten und entsprechend zu publizieren. In dieser extrem schwierigen Situation wird Hilfe von anderen Frauen erwartet, obwohl kaum Frauen vorhanden sind, die tatsächlich Hilfe leisten könnten, sind doch Klinikvorstände und Teamchefs fast ausschließlich Männer. Ein weiterer Faktor ist zumindest für alle Ärztinnen, dass, bedingt durch die geringe Zahl, sich jede Frau jeweils als Einzelkämpferin erleben muss. Die nächste weibliche Ärztin ist meist eine Station oder Abteilung weiter. Für die jungen Frauen mag das Fehlen weiblicher Vorbilder – es gibt kaum habilitierte ältere Oberärztinnen geschweige denn Klinikchefinnen – ein zusätzliches Problem darstellen. Auch die vielfach strapazierte Idee der Mentorin ist, zumindest was das Zahlenverhältnis zwischen möglichen Mentorinnen und den heutigen Medizinstudentinnen aber auch Ärztinnen in Ausbildung betrifft, technisch kaum durchzuführen. Dazu kommt noch, dass das Medizinsystem von den meisten Frauen nach wie vor als patriarchalisch-hierarchisches System erlebt wird, wo Frauensolidarität zu leben doppelt schwer ist.

gegenseitige Unterstützung von Frauen	Anzahl	%
sehr zufrieden	31	11,4%
zufrieden	107	39,5%
weniger zufrieden	101	37,3%
unzufrieden	31	11,4%
keine Angabe	1	0,4%
Summe	271	100,0%

Knapp 50% sind mit gegenseitiger Unterstützung unter Frauen „zufrieden", 11,4% sogar „unzufrieden".

30.3. Zufriedenheit mit der Zusammenarbeit mit Ihrem Vorgesetzten

Unscharf wird die Beantwortung durch die vielleicht nicht genügend genaue Definition des Vorgesetzten, bietet die doch nicht gerade schlanke Führungsstruktur der Kliniken eine Unzahl von Vorgesetzten beginnend von den Stations- und Ambulanzoberärzten über die Abteilungsleiter zu den Klinikvorständen. Im Fall des Bundes noch zum Medizinischen Dekan und Rektor sowie dem Ministerium, im Fall des Landes zur Landeskrankenhausleitung mit diversen Organisationseinheiten sowie zur Holdingleitung. Wer hier im Einzelnen gemeint ist, ist wohl nicht sicher abzuleiten, dürfte aber nur in Einzelfällen über die Klinikvorstände hinaus gedacht werden.

Wenn auch hier kein wirklich einheitliches Bild abzuleiten ist, zeigt sich doch die größte Zahl der Ärztinnen in jeder Untergruppe zufrieden mit ihrem Vorgesetzten.

Zusammenarbeit mit dem Vorgesetzten	Anzahl	%
sehr zufrieden	60	22,1%
zufrieden	140	51,7%
weniger zufrieden	46	17,0%
unzufrieden	23	8,5%
keine Angabe	2	0,7%
Summe	**271**	**100,0%**

Erfreuliche oder erstaunliche 73,8% sind mit ihrem Vorgesetzten sehr zufrieden oder zufrieden. Nur 8,5% sind unzufrieden. Dies ist auf jeden Fall ein wesentlich höherer Zustimmungsprozentsatz als bei „Zufriedenheit mit der gegenseitigen Unterstützung von Frauen in der Klinik", jedoch muss hier auch ein verschiedener Erwartungshorizont angenommen werden. Allerdings sind auch mehr als 10% der Turnusärztinnen und Fachärztinnen von Bund und Land unzufrieden mit ihrem Vorgesetzten.

30.4. Zufriedenheit mit der Zusammenarbeit mit dem Pflegepersonal

Zusammenarbeit mit der Pflege	Anzahl	%
sehr zufrieden	83	30,7%
zufrieden	157	57,9%
weniger zufrieden	28	10,3%
unzufrieden	3	1,1%
Summe	271	100,0%

Die Zusammenarbeit mit der Pflege wird von 88,6% positiv beurteilt. Nur 1,1% zeigen sich unzufrieden.

Die Untergruppenaufteilung zeigt deutlicher die Probleme in diesem Bereich auf, was dem Erfahrungswert entspricht, da gerade seitens junger Ärztinnen häufig über Probleme mit dem Pflegepersonal geklagt wird. Bei den Turnusärztinnen geben auch 30,4% an, weniger oder unzufrieden mit dem Pflegepersonal in der Zusammenarbeit zu sein. Auch das Faktum, dass von den Fachärztinnen keine einzige sich als unzufrieden bezeichnet, illustriert weiter das Problem, dass es wohl vor allem ein Problem der jungen Ärztinnen darstellt.

30.5. Zufriedenheit mit Aufstiegsmöglichkeiten als Frau (Pragmatisierung)

Eine positive Bewertung geben nur 36,9%, also ein gutes Drittel der Ärztinnen, an. Allein ein Blick in das Telefonverzeichnis der Universitätskliniken Landeskrankenhaus Innsbruck zeigt jeder Frau unmissverständlich, dass sie schlicht und einfach keine Aufstiegsmöglichkeiten hat. Die Maximalkarriere stellt wohl eine Dauerstellung dar. Ob das selbst für Frauen mit erfahrungsgemäß niedriger Erwartungshaltung eine Aufstiegsmöglichkeit darstellt, wäre noch zu diskutieren. Derzeit sind buchstäblich alle Führungspositionen außer einer von den mächtigen Männern keinesfalls geplanten Klinikvorständin männlich besetzt.

Für Turnusärztinnen gibt es überhaupt kein Karriereschema. Sie haben ausschließlich Ausbildungsverträge. Die ganz vereinzelt angebotenen Dauersekundararztstellen werden wohl nicht einmal von den bescheidensten Frauen als Aufstiegsmöglichkeit betrachtet. Die einzige Gruppe, die über 50% auf „sehr zufrieden/zufrieden" kommt, sind die Fachärztinnen des Landes. Nur in dieser Gruppe hat jede zweite das erreicht, was sie wollte. Allerdings ist diese Aufstiegsmöglichkeit nur eine Dauerstelle als O-berärztin, die in der Regel für die PatientInnenbetreuung zuständig ist und eher als brave Arbeiterin denn als Führungskraft zumindest geplant ist. Alle anderen sind mehrheitlich unzufrieden mit ihren Aufstiegschancen als Frauen. Große Unzufriedenheit herrscht besonders bei den Bundesärztinnen, wo sich der hohe Zeitaufwand, besonders in Zusammenhang mit der „Freizeitforschung", einfach nicht amortisiert. Eine Dauerstelle, und das ist wohl das Höchstangebot für Frauen, hätte die Bundesärztin als Landesärztin auch ohne Forschung erreichen können.

Aufstiegsmöglichkeiten als Frau	Anzahl	%
sehr zufrieden	24	8,9%
zufrieden	76	28,0%
weniger zufrieden	109	40,2%
unzufrieden	55	20,3%
keine Angabe	7	2,6%
Summe	**271**	**100,0%**

Was die Aufstiegsmöglichkeiten betrifft, sind nur 8,9% „sehr zufrieden", während 20,3% „unzufrieden" sind.

Dienstgeber	Zufriedenheit mit den Aufstiegsmöglichkeiten als Frau						Summe	
	Ja		Nein		keine Angabe			
	n	%	n	%	n	%	n	%
Turnus	5	21,7	15	65,2	3	13,1	23	100,0
Bund	41	34,2	77	64,2	2	1,6	120	100,0
Land	54	42,2	72	56,3	2	1,5	128	100,0
Summe	**100**	**36,9**	**164**	**60,5**	**7**	**2,6**	**271**	**100,0**

In den Untergruppen zeigt sich vor allem die hohe Unzufriedenheit der Turnusärztinnen, die sich mit 39,1% als „unzufrieden" bezeichnen, und nur 21,7%, ein gutes Fünftel, die sich als „zufrieden" oder „sehr zufrieden" bezeichnen.

31. Spüren Sie physische und psychische Auswirkungen Ihrer Arbeit auf Ihre Gesundheit (wenn ja, welche)?

Dies ist ein erstaunlich hoher Prozentsatz, besonders auch im Hinblick auf das niedrige Durchschnittsalter der Ärztinnen, und sicher auch mit ein Argument für den überwiegenden Wunsch der Ärztinnen auf Teil- und Gleitzeitarbeit.

Bewertungskriterien	negative Auswirkungen Ihrer Arbeit auf Ihre Gesundheit	
	Anzahl	%
sehr	26	9,6
eher	79	29,3
weniger	114	42,2
gar nicht	45	16,6
keine Angabe	7	2,3
Summe	217	100,0

Nur 16,6% geben an, keine negativen Auswirkungen der Arbeit auf ihre Gesundheit zu bemerken, das heißt von 6 Ärztinnen haben 5 gesundheitliche Schäden durch ihre Arbeit.

31.1. negative physische Auswirkungen auf die Gesundheit

negative körperliche Auswirkungen	Anzahl	%
sehr	19	7,0%
eher	86	31,7%
weniger	107	39,5%
gar nicht	54	19,9%
keine Angabe	5	1,8%
Summe	**271**	**100,0%**

Keine negativen körperlichen Auswirkungen der Arbeit auf die Gesundheit geben nur 19,9%, das ist jede fünfte Ärztin, an.

Berufsgruppe	negative körperliche Auswirkungen								Summe	
	sehr		eher		weniger		gar nicht			
	n	%	n	%	n	%	n	%	n	%
Turnusärztin	5	21,7	5	21,7	6	26,1	7	30,5	23	100,0
Fachärztin in Ausbildung (Bund)	4	5,2	25	32,5	38	49,4	10	12,9	77	100,0
Fachärztin (Bund)	3	7,1	15	35,7	17	40,5	7	16,7	42	100,0
Fachärztin in Ausbildung (Land)	3	4,1	23	31,1	27	36,5	21	28,3	74	100,0
Fachärztin (Land)	3	5,7	17	32,1	19	35,8	14	26,4	53	100,0
angestellte praktische Ärztin			1	100,0					1	100,0
keine Angabe	1	100,0							1	100,0
Summe	**19**	**7,0**	**86**	**31,7**	**107**	**39,5**	**59**	**21,8**	**271**	**100,0**

Bei den Untergruppen zeigen sich die stärksten negativen körperlichen Auswirkungen bei den Turnusärztinnen. 21,7% geben sehr starke negative körperliche Auswirkungen an. Dies ist ein Vielfaches aller übrigen Ärztinnen. Als Erklärung bietet sich die größere Kinderzahl und damit höhere Belastung durch Hausarbeit an, sowie das Faktum, dass der Großteil der ärztlichen Tätigkeit bei Turnusärztinnen nicht selbstbestimmte Tätigkeit ist.

Zusätzliche schriftliche Angaben über negative körperliche Auswirkungen:
„Abgeschlagenheit, Übermüdung, ausgelaugt durch Dienste, Erschöpfung, chronische Müdigkeit, chronische Magenbeschwerden, Infektionsanfälligkeit, kardiologische Probleme, Kopfschmerzen, Migräne, Kreuzschmerzen, Verdauungsstörungen, angeschwollene Beine durch langes Stehen auf harten Böden, Augenschmerzen wg. Arbeit bei künstlichem Licht, Schlafstörungen durch zu viel Stress am Tag, Überbelastung, Doppelbelastung – Familie/Beruf, Verspannungen des Bewegungsapparates und besonders der HWS."

31.2. negative psychische Auswirkungen auf die Gesundheit

negative psychische Auswirkungen	Anzahl	%
sehr	22	8,1%
eher	58	21,4%
weniger	136	50,2%
gar nicht	50	18,5%
keine Angabe	5	1,8%
Summe	**271**	**100,0%**

Negative psychische Auswirkungen spüren noch mehr Ärztinnen als negative körperliche Auswirkungen. Es wird auch ein geringerer Prozentsatz, nämlich nur 18,5%, ohne negative psychische Auswirkungen der Arbeit angegeben.

Berufsgruppe	negative psychische Auswirkungen								Summe	
	sehr		eher		weniger		gar nicht			
	n	%	n	%	n	%	n	%	n	%
Turnusärztin	5	21,7	2	8,7	10	43,5	6	26,1	23	100,0
Fachärztin in Ausbildung (Bund)	4	5,2	21	27,3	39	50,6	13	16,9	77	100,0
Fachärztin (Bund)	4	9,5	7	16,7	26	61,9	5	11,9	42	100,0
Fachärztin in Ausbildung (Land)	6	8,1	15	20,3	38	51,3	15	20,3	74	100,0
Fachärztin (Land)	3	5,7	11	20,8	23	43,4	16	30,1	53	100,0
angestellte praktische Ärztin			1	100,0					1	100,0
keine Angabe			1	100,0					1	100,0
Summe	**22**	**8,1**	**58**	**21,4**	**136**	**50,2**	**55**	**20,3**	**271**	**100,0**

Auch hier führen wieder bei den Untergruppen die Turnusärztinnen mit sehr starken negativen psychischen Auswirkungen, und zwar mit 21,7% der Ärztinnen. Und auch hier wieder scheinen die Landesärztinnen besser auszusteigen als die Bundesärztinnen. Sie haben einen wesentlich höheren Prozentsatz von Ärztinnen, die gar nicht betroffen sind.

Zusätzliche schriftliche Angaben über negative psychische Auswirkungen:

„nicht nach dem Dienst abschalten können, unruhiger Schlaf – Schlafstörung, teilweise durch viel Stress im Dienst - schnell gereizt in div. Situationen - auch privat, es allen recht machen zu können, unzufrieden mit der derzeitigen Situation, schlechtes Betriebsklima, burn out, Depression, durch Dauerstress fast keine Energie mehr, Frust, zermürbender Konkurrenzkampf, Mobbing, Unzufriedenheit mit der eigenen Leistung, ständiger Kampf um etwas, das einem sowieso zusteht, keine Möglichkeit und Zeit für Aussprache div. berufliche Probleme - Kollegen lachen darüber."

31.3. Wie sehr wirkt sich der Nacht- bzw. Wochenenddienst negativ auf Ihre Gesundheit aus?

Hier ist anzuführen, dass trotz Arbeitszeitregelungen und Modell Tirol der Journaldienst zusätzlich zur 40-Stunden-Woche zu leisten ist, die Zahl der Journaldienste zwar mit 5 pro Monat geregelt ist, allerdings nicht immer eingehalten wird, das Nachhausegehen nach dem Journaldienst gerade im Bundesdienst nur lückenhaft stattfindet und eine Befreiung vom Journaldienst nicht möglich ist, im Gegenteil, im Ausbildungsbereich sogar verpflichtend ist. Im Pflegebereich gibt es eine Möglichkeit für Frauen über 50, aufgrund einer einvernehmlichen Lösung mit dem Dienstgeber keinen Nachtdienst mehr zu machen, Ärztinnen wird dieses Recht derzeit nicht eingeräumt.

negative Auswirkungen des Nacht- bzw. Wochenenddienstes	Anzahl	%
sehr	37	13,7%
eher	94	34,7%
weniger	100	36,9%
gar nicht	31	11,4%
keine Angabe	9	3,3%
Summe	**271**	**100,0%**

Nur 11,4%, nämlich 31 Ärztinnen, geben keine negativen Auswirkungen durch Nacht- und Wochenenddienst auf ihre Gesundheit an.

Berufsgruppe	negative Auswirkungen des Nacht- bzw. Wochenenddienstes								Summe	
	sehr		eher		weniger		gar nicht			
	n	%	n	%	n	%	n	%	n	%
Turnusärztin	6	26,1	7	30,4	7	30,4	3	13,1	23	100,0
Fachärztin in Ausbildung (Bund)	6	7,8	25	32,5	37	48,1	9	11,6	77	100,0
Fachärztin (Bund)	5	11,9	15	35,7	16	38,1	6	14,3	42	100,0
Fachärztin in Ausbildung (Land)	13	17,6	29	39,2	22	29,7	10	13,5	74	100,0
Fachärztin (Land)	7	13,2	17	32,1	18	34,0	11	20,7	53	100,0
angestellte praktische Ärztin							1	100,0	1	100,0
keine Angabe			1	100,0					1	100,0
Summe	**37**	**13,7**	**94**	**34,7**	**100**	**36,9**	**40**	**14,7**	**271**	**100,0**

Auch in dieser Kategorie zeigen die Turnusärztinnen die größte Belastung, nämlich 26,1% geben sehr starke negative Auswirkungen an. Dies ist deutlich höher als bei allen anderen Ärztinnen. Bei den Untergruppenaufgliederungen zeigen sich besonders negative Auswirkungen bei den Turnusärztinnen. Sie werden pro Klinik oft in hoher Zahl zu Nachtdiensten eingeteilt. Das Problem verschärft sich noch durch den ständigen Wechsel der Kliniken, sodass auch mangelnde Information und Vorbereitung auf die Arbeit im Dienst und mangelnde Einbindung ins Team dazukommt.

32. Ortswechsel

32.1. Wäre Ihrerseits eine Bereitschaft für einen Ortswechsel gegeben, wenn es der Beruf erfordert (Auslandsaufenthalt, Forschung, etc.)?

Die Fragen nach Mobilität wurden nur den Bundesärztinnen gestellt.

Mobilität ist eine der Forderungen bzw. Vorwürfe seitens des Bundes an die HochschullehrerInnen. Hier bejaht die Mehrheit der Frauen eine Bereitschaft zu Mobilität, was im Universitätsbereich, wo die nächsten Universitäten mit Medizinischer Fakultät in Graz und Wien sind, zweifelsfrei einen Ortswechsel bedeutet. Üblicherweise ist hier ein Auslandsaufenthalt zu Forschungszwecken gemeint. Was die Landesangestellten betrifft, beinhaltet der Vertrag mit der Holding eine Mobilität innerhalb der Tilak-Krankenhäuser in Tirol.

Bereitschaft zu einem Ortswechsel (Bundesärztinnen)	Anzahl	%
Ja	66	55,0%
Nein	54	45,0%
Summe	120	100,0%

Von den befragten Bundesärztinnen sind 55% zu einem Ortswechsel bereit.

Berufsgruppe Bundesärztinnen	Bereitschaft zu einem Ortswechsel				Summe	
	Ja		Nein			
	Anzahl	%	Anzahl	%	Anzahl	%
Fachärztin in Ausbildung (Bund)	45	58,4	32	41,6	77	100,0
Fachärztin (Bund)	20	47,6	22	52,4	42	100,0
keine Angabe	1	100,0			1	100,0
Summe	66	55,0	54	45,0	120	100,0

| Berufsgruppe | Bereitschaft zu einem Ortswechsel | | | | | | Summe | |
| | Ja | | Nein | | Land | | | |
	Anzahl	%	Anzahl	%	Anzahl	%	Anzahl	%
Turnusärztin					23	100,0	23	100,0
Fachärztin in Aus-bildung (Bund)	45	58,4	32	41,6			77	100,0
Fachärztin (Bund)	20	47,6	22	52,4			42	100,0
Fachärztin in Aus-bildung (Land)					74	100,0	74	100,0
Fachärztin (Land)					53	100,0	53	100,0
angestellte prakti-sche Ärztin					1	100,0	1	100,0
keine Angabe	1	100,0					1	100,0
Summe	**66**	**24,4**	**54**	**19,9**	**151**	**55,7**	**271**	**100,0**

Hier zeigt sich wieder die ganz große Bereitschaft zur Mobilität, wie auch karrieremä-
ßig notwendig, nämlich 58,4%, die klar Ja sagen. Diese Bereitschaft nimmt bei den
Fachärztinnen etwas ab; hier sind es aber immerhin noch 47,6%.

32.2. Bereitschaft zu einem Ortswechsel? Wenn nein, warum?

Beruf des Partners ist das Hauptproblem für Mobilität; jede 3. Ärztin gibt dies an, gefolgt von Problemen mit Kindern, welche für jede 4. Ärztin ein Problem darstellen. Der
Freundeskreis spielt nur für die Gruppe der jungen Ärztinnen in Ausbildung, die mehrheitlich unverheiratet und kinderlos sind, eine Rolle. Weitere Gründe, wie finanzielle
Probleme und Schwierigkeiten mit Vorgesetzten, werden nur in Einzelfällen angegeben.

32.2.1. wegen Beruf des Partners

keine Mobilitätsbereitschaft wegen Beruf des Partners	Anzahl	%
Ja	38	31,7%
Nein	82	68,3%
Summe	**120**	**100,0%**

Die Hauptursache eines Mobilitätsproblems stellen die Partner dar. Fast die Hälfte der Bundesärztinnen lehnt deshalb eine Mobilität ab.

Dieses Problem, der Beruf des Partners, der die Mobilität behindert, wird bei den Fachärztinnen noch wesentlich höher. Dies scheirt der Hauptgrund für die unterschiedliche Mobilitätsbereitschaft zu sein.

32.2.2. wegen Kinder (Schule etc.)

keine Mobilitätsbereitschaft wegen Kinder	Anzahl	%
Ja	30	25,0%
Nein	90	75,0%
Summe	**120**	**100,0%**

Die Kinder sind erst der zweite Hinderungsgrund. Nur ein Viertel der Bundesärztinnen lehnt der Kinder wegen eine Übersiedelung ab.

Auch hier wieder ist die geringere Mobilitätsbereitschaft der Fachärztinnen begründet. Kinder stellen für sie ein wesentlich höheres Mobilitätsproblem dar als für die jungen Fachärztinnen in Ausbildung, die bekanntlich kaum Kinder haben.

32.2.3. wegen Freundeskreis

keine Mobilitätsbereitschaft wegen Freunde	Anzahl	%
Ja	16	13,3%
Nein	104	86,7%
Summe	**120**	**100,0%**

Das Zurücklassen der Freunde stellt nur einen geringen Grund gegen die Mobilität dar.

Dies ist der erste Punkt, wo die Fachärztinnen in Ausbildung des Bundes einen höheren Prozentsatz der Ablehnung zeigen als die Fachärztinnen. Die jungen Ärztinnen in

Ausbildung des Bundes sind die Gruppe mit einer geringen Zahl von Ehepartnern und Kindern und erleben ihre Sozialkontakte wohl eher im Freundeskreis.

33. Würden Sie ein anderes medizinisches Gebiet wählen?

Wahl eines anderen medizinischen Gebietes	Anzahl	%
Ja	12	4,4%
Nein	229	84,5%
wurden nicht befragt (Turnusärztinnen, praktische Ärztin)	24	8,9%
keine Angabe	6	2,2%
Summe	**271**	**100,0%**

Die Wahl des medizinischen Gebietes scheint für die meisten außer Frage zu stehen, so haben sich doch unter 5% der Befragten geäußert, sie würden ein anderes Gebiet wählen.

In den Untergruppen ist nur die Bundesfachärztin diejenige, die mit fast 10% ein anderes Gebiet wählen würde. Dies ist auch die Gruppe, zu deren Arbeitsbeginn es in vielen Fächern keine Möglichkeit für eine Frau gab, sodass keine wirklich freie Wahl angenommen werden kann.

Zusätzliche schriftliche Angaben:

Wahl eines anderen medizinischen Gebietes wegen: „Interesse; Dienstzeiten; Karriere- u. Aufstiegsmöglichkeiten; Praxisgründung bei meinem Fach sehr schwer möglich"

34.   nochmalige Berufswahl

34.1.   Würden Sie Ihren Beruf nochmals wählen?

nochmalige Wahl des Berufes	Anzahl	%
Ja	222	81,9%
Nein	45	16,6%
keine Angabe	4	1,5%
Summe	**271**	**100,0%**

Trotz der doch in allen Gruppen großen Unzufriederheit mit der derzeitigen Arbeitssituation würden mehr als 80% ihren Beruf nochmals wählen.

Berufsgruppe	nochmalige Wahl des Berufes						Summe	
	ja		nein		keine Angabe			
	n	%	n	%	n	%	n	%
Turnusärztin	16	69,6	6	26,1	1	4,3	23	100,0
Fachärztin in Ausbildung (Bund)	62	80,5	13	16,9	2	2,6	77	100,0
Fachärztin (Bund)	37	88,1	5	11,9			42	100,0
Fachärztin in Ausbildung (Land)	61	82,4	12	16,2	1	1,4	74	100,0
Fachärztin (Land)	44	83,0	9	17,0			53	100,0
angestellte praktische Ärztin	1	100,0					1	100,0
keine Angabe	1	100,0					1	100,0
Summe	**222**	**81,9**	**45**	**16,6**	**4**	**1,5**	**271**	**100,0**

Mehr als ein Viertel der Turnusärztinnen, nämlich 26,1%, würden ihren Beruf nicht nochmals wählen. Sie liegen ganz deutlich unter den anderen Ärztinnenuntergruppen. Erstaunlicherweise liegt hier die Fachärztin des Bundes an erster Stelle der Ärztinnen, die den Beruf nochmals wählen würden. Vielleicht würden sie beim Start heute bessere Chancen für sich sehen. Diese Ärztinnen sind eine besonders vorselektierte Gruppe. Es gab damals vor der Frauenförderung nur sehr limitierte Chancen für Frauen, eine Bundesstelle zu erkämpfen. Viele Kliniken und Institute hatten damals noch nie eine Frau angestellt. Aus meinem Rückblick scheint heute manches besser zu sein.

34.2. Würden Sie Ihren Beruf nochmals wählen? Wenn nein, warum?

34.2.1. wegen Problemen beim Studium

Nicht nochmalige Berufswahl wegen Problemen beim Studium	Anzahl	%
Ja	4	1,5%
Nein	263	97,0%
keine Angabe	4	1,5%
Summe	**271**	**100,0%**

Probleme im Studium mit 1,5% sind nicht die Ursache, die Berufswahl ein zweites Mal zu überlegen.

Wegen der geringen Zahl der Bejahungen ist hier wohl keine Aussage ableitbar.

34.2.2. wegen Stellenproblemen

Nicht nochmalige Berufswahl wegen Stellenproblemen	Anzahl	%
keine Angabe	4	1,5%
ja	19	7,0%
nicht	248	91,5%
Summe	**271**	**100,0%**

Stellenprobleme sind der Spitzenreiter in unserer Befragung zur Nicht-nochmals-Wahl des Berufes; dies wird von 7% bejaht.

Berufsgruppe	Nicht nochmalige Berufswahl wegen Stellenproblemen						Summe	
	Ja		Nein		keine Angabe			
	n	%	n	%	n	%	n	%
Turnusärztin	5	21,8	17	73,9	1	4,3	23	100,0
Fachärztin in Ausbildung (Bund)	5	6,5	70	90,9	2	2,6	77	100,0
Fachärztin (Bund)	2	4,8	40	95,2			42	100,0
Fachärztin in Ausbildung (Land)	4	5,4	69	93,2	1	1,4	74	100,0
Fachärztin (Land)	3	5,7	50	94,3			53	100,0
angestellte praktische Ärztin			1	100,0			1	100,0
keine Angabe			1	100,0			1	100,0
Summe	19	7,0	248	91,5	4	1,5	271	100,0

Bei der Betrachtung der Untergruppen zeigt sich, dass die Stellenprobleme vor allem von den Turnusärztinnen angegeben werden. Allerdings sind die Turnusärzte jene mit den kürzesten Verträgen, nämlich bis zum Ende ihres Turnus, mit ganz geringen Möglichkeiten, im Krankenhaus zu verbleiben.

34.2.3. wegen Problemen am Arbeitsplatz

Nicht nochmalige Berufswahl wegen Arbeitsplatzproblemen	Anzahl	%
Ja	7	2,6%
Nein	260	95,9%
keine Angabe	4	1,5%
Summe	271	100,0%

Arbeitsplatzprobleme geben nur 2,6% der Ärztinnen an.

Berufsgruppe	Nicht nochmalige Berufswahl wegen Arbeitsplatzproblemen						Summe	
	Ja		Nein		keine Angabe			
	n	%	n	%	n	%	n	%
Turnusärztin	1	4,3	21	91,4	1	4,3	23	100,0
Fachärztin in Ausbildung (Bund)	1	1,3	74	96,1	2	2,6	77	100,0
Fachärztin (Bund)	3	7,1	39	92,9			42	100,0
Fachärztin in Ausbildung (Land)			73	98,6	1	1,4	74	100,0
Fachärztin (Land)	2	3,8	51	96,2			53	100,0
angestellte praktische Ärztin			1	100,0			1	100,0
keine Angabe			1	100,0			1	100,0
Summe	**7**	**2,6**	**260**	**95,9**	**4**	**1,5**	**271**	**100,0**

Dies ist ein Problem der Fachärztinnen des Bundes. Es ist wohl hauptsächlich das Erreichen eines definitiven Dienstverhältnisses, das im Befragungszeitraum ohne Habilitation sehr schwierig war.

34.2.4. wegen Arbeitsklima (als Frau diskriminiert)

Nicht nochmalige Berufswahl wegen Arbeitsklima	Anzahl	%
Ja	11	4,0%
Nein	256	94,5%
keine Angabe	4	1,5%
Summe	**271**	**100,0%**

Arbeitsklima als Grund für Nichtwiederholung der Berufswahl wird von 4,0% angegeben; das ist die zweithöchste Meldung.

Berufsgruppe	Nicht nochmalige Berufswahl wegen Arbeitsklima						Summe	
	Ja		Nein		keine Angabe			
	n	%	n	%	n	%	n	%
Turnusärztin	1	4,3	21	91,4	1	4,3	23	100,0
Fachärztin in Ausbildung (Bund)	2	2,6	73	94,8	2	2,6	77	100,0
Fachärztin (Bund)	3	7,1	39	92,9			42	100,0
Fachärztin in Ausbildung (Land)	2	2,7	71	95,9	1	1,4	74	100,0
Fachärztin (Land)	3	5,7	50	94,3			53	100,0
angestellte praktische Ärztin			1	100,0			1	100,0
keine Angabe			1	100,0			1	100,0
Summe	**11**	**4,1**	**256**	**94,5**	**4**	**1,5**	**271**	**100,0**

Die Bejahung dieser Frage verteilt sich auf alle Ärztinnengruppen, allerdings wieder angeführt von den Fachärztinnen des Bundes

Zusätzliche schriftliche Angaben:

Würden Sie Ihren Beruf noch einmal wählen? Nein wegen Sonstiges: „Form der modernen Sklaverei; Beruf ist nicht familienfreundlich; Doppelbelastung; zu wenig Unterstützung als Frau; gerechte Entlohnung in Bezug auf Verantwortung; Familie u. Beruf ist sehr schwer zu vereinen; fast keine Zeit für Freizeitaktivitäten wg. Wissenschaft; Lebensqualität (mein Leben besteht nicht nur aus Arbeit); Dauerdiskriminierung; schwere Karrierehindernisse"

35. Dienstverhältnis

35.1. Befinden Sie sich in einem unbefristeten (definitiven) Dienstverhältnis?

Beim Land wird zwei Jahre nach Absolvierung des Facharztes endgültig über ein unbefristetes Dienstverhältnis entschieden und mit Unterstützung des Klinikvorstandes in der Regel auch erreicht. Beim Bund ist nach dem 2002 geltenden Dienstrecht eine Habilitation oder zumindest gleichzuhaltende wissenschaftliche Leistungen neben Bewährung in Lehre, Verwaltung und ärztlicher Tätigkeit, sowie ein Bedarf nach dieser Stelle nachzuweisen und ohne Unterstützung des Klinikchefs ist dies zumindest schwierig.

unbefristetes Dienstverhältnis	Anzahl	%
Ja	66	24,4%
Nein	203	74,9%
keine Angabe	2	0,7%
Summe	**271**	**100,0%**

Knapp ein Viertel der befragten Ärztinnen haben ein unbefristetes bzw. definitives Dienstverhältnis mit Land oder Bund.

Berufsgruppe	unbefristetes Dienstverhältnis						Summe	
	Ja		Nein		keine Angabe			
	n	%	n	%	n	%	n	%
Turnusärztin			23	100,0			23	100,0
Fachärztin in Ausbildung (Bund)			76	98,7	1	1,3	77	100,0
Fachärztin (Bund)	22	52,4	19	45,2	1	2,4	42	100,0
Fachärztin in Ausbildung (Land)	1	1,4	73	98,6			74	100,0
Fachärztin (Land)	42	79,2	11	20,8			53	100,0
angestellte prakti-sche Ärztin	1	100,0					1	100,0
keine Angabe			1	100,0			1	100,0
Summe	**66**	**24,4**	**203**	**74,9**	**2**	**0,7**	**271**	**100,0**

Erwartungsgemäß sind die unbefristeten und definitiven Dienstverhältnisse bei den Fachärztinnen zu finden. Aufgrund der verschiedenen Dienstverträge und des verschiedenen Dienstrechtes ist mit 79,2% ein wesentlich höherer Anteil der Landesfachärztinnen im unbefristeten Dienstverhältnis, während es nur gut die Hälfte, nämlich 52,4% der Bundesärztinnen sind.

35.2. Wenn ja, warum, glauben Sie, haben gerade Sie das erreicht?

35.2.1. Dauerstelle durch Wissenschaft in der Freizeit

unbefristetes Dienstverhältnis erreicht durch Wissenschaft	Anzahl	%
Ja	20	7,4%
Nein	249	91,9%
keine Angabe	2	0,7%
Summe	**271**	**100,0%**

Nur 20 Ärztinnen geben an, Wissenschaft sei der Grund ihrer Definitivstellung gewesen, allerdings muss hier in Erinnerung gerufen werden, dass nur 22 Fachärztinnen

beim Bund eine Definitivstellung erreicht haben und Wissenschaft beim Land keine Voraussetzung für ein unbefristetes Dienstverhältnis darstellt.

Berufsgruppe	unbefristetes Dienstverhältnis erreicht durch Wissenschaft						Summe	
	Ja		Nein		keine Angabe			
	n	%	n	%	n	%	n	%
Turnusärztin			23	100,0			23	100,0
Fachärztin in Ausbildung (Bund)			76	98,7	1	1,3	77	100,0
Fachärztin (Bund)	17	40,5	24	57,1	1	2,4	42	100,0
Fachärztin in Ausbildung (Land)			74	100,0			74	100,0
Fachärztin (Land)	3	5,7	50	94,3			53	100,0
angestellte praktische Ärztin			1	100,0			1	100,0
keine Angabe			1	100,0			1	100,0
Summe	**20**	**7,4**	**249**	**91,9**	**2**	**0,7**	**271**	**100,0**

Bei Betrachtung der Untergruppen wird bestätigt, dass die Wissenschaft zur Erreichung einer Dauerstelle beim Bund angegeben wird. 17 von 22 definitivgestellten Bundesfachärztinnen geben Wissenschaft als Grund an. Dies ist erstaunlich, da es eigentlich für 100% Voraussetzung sein muss.

35.2.2. Dauerstelle durch Einschränkung im Privatleben

unbefristetes Dienstverhältnis erreicht durch Einschränkung im Privatleben	Anzahl	%
Ja	38	14,0%
Nein	231	85,3%
keine Angabe	2	0,7%
Summe	**271**	**100,0%**

38 Frauen, das ist mehr als die Hälfte der Inhaberinnen von Dauerstellen - hier werden 66 ausgewiesen - geben an, sie hätten nur durch Einschränkung des Privatlebens

eine Dauerstelle erhalten können. Dies ist der führende Punkt in der Selbsteinschätzung.

Berufsgruppe	unbefristetes Dienstverhältnis erreicht durch Einschränkung im Privatleben						Summe	
	Ja		Nein		keine Angabe			
	n	%	n	%	n	%	n	%
Turnusärztin			23	100,0			23	100,0
Fachärztin in Ausbildung (Bund)			76	98,7	1	1,3	77	100,0
Fachärztin (Bund)	17	40,5	24	57,1	1	2,4	42	100,0
Fachärztin in Ausbildung (Land)			74	100,0			74	100,0
Fachärztin (Land)	21	39,6	32	60,4			53	100,0
angestellte praktische Ärztin			1	100,0			1	100,0
keine Angabe			1	100,0			1	100,0
Summe	**38**	**14,0**	**231**	**85,3**	**2**	**0,7**	**271**	**100,0**

Bei den betroffenen Gruppen, nämlich der Fachärztinnen, geben die von Bund und Land in etwa gleicher Anzahl, nämlich mit ca. 40%, an, nur durch Einschränkung im Privatleben eine Dauerstelle erreicht zu haben.

35.2.3. Dauerstelle erreicht durch Zufall

Bei der Betrachtung der Untergruppen scheint in der Einschätzung der Ärztinnen Zufall bei den Landesstellen eine größere Rolle bei Definitivstellungskriterien zu spielen. Dies ist erklärbar mit der geringeren Transparenz für die Betroffenen. Beim Bund ist bei Durchführung der Untersuchung im geltenden Dienstrecht eine Habilitation eine Garantie für eine Dauerstelle, während beim Land die Erfordernisse nicht so klar definiert erscheinen, es jedenfalls keine sichtbare Leistung gibt, die eine Garantie auf eine Dauerstelle darstellt. Die höhere Einschätzung des Zufalls beim Land ist wohl auf geringere Transparenz der Definitivstellungserfordernisse sowie der entsprechenden Verfahren bedingt.

unbefristetes Dienstverhältnis erreicht durch Zufall	Anzahl	%
Ja	14	5,2%
Nein	255	94,1%
keine Angabe	2	0,7%
Summe	271	100,0%

14 Ärztinnen, das ist etwa jede fünfte, geben an, durch Zufall eine Dauerstelle erreicht zu haben.

Berufsgruppe	unbefristetes Dienstverhältnis erreicht durch Zufall						Summe	
	Ja		Nein		keine Angabe			
	Anzahl	%	Anzahl	%	Anzahl	%	Anzahl	%
Turnusärztin			23	100,0			23	100,0
Fachärztin in Ausbildung (Bund)			76	98,7	1	1,3	77	100,0
Fachärztin (Bund)	5	11,9	36	85,7	1	2,4	42	100,0
Fachärztin in Ausbildung (Land)			74	100,0			74	100,0
Fachärztin (Land)	9	17,0	44	83,0			53	100,0
angestellte praktische Ärztin			1	100,0			1	100,0
keine Angabe			1	100,0			1	100,0
Summe	14	5,2	255	94,1	2	0,7	271	100,0

35.2.4. Dauerstelle erreicht durch Verzicht auf Kinder

unbefristetes Dienstverhältnis erreicht durch Verzicht auf Kinder	Anzahl	%
Ja	10	3,7%
Nein	259	95,6%
keine Angabe	2	0,7%
Summe	271	100,0%

Immerhin 10 Frauen geben an nur durch Verzicht auf Kinder, und das Wort Verzicht heißt wohl, sie hätten sich Kinder gewünscht, eine Dauerstelle erreicht zu haben.

Berufsgruppe	unbefristetes Dienstverhältnis erreicht durch Verzicht auf Kinder						Summe	
	Ja		Nein		keine Angabe			
	n	%	n	%	n	%	n	%
Turnusärztin			23	100,0			23	100,0
Fachärztin in Ausbildung (Bund)			76	98,7	1	1,3	77	100,0
Fachärztin (Bund)	7	16,6	34	81,0	1	2,4	42	100,0
Fachärztin in Ausbildung (Land)			74	100,0			74	100,0
Fachärztin (Land)	3	5,7	50	94,3			53	100,0
angestellte praktische Ärztin			1	100,0			1	100,0
keine Angabe			1	100,0			1	100,0
Summe	**10**	**3,7**	**259**	**95,6**	**2**	**0,7**	**271**	**100,0**

Bei Betrachtung der Untergruppen betrifft das einen dreimal so hohen Prozentsatz der Bundesärztinnen wie der Landesärztinnen. Als Erklärung würde sich hier die zumindest zeitweise größere Belastung der Bundesärztinnen durch ihre Dienstpflicht neben der ärztlichen Tätigkeit in Lehre, Forschung und Verwaltung erklären. Die Bundesärztinnen sind auch heute noch bei den Ärztinnen in Ausbildung jene mit der geringsten Kinderzahl, sodass diese Verpflichtung zur Wissenschaft, die realistischerweise nach wie vor als Freizeitforschung zu betreiben ist, mit dem Kinderwunsch der Frauen schwer zu vereinbaren ist.

35.2.5. Dauerstelle erreicht durch Förderung durch den Vorgesetzten

Dies ist durch die Verfahrensart zur Erreichung der Dauerstelle unter anderem erklärbar, da zumindest nach der Meinung der Betroffenen Dauerstellen beim Land nur mit Unterstützung des Klinikvorstandes erreichbar seien, während beim Bund es sicher schwierig ist, ohne Unterstützung des Vorstandes eine Dauerstelle zu erreichen, allerdings eine Habilitation im damals geltenden Dienstrecht eine Dauerstelle garantierte. Aber auch eine Habilitation ohne Unterstützung des Vorstandes ist schwierig!

unbefristetes Dienstverhältnis erreicht durch Förderung durch den Vorgesetzten	Anzahl	%
Ja	26	9,6%
Nein	243	89,7%
keine Angabe	2	0,7%
Summe	271	100,0%

26 Ärztinnen, fast 40%, geben an, nur durch Förderung durch ihren Vorgesetzten eine Dauerstelle erreicht zu haben.

Berufsgruppe	unbefristetes Dienstverhältnis erreicht durch Förderung durch den Vorgesetzten						Summe	
	Ja		Nein		keine Angabe			
	n	%	n	%	n	%	n	%
Turnusärztin			23	100,0			23	100,0
Fachärztin in Ausbildung (Bund)			76	98,7	1	1,3	77	100,0
Fachärztin (Bund)	6	14,3	35	83,3	1	2,4	42	100,0
Fachärztin in Ausbildung (Land)	1	1,4	73	98,6			74	100,0
Fachärztin (Land)	19	35,8	34	64,2			53	100,0
angestellte praktische Ärztin			1	100,0			1	100,0
keine Angabe			1	100,0			1	100,0
Summe	26	9,6	243	89,7	2	0,7	271	100,0

Diese Tabelle zeigt, dass nur 14,3% der Bundesärztinnen, aber 35,8% der Landesärztinnen sagen, durch Förderung ihres Vorgesetzten hätten sie eine Dauerstelle erreicht.

Zusätzliche schriftliche Angaben:

Erreichung der unbefristeten DV: sonstiges: „Selbstbewusstsein, finanzielle Unabhängigkeit, arbeitswillig; Zielstrebigkeit; Rechtsschutzversicherung; durch Arbeitskreis; Eigeninitiative; überdurchschnittliche Leistung; Fachkompetenz; Glück; langes Aushalten mit schlechten Verträgen; Zusatzfach"

Frau in der Medizin

Zum Zeitpunkt der Umfrage 2002 waren bereits mehr weibliche Studienanfängerinnen in der Medizin, was sich allerdings keinesfalls in der Stellenvergabe widerspiegelt. Es gibt zwar Frauenförderpläne zur Steigerung des Anteils der Frauen an der Universität, ein Bundesgleichbehandlungsgesetz und Arbeitskreise für Gleichbehandlungsfragen an der Universität sowie ein Gender-mainstreaming-Gebot für Universitäten und für das Gesundheitssystem. Die Erfolge sind enden wollend[54].

Feministin spricht: „Wir wollen was uns zusteht, die Hälfte aller Stellen und Ressourcen!" Mann spricht: „Wir wollen, was wir immer hatten, 100% aller Stellen und Ressourcen!" Das ist das Problem der Frauenförderung.

Die sehr zögerlich eingeführte und halbherzig unterstützte derzeitige Frauenförderung hat sehr viel Aggression auf die Frauenvertreterinnen und die Frauen generell gezogen und damit Frauenförderung zum Feld für Einzelkämpferinnen gemacht[55].

„Man muss ja heute Frau sein, um eine Stelle zu bekommen".

„Wenn Du Dich bewirbst, kriegt ein Familienvater keine Stelle." Diesen Spruch hören wir fast täglich.

Nicht, dass die Bevorzugung von Frauen im Entferntesten der Realität entsprechen würde, aber Mann kommt offenbar mit der Idee, die Hälfte von allen Stellen und Ressourcen gehört den Frauen, nicht zurecht. Ein Großteil der Kollegen scheint ernsthaft zu glauben Anspruch auf 100% von allem zu haben. Daneben ist die Idee des Famili-

---

[54] Bundesministerium für Wissenschaft und Verkehr (Hg.): 100 Jahre Frauenstudium. Zur Situation der Frauen an Österreichs Hochschulen. Reihe: Materialien zur Förderung von Frauen in der Wissenschaft, Bd. 6, 1997, S 133 ff.

[55] Bundesministerium für Wissenschaft und Verkehr (Hg.): 100 Jahre Frauenstudium. Zur Situation der Frauen an Österreichs Hochschulen. Reihe: Materialien zur Förderung von Frauen in der Wissenschaft, Bd. 6, 1997, S 130.
Färber C: Gleichstellungspolitik an der Hochschule. Zwischen gesetzlichen Regelungen, Institutionen und dem Anspruch auf Veränderung. IN: Biester E et al. (Hg.): Gleichstellungspolitik – Totem und Tabus. Eine feministische Revision. 1994a.

envaters, von dessen Job das Überleben der Gesamtfamilie abhängt, leicht antiquiert und entspricht nicht gerade den Angaben der Statistik Austria und der Arbeiterkammer, wo als „Arme" regelmäßig die Familienmütter – ein Begriff, der an den Kliniken unbekannt ist – besonders Alleinerzieherinnen, häufig geschiedene Frauen mit Kindern, angeführt sind. Die momentane Diskussion zur Neuorganisation der Universitäten im Rahmen des UG 2002, sowie die Problematik, dass Frauenförderung weitgehend als „Luxus der wissenschaftlichen Lebenswelten" gilt, der in Zeiten der Geldknappheit zuerst geopfert wird, verschlechtert die Lage zusehends[56]. Trotzdem stellt sich zunehmend die Frage, ob es nicht intelligentere Formen der Frauenförderung als die derzeit gesetzlich vorgeschriebene gibt. Wir haben über den Arbeitskreis eine Evaluierung der Frauenförderung in Innsbruck ertrotzt. Der Bericht des Vizerektors für Evaluation hat nur unsere negativen Erwartungen bestätigt[57]. Ich würde diesem derzeitigen „Verhinderungssystem", das massive Aggressionen gegen Frauen generell und Frauenförderung im Besonderen auslöst und, wie die Evaluierung zeigt, wenig erfolgreich ist, ein Anreizsystem wesentlich vorziehen. Zahlreiche Modelle zu Anreizsystemen, viele davon auch bereits evaluiert, sind jederzeit aus dem Internet abrufbar.

Gesetzliche Rahmenbedingungen

Frauenförderung vorher: „Eine Ärztin können wir leider nicht einstellen, wir haben leider kein Damenklo." nachher: „Einer Frau können wir keine Stelle geben, wir täten ihr gar nichts Gutes."

Spezielle gesetzliche Regelungen zur Verhinderung geschlechtspezifischer Diskriminierungen wurden in Österreich erstmals 1979 mit dem Bundesgesetz über die Gleichbehandlung von Mann und Frau im Arbeitsleben (Gleichbehandlungsgesetz) erlassen. Das Gleichbehandlungsgesetz 1979 galt jedoch nur für den Bereich der Privatwirtschaft (also für Arbeitsverhältnisse, die auf privatrechtlichem Vertrag beruhen). Arbeitsverhältnisse zum Bund, zu den Ländern oder Gemeinden (öffentlichrechtlich oder privatrechtlich) sind damit vom Geltungsbereich dieses Gesetzes ausge-

---

[56] Bundesministerium für Wissenschaft und Verkehr (Hg.): 100 Jahre Frauenstudium. Zur Situation der Frauen an Österreichs Hochschulen. Reihe: Materialien zur Förderung von Frauen in der Wissenschaft, Bd. 6, 1997, S 131.
Lang S et al.: Gleichstellungspolitische Wendezeit? IN: Dies (Hg.): Wissenschaft als Arbeit – Arbeit als Wissenschaftlerin, Frankfurt/M., New York, 1997.
[57] Retti G: Bericht zum Frauenförderungsplan. Universität Innsbruck. 1999-2001. Büro des Vizerektors für Evaluation, 2002, S 99.

nommen. Daher wurde für den Bundesdienst im Jahr 1993 ein eigenes Bundes-Gleichbehandlungsgesetz (B-GBG) erlassen.

Die Zuständigkeit für die Erlassung einer analogen Regelung im Bereich des Dienstrechtes der Bediensteten der Länder, Gemeinden oder Gemeindeverbände ist verfassungsrechtlich den Ländern zugeordnet, sodass die Zuständigkeit zur Erlassung von Landes-Gleichbehandlungsgesetzen dem jeweiligen Landtag obliegt.

Seit 1.10.1997 ist das Tiroler-Landes-Gleichbehandlungsgesetz in Kraft und seit 1.1.2000 gilt auch für Gemeindebedienstete der Grundsatz der Gleichstellung und Frauenförderung im Tiroler-Gemeinde-Gleichbehandlungsgesetz.

Das B-GBG **verbietet die Diskriminierung auf Grund des Geschlechts** *im Zusammenhang mit einem Dienst- oder Ausbildungsverhältnis zum Bund (§ 3). Dieses Verbot gilt insbesondere:*

1. *bei der Begründung eines Dienst- oder Ausbildungsverhältnisses*

2. *bei der Festsetzung des Entgelts*

3. *bei der Gewährung freiwilliger Sozialleistungen*

4. *bei Maßnahmen der ressortinternen Aus- und Weiterbildung*

5. *beim beruflichen Aufstieg, insbesondere bei Beförderungen unter Zuweisung höher entlohnter Verwendungen und Funktionen*

6. *bei den sonstigen Arbeitsbedingungen*

7. *bei der Beendigung des Dienst- oder Ausbildungsverhältnisses.*

Weiters enthält das B-GBG ein Verbot der Anwendung diskriminierender Auswahlkriterien bei Personentscheidungen (§ 4) so zB bestehende oder frühere Unterbrechung der Erwerbstätigkeit, Teilbeschäftigung oder Herabsetzung der Wochenzeit, Lebensalter und Familienstand, eigene Einkünfte der Ehegatten oder Lebensgefährten, zeitliche Belastung durch die Betreuung von Kindern oder pflegebedürftigen Angehörigen oder die Absicht, von der Möglichkeit der Teilbeschäftigung oder Herabsetzung der Wochendienstzeit Gebrauch zu machen. Weiters verboten sind die diskriminierende Einreihung in besoldungsrelevante Dienstrechtskategorien (§ 5) und die diskriminierende Ausschreibung von Planstellen und Funktionen (§ 6).

Das B-GBG enthält neben den Diskriminierungsverboten als zweiten Regelungsschwerpunkt besondere **Förderungsgebote** *für Frauen. Zentral ist dabei die Verankerung von qualifikationsabhängigen (leistungsbezogenen) Frauenförderungsquoten bei der Aufnahme in den Bundesdienst und beim beruflichen Aufstieg. Ziel dieser Quoten ist die Herstellung ausgewogener Frauen- und Männeranteile in allen Verwendungen und Funktionen im Bundesdienst.*

Gem. § 40 Abs. 1 B-GBG sind die Vertreterinnen und Vertreter des Dienstgebers verpflichtet, nach Maßgabe der Vorgaben des Frauenförderungsplans auf eine Beseitigung der bestehenden Unterrepräsentation und von bestehenden Benachteiligungen im Zusammenhang mit Dienstverhältnissen hinzuwirken. Das heißt, dass die Beachtung der Frauenförderungsgebote zu den **Dienstpflichten** *jener Personen, die Personalentscheidungskompetenzen wahrzunehmen haben, gehört.*

> „Eine Frau nehme ich nur als MTA". Aus Bewerbungsgesprächen der Medizinischen Fakultät.

Bei der Aufnahme in den Bundesdienst sind gem. § 42 B-GBG Bewerberinnen, die für die angestrebte Planstelle nicht geringer geeignet sind als der bestgeeignet Mitbewerber entsprechend den Vorgaben des Frauenförderungsplanes bevorzugt aufzunehmen, bis ein Frauenanteil von 40 % in der jeweiligen Verwendungsgruppe im Wirkungsbereich der jeweiligen Dienstbehörde erreicht ist, sofern nicht in der Person eines Mitbewerbers liegende Gründe überwiegen. Die in der Person eines Mitbewerbers liegende Gründe dürfen gegenüber Bewerberinnen keine unmittelbar oder mittelbar diskriminierende Wirkung haben. § 43 regelt in analoger Weise die „Bevorzugung" gleichgeeigneter weiblicher Mitbewerberinnen beim beruflichen Aufstieg bis zu einer Erreichung einer Frauenquote von 40 %.

> Aus einem Berufungsverfahren: „Eine Frau in Hosenanzug kommt für Innsbruck nicht in Frage." Trotz Einspruch des Arbeitskreises vom Vorsitzenden nicht als Diskriminierung erkannt, trotz erzwungener Protokollierung keinerlei Reaktionen vor Ort erreichbar – Gesetzeswidrigkeiten gegen Frauen werden nicht einmal zur Kenntnis genommen!.

Frauenförderungspläne

Gem. § 41 Abs. 1 B-GBG haben die LeiterInnen der Zentralstellen nach Einholung eines Vorschlages der Arbeitsgruppe für Gleichbehandlungsfragen einen Frauenförderungsplan für das jeweiligen Ressort zu erlassen. Diese Frauenförderungspläne sind als Durchführungsverordnungen zum 4. Teil des B-GBG zu erlassen. In den Frauenförderungsplänen sind u.a. konkrete Maßnahmen zur Umsetzung der Ziele des B-GBG festgelegt. Die bisher erlassenen Frauenförderungspläne differieren in ihrer Ausgestaltung sehr stark voneinander. Für den Bereich der Universitäten gilt derzeit der Frauenförderplan des Bundesministeriums für Bildung, Wissenschaft und Kultur (BGBl II 94/2001).

„Es darf keine Frau in den Dreiervorschlag kommen, sonst könnte sie womöglich berufen werden." (Stereotype Bemerkung in zahlreichen Berufungskommissionen – die Männer haben den Sinn des Frauenförderplans verinnerlicht!)

Besonderheiten des Diskriminierungsschutzes und der Frauenförderung im Hochschulrecht.

Dieser Teil fehlt im Landesgesetz und ermöglicht den Frauen durch Einsprüche mit aufschiebender Wirkung wesentlich deutlicher auf die Notwendigkeit der gesetzlich vorgeschriebenen Frauenförderung hinzuweisen. Schon vor dem Inkrafttreten des B-GBG wurden für die Universitäten und Hochschulen spezielle Institutionen geschaffen, um geschlechtspezifischen Diskriminierungen entgegenzuwirken. Im Jahre 1990 wurden im Zuge einer UOG-Novelle an allen Universitäten Arbeitskreise für Gleichbehandlungsfragen eingerichtet, deren Aufgabe es ist, Universitätsangehörige in Gleichbehandlungsfragen zu beraten und diesbezügliche Beschwerden entgegenzunehmen. Bei einem Verdacht auf geschlechtsspezifische Diskriminierungen durch ein Kollegialorgan sind die Arbeitskreise seither berechtigt, die Bundesministerin/den Bundesminister für Bildung, Wissenschaft und Kultur um Ausübung des Aufsichtsrechtes anzurufen. Da sich in der Folge zeigte, dass die rechtliche Ausgestaltung der Befugnisse der Arbeitskreise für Gleichbehandlungsfragen nicht effizient genug war, wurden mit einer Novelle zum Universitätsorganisationsgesetz 1993 spezielle Verfahrensrechte für die Arbeitskreise eingeführt, um die Rechtsdurchsetzung wirksamer zu machen. Den Arbeitskreisen für Gleichbehandlungsfragen wurde eine begleitende Kontrolle in den Personalverfahren ermöglicht (Beratungs-, Mitwirkungs- und Korrekturmöglichkeiten vor Fällung einer endgültigen Personalentscheidung). Wichtig ist insbesondere das Einspruchs- und Aufsichtsbeschwerderecht der Arbeitskreise mit aufschiebender Wirkung (dh diskriminierende Personalentscheidungen von Universitätsorganen dürfen zunächst nicht vollzogen werden, sondern unterliegen vorher einer aufsichtsbehördlichen Kontrolle).

Wie werden alle diese Frauenförderungsmaßnahmen von den Frauen selbst auf Wirksamkeit hin beurteilt? Ein Schwerpunkt des derzeit geltenden Frauenförderungsplanes ist Stellenrequirierung für Frauen bis zur Erreichung der 40%-Quote. Da diese Quoten nirgends erreicht werden, müsste dieses Gesetz flächendeckend Frauen bevorzugt Stellen bescheren, also müsste Frausein ein Vorteil sein. Die Tatsachen sprechen nicht dafür. Hindernisse als Frau im Beruf werden von fast jeder zweiten Frau bejaht[58]. Ein Erfolg der Frauenförderung - die Auswertung unseres Fragebogens spricht nicht gerade dafür. Eine Einschränkung der Berufswahl durch Kinder oder Kinderwunsch spielt nach wie vor eine große Rolle; außerdem werden entgegen den gesetzlichen Bestimmungen Frauen nach wie vor nach Kindern, Kinderbetreuung sowie Kinderwunsch befragt[59].

Ende vieler Beratungsgespräche mit stellensuchenden Frauen: „Aber wenn sie mich nicht wollen, kann ich dort doch nicht arbeiten." Leider fällt mir spontan kein einziger Fall ein, wo eine Frau für einen karriereermöglichenden oder prestigeträchtigen Posten gewollt wurde. Das Grundbedürfnis von Frauen, geliebt zu werden, wird im Universitätssystem mit Sicherheit nicht erfüllt.

Weiters haben die Senate Richtlinien für Frauenförderpläne im Rahmen der Satzung zu erlassen und auf Grund dieser Richtlinien universitätsspezifische Frauenförderpläne zu beschließen.

Aus dem Evaluierungsbericht des Vizerektors „In den Fakultätsentwicklungsplänen wird, ausgenommen jenem der Medizinischen Fakultät, die Frauenförderung berücksichtigt ..."[60]

---

[58] Mixa E: Zwischen den Sprossen. Aufstiegsbedingungen und Karrierebarrieren für Medizinerinnen im professionellen und universitären Feld. Bundesministerium für Wissenschaft und Verkehr, Abt. 1/B/1, Reihe: Materialien zur Förderung von Frauen in der Wissenschaft; Bd. 10, 2000, S 158.

[59] Bowman MA, Frank E, Allen DI: Women in Medicine. Career and life management. 3rd edition, Springer Verlag, 2002, S 110 ff.
Matthews MR: the training and practice of women physicians: a case study. J Med Educ 1970; 45: 1016-24.

[60] Retti G: Bericht zum Frauenförderungsplan. Universität Innsbruck. 1999-2001. Büro des Vizerektors für Evaluation, 2002, S 99.

Verbot sexueller Belästigung

Stereotypantwort einsichtiger Männer zu Beschwerden bezüglich sexistischen Verhaltens: „Der ist halt so!" und darf selbstverständlich noch in aller Zukunft so bleiben.

Als verbotene Diskriminierung auf Grund des Geschlechts im Sinne des B-GBG gilt auch die sexuelle Belästigung von DienstnehmerInnen im Zusammenhang mit einem Dienst- oder Ausbildungverhältnis zum Bund (§ 7 B-GBG). Der Schutz vor sexueller Belästigung greift somit für Frauen und Männer. Verwirklicht ist der Tatbestand der sexuellen Belästigung, wenn entweder ein Vertreter oder eine Vertreterin des Dienstgebers selbst einen Akt sexueller Belästigung setzt oder wenn eine sexuelle Belästigung durch Dritte stattfindet und die oder der zuständige Dienstvorgesetzte es schuldhaft unterlässt, eine angemessene (das heißt mögliche und zumutbare) Abhilfe zu schaffen.

Rechtsfolge ist ein Schadenersatz gegenüber der belästigenden Person und im Falle unterlassener Abhilfe kumulativ ein Schadenersatzanspruch gegenüber dem Bund. Sexuelle Belästigung definiert § 7 Abs. 2 B-GBG als ein „der sexuellen Sphäre zugehöriges Verhalten:

1. *das die Würde einer Person beeinträchtigt,*

2. *das für die betroffene Person unerwünscht, unangebracht oder anstößig ist und*

3. *a) das eine einschüchternde, feindselige oder demütigende Arbeitsumwelt für die betroffene Person schafft oder*

   b) der Umstand, dass die betroffene Person ein der sexuellen Sphäre zugehöriges Verhalten seitens einer Vertreterin oder eines Vertreters des Dienstgebers oder einer Kollegin oder eines Kollegen zurückweist oder duldet, ausdrücklich oder stillschweigend zur Grundlage einer Entscheidung mit nachteiligen Auswirkungen auf den Zugang dieser Person zur Aus- und Weiterbildung, Beschäftigung, Weiterbeschäftigung, Beförderung oder Entlohnung oder zur Grundlage einer anderen nachteiligen Entscheidung über das Dienst- oder Ausbildungsverhältnis gemacht wird."

Das Landes-Gleichbehandlungsgesetz enthält analoge Bestimmungen wie das Bundes-Gleichbehandlungsgesetz. Die speziellen Frauenförderungsbestimmungen des Bundes fehlen allerdings.

Sexuelle Belästigung während des Medizinstudiums oder am Arbeitsplatz Universitätskliniken Landeskrankenhaus Innsbruck wird erwartungsgemäß kaum verbalisiert. Eindrucksmäßig haben seit Zuständigkeit der Arbeitskreise für Gleichbehandlungsfragen auch bezüglich sexueller Belästigung, sowohl der Studentinnen als auch der Ärztinnen, die Übergriffe etwas abgenommen[61]. Sexuelle Belästigung gibt es nach wie vor[62]. Die diesbezüglichen Beschwerden liegen dem Arbeitskreis für Gleichbehandlungsfragen vor, müssen allerdings vertraulich behandelt werden.

> Arbeitskreisvorsitzende bei Dienstvorgesetztem in Causa sexueller Belästigung in vier namentlich bekannten unabhängigen Fällen mit Zeugen: „Das ist sehr schwierig, das könnte ja jedem Mann angehängt werden." – glaubt Mann das wirklich?

Die Frage nach sexueller Diskriminierung ist erfahrungsgemäß schwierig. Sie setzt genaue Definition und entsprechende Sensibilität voraus. Unsererseits wurde nicht die gesetzliche Definition vorgelegt, sondern nach subjektivem Empfinden gefragt. Eine hohe Dunkelziffer ist bei dieser Frage üblicherweise anzunehmen. Trotzdem gibt jede 4. Ärztin sexuelle Diskriminierung während des Studiums und am Arbeitsplatz Universitätskliniken Landeskrankenhaus an, sogar zahlenmäßig mehr am Arbeitsplatz als während des Studiums.

> „Das passiert nicht nur Frauen!" Das ist prinzipiell richtig, allerdings liegt uns kein „Männerfall" vor. Die einschlägige Literatur bezieht sich üblicherweise auf amerikanische Filme oder Boulevardstücke.

---

[61] Bundesministerium für Wissenschaft und Verkehr (Hg.): 100 Jahre Frauenstudium. Zur Situation der Frauen an Österreichs Hochschulen. Reihe: Materialien zur Förderung von Frauen in der Wissenschaft, Bd. 6, 1997, S 293 ff.
Brunner M: Sexuelle Belästigung und Gewalt gegen studierende Frauen als Studienbehinderung und Studienausschlussgrund im 18., 19. und zu Beginn des 20. Jahrhunderts. Diplomarbeit Universität Innsbruck, 1990.
[62] Bowman MA, Frank E, Allen DI: Women in Medicine. Career and life management. 3rd edition, Springer Verlag, 2002, S 10.
Campbell MA: Why would a girl go into medicine? Feminist Press, New York, 1973.
Gross EB: Gender differences in physician stress: why the discrepant findings? Women & Health 1997; 26 (3): 1-14.
Mixa E: Zwischen den Sprossen. Aufstiegsbedingungen und Karrierebarrieren für Medizinerinnen im professionellen und universitären Feld. Bundesministerium für Wissenschaft und Verkehr, Abt. 1/B/1, Reihe: Materialien zur Förderung von Frauen in der Wissenschaft; Bd. 10, 2000, S 183.

36. Glauben Sie, hätten Sie Ihre derzeitige Stelle als Mann schneller bekommen?

Diese Frage bejaht nur jede 6. Frau. Diese Antwort spiegelt wohl mehr Hoffnung als Realität wider. Es darf auch nicht vergessen werden, dass die Befragung durch die Arbeitskreisvorsitzende erfolgte. Es gibt vereinzelt auch dankbare Klientinnen. Immerhin bestehen derzeit bei Bund und Land, den beiden Dienstgebern, Frauenförderpläne. Die Quote von 40% Frauenanteil an Dauerstellen aller DienstnehmerInnenkategorien ist in keiner einzigen Klinik im ÄrztInnenbereich auch nur annähernd erreicht. Beim Land gibt es bei sonst ähnlicher Gesetzeslage keine Einspruchsmöglichkeit mit aufschiebender Wirkung bei Stellenvergaben aufgrund des Frauenfördergebotes.

derzeitige Stelle schneller als Mann	Anzahl	%
Ja	46	17,0%
Nein	164	60,5%
Ich weiß nicht	61	22,5%
Summe	**271**	**100,0%**

17% sagen ja, sie hätten als Mann schneller eine Stelle bekommen, 60,5% sagen nein.

Berufsgruppe	derzeitige Stelle schneller als Mann						Summe	
	Ja		Nein		Ich weiß nicht			
	n	%	n	%	n	%	n	%
Turnusärztin	4	17,4	15	65,2	4	17,4	23	100,0
Fachärztin in Ausbildung (Bund)	5	6,5	49	63,6	23	29,9	77	100,0
Fachärztin (Bund)	10	23,8	21	50,0	11	26,2	42	100,0
Fachärztin in Ausbildung (Land)	10	13,5	51	68,9	13	17,6	74	100,0
Fachärztin (Land)	17	32,1	27	50,9	9	17,0	53	100,0
angestellte praktische Ärztin					1	100,0	1	100,0
keine Angabe			1	100,0			1	100,0
Summe	**46**	**17,0**	**164**	**60,5**	**61**	**22,5**	**271**	**100,0**

Dass sie als Mann die Stelle schneller bekommen hätten glauben vor allem die Fach-ärztinnen, die „Alten", die Frauen aus der Zeit vor der Frauenförderungsgesetzgebung. Die Fachärztinnen in Ausbildung stimmen in geringerem Maße zu, besonders die des Bundes. Hier greift auch tatsächlich der Frauenförderplan. Die Möglichkeit der Einsprüche mit aufschiebender Wirkung bei Stellenbesetzung und das Anrufen des Ministeriums bzw. des Rektors hat doch dazu geführt, dass es keine Klinik mehr gibt, die nie eine Frau auf eine Assistentenstelle angestellt hat. Die Beantwortung dieser Frage stimmt also deutlich mit den erlebten Realitäten der betroffenen Ärztinnen ü-berein. Gerade die Fachärztinnen, die in der Regel die Stelle vor Erlassung der Frau-enförderpläne bekommen haben, beantworten diese Frage positiver; das ist wohl mit diesem Faktum der vermeintlichen Besserung erklärbar. Außerdem sind in dieser Gruppe viele Einzelkämpferinnen, die als Frau ihre Stelle mühsam errungen haben. Sie wollen wohl glauben, heute sei alles anders und besser.

37.   Gibt es für Sie Hindernisse als Frau in Ihrem Beruf?

Die Frage nach Hindernissen als Frau im Beruf bejaht fast jede 2. Ärztin, und das in Anbetracht aller vorher angeführter gesetzlicher Regelungen. Auch in den Untergruppen zeigt sich kein wesentlicher Unterschied. Fatalerweise ist trotz vordergründig günstigerer Gesetzeslage wieder die Bundesärztin diejenige mit der größten Zustimmung zu dieser Frage. Diese erstaunliche Selbsteinschätzung beruht, wie wir aus Gesprächen wissen, vor allem auf Problemen mit der Wissenschaft. Ein wesentlicher Punkt ist auch das männliche Konkurrenzverhalten. Die Landesärztinnen, die ausschließlich als Ärztinnen angestellt sind und auch innerhalb der Kliniken meist deutlich betonen, sie interessierten sich nur für PatientInnenbetreuung, werden von Männern nicht als Konkurrenz wahrgenommen. Trotz der traurigen Karrierechancen für Frauen ist diesbezüglich zumindest eine gewisse Unsicherheit bei den männlichen Ärzten festzustellen. Dieses Faktum kann zwar als gewisser Erfolg der Frauenförderung betrachtet werden. Die Bundesärztinnen, verpflichtet zur Forschung und faktisch auch zu Habilitation, werden bereits als mögliche Konkurrenz behandelt und deshalb auch teilweise bekämpft.

Hindernisse als Frau	Anzahl	%
Ja	121	44,7%
Nein	148	54,6%
keine Angabe	2	0,7%
Summe	**271**	**100,0%**

Fast die Hälfte gibt Hindernisse als Frau im Ärztinnenberuf an, und zwar 44,7%.

Berufsgruppe	Hindernisse als Frau						Summe	
	Ja		Nein		keine Angabe			
	Anzahl	%	Anzahl	%	Anzahl	%	Anzahl	%
Turnusärztin	11	47,8	12	52,2			23	100,0
Fachärztin in Ausbildung (Bund)	35	45,5	42	54,5			77	100,0
Fachärztin (Bund)	21	50,0	21	50,0			42	100,0
Fachärztin in Ausbildung (Land)	28	37,8	44	59,5	2	2,7	74	100,0
Fachärztin (Land)	24	45,3	29	54,7			53	100,0
angestellte praktische Ärztin	1	100,0					1	100,0
keine Angabe	1	100,0					1	100,0
Summe	121	44,7	148	54,6	2	0,7	271	100,0

Die höchste Zahl erreichen wieder die Bundesfachärztinnen mit 50% gefolgt von Turnusärztinnen und Fachärztinnen des Landes. Im Unterschied zu den anderen Fragen sind jetzt auch die Fachärztinnen in Ausbildung beim Bund sehr hoch angesetzt.

Zusätzliche schriftliche Angaben:

„Keine Akzeptanz männlicher Kollegen wegen Kinder und Beruf; als alleinerziehende Mutter wegen Kinderbetreuung im Nachtdienst; Anerkennung gleicher Leistungen; Anerkennung bei PatientInnen und Kollegen; (Rollenbild- Frau wird meist als Schwester angesprochen;) kann fast keine Fortbildungsveranstaltungen besuchen, da alleinerziehende Mutter; erschwerter beruflicher Einstieg nach der Babypause; bei Dienstbesprechungen als Frau mit den Problemen nicht ernst genommen zu werden; Doppelbelastung Familie u. Beruf; Berufsunterbrechung durch Kinder; Verzögerung der Ausbildung durch Kinder; Familienplanung eher schwierig bzgl. Stelle; Habilitation wegen Kindern nicht möglich; man muss sich als Frau mehr durchsetzen; sexuelle Belästigung u. Diskriminierung; bestimmte med. Fächer als Frau sehr schwierig zu absolvieren

Zusätzliche schriftliche Angaben:

Aussagen eines VG: "eine Frau bekommt bei mir keine Stelle"; Aufstiegsmöglichkeit wird durch Babypause gebremst; Konkurrenzkampf als Frau gegen männliche Kollegen; Arbeiten im Strahlenbereich im Bezug auf Kinderwunsch; Vorgesetzte rechnen damit, dass sich Frauen weniger einsetzen als Männer; bestehende Strukturen sind von männlicher Denkweise dominiert; Auslandsaufenthalt durch Familie unmöglich; Angst wegen Stelle - bei Teilzeit bekomme ich keine unbefristete Stelle; beruflicher Erfolg (Karriere) nur durch großen Verzicht auf Privatleben möglich"

38. Wurde Ihre Berufswahl durch Kinder oder Kinderwunsch eingeschränkt?

Mehr als ein Drittel der Ärztinnen bejaht diese Frage. Hier ist sowohl die Gesellschaft als auch der Arbeitgeber dringend gefordert. Fast zwei Drittel verneinen die Frage der Einschränkung der Berufswahl durch Kinder. Allerdings stellt sich angesichts der tatsächlichen Situation und der Kinderanzahl die Frage, ob alle Ärztinnen bei der Berufswahl bereits die tatsächlichen Probleme richtig eingeschätzt haben.

Die Aufgliederung in Untergruppen gibt hier mehr Details. Wie zu erwarten, gibt in der Gruppe der Turnusärztinnen fast die Hälfte eine Einschränkung der Berufswahl an. Dies ist die Gruppe der Frauen mit Kindern, die aufgrund ihrer Familienpflichten „nur" Turnus machen können. Hier sind viele Frauen inkludiert, die nicht auf Kinder verzichtet haben und wohl deshalb leidvolle Erfahrungen bezüglich ihrer Berufswünsche gemacht haben. Viele „müssen" wohl Turnus machen, weil sie wegen ihrer Kinder keine andere Stelle bekommen oder die Vereinbarkeit einer Ausbildungsstelle mit ihrer Familie nicht bewerkstelligen können. Die geringste Einschränkung geben die Fachärztinnen in Ausbildung des Bundes an, das ist aber die Gruppe mit den wenigsten Kindern. Sie haben das Problem vorläufig durch Nicht-Kinderbekommen gelöst, nicht zuletzt aus Angst, sonst keine Stelle zu bekommen. Trotz eindeutiger gesetzlicher Verbote, bei Einstellungsgesprächen nach Kinderzahl, Kinderversorgung, Familienstand zu fragen, geschieht dies routinemäßig. Die meisten Klinikchefs, Abteilungsleiter etc. fühlen sich zu diesen Fragen nicht nur berechtigt, sondern direkt verpflichtet. Frauen mit Kindern bzw. Kinderwunsch gelten als nur bedingt einsatzfähig. Aber Frau ist aus dieser Sicht generell gehandikapt, ob sie Kinder hat oder nicht. Auch wenn sie keine Kinder will, ist sie immer noch verdächtig, eventuell wegen Kinderwunsches auszufallen.

Einschränkung der Berufswahl durch Kinder oder Kinderwunsch	Anzahl	%
Ja	42	15,5%
teils, teils	55	20,3%
Nein	173	63,8%
keine Angabe	1	0,4%
Summe	**271**	**100,0%**

63,8% verneinen diese Frage, aber 35,8% bejahen sie zumindest teilweise.

Berufsgruppe	Einschränkung der Berufswahl durch Kinder oder Kinderwunsch						Summe	
	Ja		teils, teils		Nein			
	n	%	n	%	n	%	n	%
Turnusärztin	10	43,5	7	30,4	6	26,1	23	100,0
Fachärztin in Ausbildung (Bund)	6	7,8	11	14,3	60	77,9	77	100,0
Fachärztin (Bund)	6	14,3	8	19,0	28	66,7	42	100,0
Fachärztin in Ausbildung (Land)	9	12,2	20	27,0	45	60,8	74	100,0
Fachärztin (Land)	10	18,9	10	18,9	33	62,2	53	100,0
angestellte praktische Ärztin	1	100,0					1	100,0
keine Angabe					1	100,0	1	100,0
Summe	**42**	**15,5**	**56**	**20,7**	**173**	**63,8**	**271**	**100,0**

Die größte Einschränkung geben die Turnusärztinnen an, nämlich 43,5%.

39. Haben Sie sexuelle Diskriminierung während Ihres Studiums erlebt?

Die Frage nach sexueller Diskriminierung während des Studiums bejaht jede 4. Ärztin.

Erwartungsgemäß berichten die älteren Ärztinnen, nämlich die Fachärztinnen bei Bund und Land, häufiger über sexuelle Diskriminierung während des Studiums. Warum die Turnusärztinnen so deutlich unter den anderen Ärztinnen in Ausbildung liegen, kann nicht erklärt werden.

sexuelle Diskriminierung während des Studiums	Anzahl	%
Ja	65	24,0%
Nein	206	76,0%
Summe	**271**	**100,0%**

Etwa ein Viertel, nämlich 24%, gibt sexuelle Diskriminierung während des Studiums an.

Berufsgruppe	sexuelle Diskriminierung während des Studiums				Summe	
	Ja		Nein			
	n	%	n	%	n	%
Turnusärztin	3	13,0	20	87,0	23	100,0
Fachärztin in Ausbildung (Bund)	16	20,8	61	79,2	77	100,0
Fachärztin (Bund)	14	33,3	28	66,7	42	100,0
Fachärztin in Ausbildung (Land)	17	23,0	57	77,0	74	100,0
Fachärztin (Land)	14	26,4	39	73,6	53	100,0
angestellte praktische Ärztin	1	100,0			1	100,0
keine Angabe			1	100,0	1	100,0
Summe	**65**	**24,0**	**206**	**76,0**	**271**	**100,0**

Die Angaben in den Untergruppen variieren, mit geringsten Angaben bei den Turnusärztinnen mit 13,0% und am höchsten bei den Bundes-Fachärztinnen mit 33,3%.

40. Haben Sie sexuelle Diskriminierung während Ihrer Ausbildung bzw. am Arbeitsplatz erlebt?

Diese Frage bejaht jede 4. Frau. Die absoluten Zahlen sind geringfügig höher als bei der Frage nach sexueller Diskriminierung während des Studiums. Es zeigt sich schon, wie bei der Vorfrage nach sexueller Diskriminierung beim Studium, dass die „älteren" Ärztinnen, nämlich die Fachärztinnen, zu einem höheren Prozentsatz diese Frage beantworten. Aber entgegen dem Studium finden wir einen hohen Prozentsatz bei den Turnusärztinnen, der wesentlich höher liegt als bei den anderen gleichaltrigen Ärztinnen.

sexuelle Diskriminierung während der Arbeit	Anzahl	%
Ja	72	26,6%
Nein	198	73,0%
keine Angabe	1	0,4%
Summe	**271**	**100,0%**

Während der Arbeit hat die Zahl der mit Ja Antwortenden gegenüber dem Studium zugenommen. Es sind jetzt mehr als ein Viertel, nämlich 26,6%.

Berufsgruppe	sexuelle Diskriminierung während der Arbeit						Summe	
	Ja		Nein		keine Angabe			
	n	%	n	%	n	%	n	%
Turnusärztin	7	30,4	16	69,6			23	100,0
Fachärztin in Ausbildung (Bund)	15	19,5	62	80,5			77	100,0
Fachärztin (Bund)	12	28,6	30	71,4			42	100,0
Fachärztin in Ausbildung (Land)	16	21,6	58	78,4			74	100,0
Fachärztin (Land)	22	41,5	31	58,5			53	100,0
angestellte praktische Ärztin					1	100,0	1	100,0
keine Angabe			1	100,0			1	100,0
Summe	**72**	**26,6**	**198**	**73,0**	**1**	**0,4**	**271**	**100,0**

Zukunftsplanung

Die post-promotionelle ÄrztInnen-Ausbildung in Österreich ist durch die Ausbildungs-ordnung der Ärztekammer geregelt, die auch die Berufsberechtigung erteilt. Es gibt eine genaue Vorgabe der zu absolvierenden Fächer und Ausbildungsstätten. Das Zeitausmaß für Turnusärzte, in Ausbildung zur praktischen Ärztin, beträgt 3 Jahre, alle Facharztausbildungen umfassen 6 Jahre. Turnusarztprüfungen erfolgen seit Jahren, Facharztprüfungen werden in Österreich derzeit eingeführt. Erst die Erteilung des ius practicandi durch die Ärztekammer berechtigt zu selbständiger Tätigkeit, z.B. Eröff-nung einer eigenen Praxis. In den Universitätskliniken Landeskrankenhaus Innsbruck müssen schon nach Ärzte- und Krankenanstaltengesetz zahlreiche FächärztInnen angestellt sein. Für praktische ÄrztInnen gibt es keine gesetzliche Notwendigkeit. In der Praxis werden einzelne als DauersekundarärztInnen, z.B. StationsärztInnen, ein-gestellt. Außerhalb der Klinik gibt es für PraktikerInnen die Möglichkeit, eine eigene Praxis zu eröffnen, in einer Gruppenpraxis zu arbeiten, in einem Angestelltenverhält-nis als Amtsärztin, Betriebsärztin, Schulärztin, bei einer Versicherung oder Kranken-kasse zu stehen. Für Fachärztinnen gibt es neben der eigenen Praxis vor allem An-stellungsmöglichkeiten bei anderen Krankenhäusern. Als Karrieremöglichkeit bieten sich Primariate sowie im Universitätsbereich Professuren an.

Die Zukunftshoffnungen und Karrierewünsche der Frauen sind, wie bei Frauen leider häufig, sehr bescheiden[63]. Das hat aber nicht nur mit mangelndem Selbstwertgefühl zu tun. Es beruht wohl eher auf dem täglichen Anschauungsunterricht vor Ort. Die Aufstiegsmöglichkeiten werden realistischerweise als bescheiden angesehen. Zu meiner Studienzeit wussten wir Frauen ganz genau, wir müssen uns sehr glücklich schätzen, wenn wir tatsächlich in unserem Wunschfach eine Ausbildungsstelle ergat-

---

[63] Mixa E: Zwischen den Sprossen. Aufstiegsbedingungen und Karrierebarrieren für Medizine-rinnen im professionellen und universitären Feld. Bundesministerium für Wissenschaft und Verkehr, Abt. 1/B/1, Reihe: Materialien zur Förderung von Frauen in der Wissenschaft; Bd. 10, 2000, S 152.
Bundesministerium für Wissenschaft und Verkehr (Hg.): 100 Jahre Frauenstudium. Zur Situati-on der Frauen an Österreichs Hochschulen. Reihe: Materialien zur Förderung von Frauen in der Wissenschaft, Bd. 6, 1997, S 260.
Bowman MA, Frank E, Allen DI: Women in Medicine. Career and life management. 3rd edition, Springer Verlag, 2002, S 114.
Nonnemaker L: Women physicians in academic medicine: new insights from cohort studies. N Engl J Med 2000; 342: 399-405.

tern. Wie waren damals die Fakten? Es gab zahlreiche Kliniken und medizinische Institute, die noch nie eine Frau als Ärztin angestellt hatten und auch keinesfalls die Absicht hatten, das jemals zu tun.

„Ich werde Chirurgie-Professor," Berufsplanung eines männlichen Studienanfängers, seine Kollegin spricht: „ich mache zuerst Turnus, dann sehe ich weiter." – geschlechtsspezifische Berufsplanung zu meiner Studienzeit.

Die Professorenkurie war selbstverständlich ein reiner Männerclub, vordergründig die Hoffnungen unserer männlichen Kommilitonen nicht ganz unbegründet. Allerdings konnten sie auch nicht lückenlos ihre Hoffnungen realisieren; wahrscheinlich vor allem aufgrund der üblichen Überschätzung des Alters von Vorgesetzten waren die damaligen Chirurgie-Chefs noch sehr lange im Amt. Keiner meiner männlichen Kommilitonen ist Chirurgievorstand geworden. Wir Frauen haben, wenn auch in mühsamem Kleinkrieg, ich z.B. musste mich 27x um eine Ausbildungsstelle bewerben, alle Kliniken erobert! Auch die Professorenkurie konnte nicht als Männerverein weitergeführt werden und zu unserer größten Freude und Genugtuung ist zwischenzeitlich sogar eine Frau Klinikvorstand, noch dazu in einem chirurgischen Fach. Trotz dieser mühsam erkämpften Erfolge ist die tägliche Realität sicher so, dass junge Ärztinnen gar keine andere Karrierechance und Zukunftshoffnung sehen können, als eine Dauerstelle zu ergattern, falls sie nicht in die Praxis gehen wollen. Das war für die paar Frauen, die es geschafft haben, wie auch allgemein bekannt ist, mühsam genug. Wie über sie in den einzelnen Kliniken geredet wird und wie sie behandelt werden, ist auch nicht dazu angetan, junge Frauen zu motivieren. Die Ärztin sieht ihre Zukunft überwiegend im Verbleib im Krankenhaus, in Innsbruck allerdings mit wesentlich geringerem Optimismus als im AKH Wien[64]. Hoffnung auf eine echte Karriere nach männlichen Kriterien, nämlich eine Professur oder ein Primariat, äußert in unserer Studie nicht eine einzige Ärztin.

---

[64] Mixa E: Zwischen den Sprossen. Aufstiegsbedingungen und Karrierebarrieren für Medizinerinnen im professionellen und universitären Feld. Bundesministerium für Wissenschaft und Verkehr, Abt. 1/B/1, Reihe: Materialien zur Förderung von Frauen in der Wissenschaft; Bd. 10, 2000, S 152 ff.

41. Zukunft

41.1. Wo sehen Sie Ihre berufliche Zukunft?

Die folgenden Angaben sollten alle Personalverantwortlichen zum Nachdenken bringen. Aus Sicht der Personalentwicklung ist das Ergebnis doch eher zum Weinen. Die Ärztin soll wohl möglichst unauffällig PatientInnen betreuen und sonst Ruhe geben, und möglichst keine Karenz und andere Organisationsprobleme verursachen. Es ist sehr traurig, dass diese einstmals hochmotivierten jungen Frauen, die es geschafft haben, ein Medizinstudium zu absolvieren, was für Frauen immer noch keine Selbstverständlichkeit ist, und dazu noch eine Anstellung als Ärztin an der Klinik ergattern konnten, solche „No future"-Angaben machen. Es ist zu bedenken, wie viele schon vor unserer Befragung auf der Strecke geblieben sind, nämlich alle Studienabbrecherinnen, alle, die nach dem Studium aufgegeben haben. Was wollen die Überlebenden oder vielmehr welche Möglichkeiten sehen sie? Die Ausbildung bis zur Fachärztin kostet die Allgemeinheit viel Geld. Ist hier nicht eine riesige Ressourcenvergeudung im Gange? Es ist ja auch nicht so, dass Weggehen die Lösung wäre. Theoretisch bieten, zumindest laut gesetzlicher Grundlage, die Universitätskliniken noch die besten Optionen für Frauen, was jede 2. Ärztin auch so sieht.

berufliche Zukunft	Anzahl	%
Krankenhaus	134	49,4%
eigene Praxis	63	23,2%
noch offen	26	9,6%
sonstiges ohne Angabe	26	9,6%
Gemeinschaftspraxis	4	1,4%
Krankenhaus und Praxis gemeinsam	1	0,4%
private Anstalt	1	0,4%
Hospiz oder ähnliches	1	0,4%
Schulärztin	1	0,4%
hängt von der Stelle ab	1	0,4%
autonomes Arbeiten	1	0,4%
Pension	1	0,4%
keine Angabe	11	4,0%
Summe	**271**	**100,0%**

Ihre berufliche Zukunft sieht die Hälfte, nämlich 49,4% im Krankenhaus, das heißt wohl überwiegend am derzeitigen Arbeitsplatz. Weniger als ein Viertel strebt eine eigene Praxis an, der Rest sind Unentschlossene und Einzelfälle.

41.2. Wo sehen Sie Ihre berufliche Zukunft? Welches Berufsziel (Karriereziel) streben Sie persönlich an (Beschreibung)?

Turnusärztin:
ca. 30% der Turnusärztinnen wollen nach Absolvierung des Turnus im Krankenhaus weiterarbeiten; ca. 30% der Turnusärztinnen wollen in den "Niedergelassenen Bereich" gehen mit ev. Praxisgründung; ca. 40% der Turnusärztinnen haben konkrete Zukunftsvorstellungen wie Schulärztin, Mütterberatung, Sprengelärztin, Leitung einer eig. Abteilung; (Begründung für Letzteres: Vereinbarkeit Familie u. Beruf)

Die Turnusärztinnen zeigen wieder die bekannten zwei Gruppen, die einigen, die tatsächlich in die Praxis gehen wollen, wobei aber wenig tatsächliche Planung angegeben wird. Die anderen sind die, die eigentlich eine Facharzt-Ausbildungsstelle anstreben, aber bisher noch keine ergattern oder die Problematik der Vereinbarkeit von Berufsausbildung und Kinderwunsch für sich noch nicht befriedigend lösen konnten. Nur jede 4. Turnusärztin gibt keine Einschränkung ihrer Berufsplanung durch Kinderwunsch an. Hier finden wir offensichtlich die Opfer eines Systems, das nach wie vor von vielen Frauen eine Entscheidung zwischen Karriere und Kindern verlangt. Aus Gesprächen wissen wir, dass praktisch keine Turnusärztin eine Dauersekundararztstelle anstrebt. Wer an der Klinik bleiben will, will eine Fachausbildung absolvieren.

> **Fachärztin in Ausbildung: (Bund u. Land)**
>
> ca. 45% aller Fachärztinnen in Ausbildung, egal ob Bund/Land, möchten im Krankenhaus als Fachärztin arbeiten – dies hängt aber von der jew. Stelle ab; (Ungewissheit)
> ca. 23% möchten definitiv nur mehr 50% oder 75% arbeiten wegen Familie oder pers. Lebensqualität;
> ca. 25% geben an, definitiv in den "Niedergelassenen Bereich" zu gehen bzw. eine eigene Praxis zu gründen oder zu übernehmen - ev. 50% Krankenhaus u. 50% Praxis;
> ca. 4% pers. Berufsziel - wissenschaftliche Tätigkeit und Habilitation in Verbindung mit ev. leitender Position;
> ca. 3% keine Antwort

Die Ärztinnen in Ausbildung zur Fachärztin haben als Zukunftshoffnung „bleiben dürfen" – eine bescheidene Option. Nur jede 25. Ärztin strebt eine Habilitation und einen leitenden Posten an oder wagt es, dies auf einen anonymen Fragebogen zu schreiben. Jede 4. Ärztin erhofft sich eine Arbeitszeitreduktion. Die Niederlassung lockt nur mäßig - so will nur jede 4. Ärztin das Krankenhaus verlassen, teils aber auch nur, um an ein anderes Krankenhaus zu wechseln. Zusammenfassend ist bei den Fachärztinnen in Ausbildung der überwiegende Wunsch festzustellen, zeitlebens im Krankenhaus arbeiten zu können, bevorzugt mit geringerem Arbeitszeitausmaß. Nur sehr wenige haben genug Selbstvertrauen, um eine Habilitation oder leitende Position überhaupt anzustreben. Das wäre aber der vorgezeichnete Weg, zumindest für Bundesärztinnen. Ob hier, wie in einigen Gesprächen anklingt, die Angst, männliches Konkurrenzverhalten zu aktivieren eine Verleugnung jeglicher Karrierehoffnungen verursacht, wäre zu überlegen. Viele Frauen berichten mündlich, sie würden ständig betonen, keine Wissenschaft machen zu wollen, keine Habilitation anzustreben, um Konkurrenzkämpfen zu entgehen.

Fachärztinnen: (Bund und Land)

geben an bereits alles erreicht zu haben (verschiedene Definitionen zwischen Land und Bund im Bezug auf Tätigkeit als Oberärztin bzw. Habilitation)

das bisherige erreichte Halten (sog. Besitzstand Halten);

eigene Praxis;

das Halten der leitenden Position ohne Habilitation;(Land)

keine Antwort;

unbefristete Stelle (Bund und Land);

ständige Weiterbildung u. am Ball bleiben;

Die Fachärztinnen haben offensichtlich resigniert, anders können die Antworten kaum gesehen werden. Es geht nur mehr um Besitzstand-Sicherung. Es werden keine Zukunftshoffnungen über eine unbefristete Stelle hinaus geäußert. Gerade das wären die Ärztinnen, die jetzt nach Abschluss der Facharztausbildung ihre Karriere ernsthaft angehen müssten. Falls sie glauben können, es gibt so etwas wie Karrieren für Ärztinnen, aber offensichtlich glaubt dies niemand. Keine einzige der Fachärztinnen nennt als Ziel ein Primariat oder eine Professur, eine Bewerbung erscheint wohl allen sinnlos. Dies sollte vor allem jenen Männern zu denken geben, die bei Ausschreibungswiederholung laut Gesetz, um Frauen zur Doch-noch-Bewerbung zu animieren, immer sehr ungehalten reagieren und sagen, sie hätten sich ja gleich bewerben können. Frauen bewerben sich nicht, weil sie sich keine Chancen ausrechnen, keine Hoffnungen machen, leider meist zu Recht. Es gibt genügend allgemein bekannte Beispiele aus Berufungskommissionen und bei Primariatsbewerbungen, bei letzteren gibt es nicht einmal Rechtsmittel. Die Berichte sind für Frauen nicht gerade animierend sich zu bewerben, sich demütigen zu lassen und sowieso keine Chance zu sehen. Dies ist auch die Kurzfassung der Antworten, die Arbeitskreismitglieder regelmäßig von Frauen erhalten, wenn sie diese zu Bewerbungen auffordern wollen. Es ist also gängige Praxis, durch unsere „Betriebskultur" Frauen schon im Vorfeld abzuwimmeln. Ob dies gesellschaftspolitisch akzeptabel und dem Gesundheitssystem und den PatientInnen zuträglich ist, bleibt unbeantwortet.

41.3. Wo sehen Sie Ihre berufliche Zukunft in 10 Jahren?

Dies ist eigentlich die Frage, ob die Ärztinnen noch irgendwelche Zukunftshoffnungen für sich selbst haben. Oder haben sie aufgrund der Erfahrungen ihres Arbeitsalltags und Umfelds bereits resigniert?

Turnusärztin:

25,3% Leitung einer eigenen Abteilung im Krankenhaus

30,2% selbständige Tätigkeit in der Praxis oder im Krankenhaus

17,4% noch offen

22,8% keine Antwort

4,3% unbefristetes Dienstverhältnis

Die Turnusärztinnen haben offensichtlich noch Hoffnungen. Vielleicht auch aus der Situation, dass der Großteil von ihnen sowieso das Krankenhaus verlassen muss und dazu noch ihre derzeitige Situation als sehr ungünstig empfunden wird. Hier gibt es eine Mehrheit von Frauen, die eine selbständige Tätigkeit für sich erhoffen und auch glauben, das erreichen zu können. Mehrheitlich haben Turnusärztinnen positive Zukunftshoffnungen, allerdings unter dem Motto „es kann nur besser werden als jetzt".

Fachärztin in Ausbildung: (Bund und Land)

16, 5% noch offen

15,2% keine Antwort

17,4% Oberärztin im Krankenhaus (mit ev. Habilitation)

11,7% eigene Praxis

11,3% Krankenhaus oder eigene Praxis

4,8% Gemeinschaftspraxis

23, 1% hängt von der Stelle ab (Dienstverhältnis), anderes Krankenhaus, Habil u. ev. leitende Position (3 Ärztinnen), wissenschaftliche Tätigkeit in der Privatwirtschaft (1Ärztin), hoffentlich nicht ausgelaugt, mehr Motivation im Job, frei und unabhängig, Familie und Beruf, mehr Lebensqualität als jetzt, Tei zeitjob im Krankenhaus

---

Die Fachärztinnen in Ausbildung zeigen ein sehr uneinheitliches Bild mit vielen Unsicherheiten und Hoffnungen auf erträgliche Arbeitsbedingungen. Es besteht auch Hoffnung auf Besserung der jetzigen Situation. Karriere wird allerdings nur von jeder 50. Ärztin offen angestrebt und auch hier noch mit Einschränkungen wie „eventuell" versehen. Fehlt es allen jungen Ärztinnen an Selbstvertrauen oder haben sie nur einfach aufgrund ihres Realitätssinns und durch täglichen Anschauungsunterricht zu den Chancen von Frauen ihre Schlüsse gezogen? Das genau sind jene jungen Ärztinnen, die ihre Berufslaufbahn unter den gesetzlichen Bestimmungen der Frauenförderung absolviert haben, mit Vorgesetzten, die per Dienstpflicht zur Frauenförderung verpflichtet sind. Sie haben bessere Chancen als alle Ärztinnen vor ihnen und aufgrund ihrer Verträge auch als die Turnusärztinnen. Die Selbsteinschätzung bezüglich Chancengleichheit dieser jungen Ärztinnen ergibt ein katastrophales Bild zur Realität der Frauenförderung im öffentlichen Dienst.

Fachärztinnen: (Bund und Land)

5,7% eigene Praxis

27,6% Oberärztin im Krankenhaus, (derzeit Besitzstand halten)

2,2% anderes Krankenhaus

11,3% leitende Funktion im Krankenhaus (ev. eigene Abteilung)

13,4% Beruf u. Familie

26,5% keine Antwort (10,1 % Bund, 16,4%)

13,3% noch offen (9,5% Bund, 3,8% Land)

Die Fachärztinnen sind in einer Position und in einem Alter, wo die Zukunftsperspektiven absehbar sein sollten. Es werden auch durchaus konkrete Angaben gemacht. Die Hoffnungen beinhalten aber nur Besitzstand-Sicherung, die mühsam genug errungen wurde, und eventuell marginale Verbesserungen. Aus den begleitenden Gesprächen wissen wir, dass leitende Funktion in den Angaben heißt, Organisationseinheiten wie Stationen oder Ambulanzen zu führen. Das sind innerklinische Leitungsfunktionen ohne Rechtsgrundlage, die vom Vorstand jederzeit widerrufen werden können. Es ist verantwortliche Arbeit ohne Entscheidungsrecht über Personal und Ressourcen dieser Einrichtungen oder gar ein Liquidationsrecht. Frau will arbeiten, PatientInnen betreuen, nach Geld oder Macht wagt sie aufgrund ihrer Sozialisation und ihrer klinischen Erfahrungen nicht zu greifen. Keine einzige Fachärztin gibt an, auf ein Primariat oder eine Professur zu hoffen. Es darf hier auch nicht verschwiegen werden, dass es eine

Unzahl von sehr unerfreulichen, demotivierenden Geschichten bezüglich weiblicher Bewerbungen um Professuren und Primariate gibt.

Wünsche an den Dienstgeber

Die Wünsche an den Dienstgeber im Sinne einer Verbesserung der Arbeitsbedingungen für Frauen und eventueller Karrierechancen, und vor allem ihre Reihung in der Selbsteinschätzung der Betroffenen ist insofern überraschend, da lauter Forderungen gestellt werden, die schon lange gesetzlich garantiert sind! Offensichtlich hat die Durchführung dieser Gesetze gravierende Mängel und ist damit nicht ins Bewusstsein der Betroffenen vorgedrungen.

Flexible Arbeitszeitmodelle

Der vorrangigste Wunsch aller Ärztinnen sowie jeder einzelnen Untergruppe ist flexible Arbeitszeit. Das ist der absolute Spitzenreiter aller Forderungen. Es wird nicht nur von der Gesamtgruppe, nämlich von zwei Dritteln aller Ärztinnen, als „sehr wichtig" und von einem Viertel als „wichtig" angegeben, sondern ist auch in jeder einzelnen Untergruppe mit höchster Priorität bei den Forderungen angeführt. Derzeit ist sowohl im Bundes- als auch im Landesdienst für Ärztinnen eine fixe Arbeitszeit vorgeschrieben.

Derzeit ergibt sich hier eine völlige Unflexibilität bezüglich Gleitzeit im Bundesdienst für Ärztinnen und eine wesentlich weitere Öffnung im Landesdienst für diese Belange, allerdings nur ansatzweise auch für ÄrztInnen; in der Praxis wird dieser Wunsch wegen Kliniknotwendigkeiten meist abgelehnt. Modelle für flexible Arbeitszeit sind für Ärztinnen nicht diskutiert worden, obwohl es im Bundesdienst für alle übrigen Hochschullehrer selbstverständlich Rahmenarbeitszeiten gibt. Hier sind wieder die als ÄrztInnen verwendeten HochschullehrerInnen ausgenommen. Auch im Landesbereich gibt es diverse flexible Arbeitszeitmodelle, die auch im Tilak-Bereich durchaus praktiziert, teilweise sogar beworben werden, nur Ärztinnen sind nicht inkludiert. Die diesbezügliche übliche Antwort aller Dienstgeber ist immer, im Klinikbereich „geht das nicht". Dies ist nicht glaubwürdig, es kann sich wohl nur um ein Managementproblem handeln, vielmehr um den Unwillen, zugunsten von Ärztinnen auch nur einen Gedanken auf eine Änderung des derzeitigen Systems zu verschwenden. Dazu kommt die überraschende Erkenntnis, dass im Bereich des Pflegepersonals zwar wohl nur aufgrund des großen Personalmangels alle diese Modelle möglich sind, nur im Ärztinnenbereich nicht. Es ist schwer verständlich, warum PatientInnen nur von Ärztinnen aus dem üblichen Arbeitszeitschema versorgt werden können, während für das Pflegepersonal diese Forderung offensichtlich nicht gilt, ohne dass die Qualität der Versorgung Schaden leidet. Ärztinnen gibt es noch genug, Ärztinnen kämpfen noch an den meisten Kliniken um Stellen, also ist hier kein Handlungsbedarf. Das ist zumindest eine sehr zynische Haltung für die Dienstgeber Land und Bund, die Frauen- und Familienförderung permanent auf ihre Fahnen schreiben. Jedes Ausbrechen aus dem von fast allen derzeit unerwünschten Arbeitszeitschema ist aber nur über Kinderargumentation erreichbar. Ein Faktor wie Lebensqualität wird für Ärztinnen nicht einmal angedacht.

Die Betroffenen sehen das anders:

„Beruf ist nicht familienfreundlich, Familie und Beruf sind sehr schwer zu vereinbaren, fast keine Zeit für Freizeitaktivitäten, keine Lebensqualität, mein Leben besteht nicht nur aus Arbeit, möchte weniger arbeiten, wegen persönlicher Lebensqualität, viel Stress im Dienst, bin schnell gereizt, in diversen Situationen auch privat, Erschöpfung, chronische Müdigkeit, etc."

Die Art der aktuellen Diskussion zur Arbeitszeit verschlechtert außerdem die Hoffnung auf Änderung des derzeitigen Schemas für Ärztinnen. Arbeitszeitdiskussionen im Krankenhaus gibt es seit Jahren. Massiv verschärft wurde diese Thematik durch die EU-Arbeitszeitregelungen, die in der Folge in Vereinbarungen, wie dem Modell Tirol, das derzeit noch gilt, mündeten. Im Landesbereich gibt es Betriebsvereinbarungen zwischen Tilak und Zentralbetriebsrat, die eingehalten werden und die keine unbezahlte Arbeit vorsehen. Im Bundesbereich ist die Lage wie immer komplizierter und weniger transparent. Es gilt zwar auch das Modell Tirol. Neue Erlässe und Zahlungsmodalitäten, deren Gültigkeitsdauer wieder nicht vorhersehbar ist, kommen laufend. De facto ist für die Bundesbediensteten derzeit die Problematik, dass sie bei Einhaltung des Modell Tirol mit der Drohung massiver Gehaltseinbußen konfrontiert sind und dadurch und durch den Druck der Kliniken - die Ersatzarbeitskräfte fehlen weitgehend - häufig zum Verlängern der 40-Stunden-Woche gezwungen werden. Dazu kommt die nach wie vor über eine pauschalierte Zulage bezahlte Arbeit für Forschung, die aber Dienstpflicht darstellt und das nicht neue Faktum, dass die in der Arbeitszeit zu gewährende Zeit für Forschung und Lehre nur in Einzelfällen gewährt wird. Zusätzlich harrt der Themenkreis Nebentätigkeit und Nebenbeschäftigung im Tilak- und noch mehr im Bundesbereich einer transparenten und einheitlichen Regelung. In der Diskussion zu all diesen Themenkreisen wird vor allem von Dienstgeberseite her häufig der Eindruck erweckt, den ÄrztInnen gehe es vor allem um Einkommen, sie seien bereit oder wollen sogar wesentlich mehr a s eine 40-Stunden-Woche arbeiten, es gehe nur ums Geld. Dieser Behauptung stehen die Umfrageergebnisse dieser Studie eindeutig entgegen.

Ich möchte nochmals an den über 90%igen Wunsch nach flexiblen Arbeitszeiten, an den über 50%igen Wunsch, unter 100%iges Beschäftigungsausmaß zu gelangen, sowie auf die hohe Zahl von angegebenen körperlichen, psychischen, gesundheitlichen Schäden durch das derzeitige Dienstausmaß, durch Wochenend- und Nachtdienste hinweisen (**der Wunsch nach flexibler Arbeitszeit rangiert weit vor dem besseren Gehalt!**).

Frauenförderung durch Arbeitgeber

Der zweithäufigste Wunsch betrifft die offizielle Förderung der Frauen durch den Arbeitgeber. Dies ist besonders verwunderlich, da sowohl beim Bund wie auch beim Land zahlreiche diesbezügliche Gesetze derzeit in Kraft sind.

Nicht nur die Ergebnisse dieser Studie zeigen, dass zwischen dem Gesetzestext und der Durchführung noch eklatante Lücken klaffen und massiver Handlungsbedarf besteht.

Diese Forderung wird von über 80% aller Ärztinnen erhoben. Auf den ersten Blick scheint dies leicht erfüllbar, denn es gibt sowohl im Bundes- wie im Landesbereich ein Gleichbehandlungsgesetz, Frauenfördergebote, Frauenförderpläne, Arbeitskreise für Gleichbehandlungsfragen. Was will die Ärztin eigentlich? Vielleicht nur, dass irgendetwas von dem, das in all diesen wunderbaren Gesetzen, Berichten und Plänen vorgesehen ist, auch durchgeführt wird, dass die mächtigen Männer doch einmal die Frauengesetzgebung lesen und erkennen, dass Frauenförderung Arbeitgeberpflicht, also ihre Dienstpflicht ist. Dass einmal die Frauengesetzgebung eingehalten würde, ohne dass der Arbeitskreis für Gleichbehandlungsfragen alle Instanzen bis hinauf zur Bundesministerin durchlaufen muss, ist ein bisher unerfüllter Wunschtraum. In diesem Klima ist es nicht verwunderlich, dass Frauenförderung nach wie vor nicht zur Betriebskultur gehört.

Top-down-Frauenförderung – warum?

Frauenförderung im Kliniksystem, einem patriarchalisch-hierarchischen System, kann nur von oben nach unten funktionieren! Auch hier ist zu bedenken, dass Frauenförderung bei Bund und Land laut Gesetz Arbeitgeberpflicht ist, wenn auch diese Forderung nicht gerne wahrgenommen wird.

Die derzeitige Frauenförderung ist zwar nicht laut Gesetz - sowohl bei Bund als bei Land ist Frauenförderung Dienstgeberpflicht - aber zumindest in der Durchführung eine Bottom-up-Aktion, das heißt machtlose Frauen müssen gegen mächtige Männer für andere Frauen kämpfen. Alle, sowohl im Universitätsbereich als auch im Tilak- und Landeskrankenhausbereich, die Dienstgeberfunktion ausüben, sind Männer. Bundesseite: ein Rektor, drei Vizerektoren, sieben Dekane, sieben Studiendekane – alle Männer; Tilak-Seite: zwei Tilak-Vorstände, drei Landeskrankenhaus-Abteilungsleiter – alle Männer. Die gesetzlich verbrieften Frauenrechte müssen von Frauen ohne wesentliche Ressourcen oder rechtliche Absicherung gegen ihre eigenen Dienstgeber durchgekämpft werden. Die Erfolge sind absehbar und bescheiden.

Das Gender-mainstreaming-Gebot wurde zwar EU-konform nach Beschluss der Österreichischen Bundesregierung als verpflichtend für die Universitäten sowie das Gesundheitssystem eingeführt und auch zumindest für die Universität vom Rektor verordnet; auf eine Durchführung warten wir bis dato vergeblich.

Bessere Kinderbetreuungsmöglichkeiten

Kinderbetreuung ist für alle betroffenen Ärztinnen, nämlich die, die Kinder haben oder noch Kinder wünschen, von existenzieller Bedeutung. Was die Ärztin im Detail vom Arbeitgeber bezüglich Kinderbetreuung will ist den Fragen 17.1. bis 17.6. (siehe Seiten 72 ff) zu entnehmen. Beide Arbeitgeber, Bund wie Land, bieten zwar eine Kinderbetreuung an, offensichtlich nicht ausreichend nach den Bedürfnissen der Betroffen. Jedenfalls korrelieren die Öffnungszeiten der Kinderbetreuungseinrichtungen nicht mit den tatsächlichen Arbeitszeiten sowie den Journaldiensten der hier beschäftigten Ärztinnen, woraus sich notgedrungen teilweise unlösbare Probleme ergeben. In dieser Hinsicht ist auch der Wunsch nach Schulkinderbetreuung und Nacht- und Wochenenddienstbetreuung zu sehen. So etwas wird weder vom Arbeitgeber noch von irgendeiner öffentlichen Institution angeboten und muss ausschließlich privat organisiert oder zugekauft werden. Die Folgen der mangelnden Kinderbetreuungsangebote, nicht nur von Seiten des Arbeitgebers, sind dieser Studie zu entnehmen. Nur eine Minderheit der Ärztinnen hat überhaupt Kinder, bei den Fachärztinnen in Ausbildung nur jede 4., die Frage nach Kinderwunsch verneint aber nur jede 10. Ärztin. Diese Diskrepanz zeigt gravierenden Handlungsbedarf für die Dienstgeber Bund und Land. Dies wird noch unterstützt durch die hohe Bejahung der Frage „Hat die Erreichung eines unbefristeten Dienstverhältnisses Einschränkungen Ihres Privatlebens und Verzicht auf Kinder gefordert?". Das kann doch nicht der Preis für eine Dauerstelle als Ärztin an der Klinik sein? Dazu kommt die hohe Zahl von Frauen, die physische und psychische Belastungen durch die Arbeit angeben, was wohl großteils durch den Stress, durch Unvereinbarkeit von Privatleben und Berufsleben verursacht sein dürfte. Auch die große Unzufriedenheit mit der Arbeitssituation sowie fast flächendeckende Resignation bezüglich Karrieremöglichkeiten beruht teils auf dieser Problematik.

Höheres Gehalt

„Alle ÄrztInnen sind geldgierig." Die derzeit aktuelle Diskussion um Nebenbeschäftigungen und deren Untersagung mündet in diese Formel. Die Versorgung der PatientInnen sei ihre letzte Sorge. Diese beiden Behauptungen sind diametral entgegen unseren Umfrageergebnissen, wo „Umgang mit Menschen" und „Helfen" eindeutig an der Spitze liegen. Weniger als 100%iges Arbeitsausmaß ist ein mehrheitlicher Wunsch der Frauen, allerdings keinesfalls soweit es Frauen betrifft, um einer gutbezahlten Nebenbeschäftigung nachgehen zu können, sondern einfach, um die tägliche Arbeit zu schaffen und nicht jegliche Hoffnung auf eine Habilitation schon sehr früh begraben zu müssen. Die derzeitige Auseinandersetzung um die Nebenbeschäftigungen der ÄrztInnen ist ein „Männerproblem", alle der Personalvertretung bekannten Fälle sind Männer.

Warum? Weil wir laut Umfrage wissen, dass die Frauen sehr viel Zeit für Haushalt und Kinderbetreuung brauchen und diese Pflichten, weil unbezahlt und unbedankt, weiterhin den Frauen vorbehalten bleiben. Dazu kommt, dass Frauen eher in den schlechtbezahlten Ausbildungspositionen sind, wo sie zwar Geld dringend brauchen würden, vor allem für die Kinderbetreuung, allerdings mangels ius practicandi gar keine Nebenbeschäftigungsmöglichkeit hätten. So zeigt sich hier wieder ein ganz eklatanter Geschlechtsunterschied: Mann kämpft um bezahlte Überstunden und Nebenbeschäftigungserlaubnis, Frau hofft auf Teilzeitmöglichkeiten, um ihren Dienstpflichten nachkommen und zusätzlich ihren Haushalts- und Familienpflichten genügen zu können.

Mit den betroffenen Männern wird bezüglich Nebenbeschäftigung, Überstundenbezahlung etc. verhandelt, sehr zu Recht, aber wer hat je mit den Frauen über ihre speziellen Probleme verhandelt? Mehr als wohlwollendes Zuhören ist nicht erreichbar. Selbst diese Bereitschaft zuzuhören gilt bei unseren diversen Dienstgebern als großes Privileg.

Anlaufstelle, Frauenbüro, Frauenclub

Eine Frauenanlaufstelle, auf deren Gestaltung und personelle Ausrüstung nicht einge-gangen wurde, wird mehrheitlich gefordert, in weitaus höherem Maß von den Landes-ärztinnen als „sehr wichtig" eingeschätzt. Deutlich höhere Angaben der Landesärztin-nen, eine Anlaufstelle sei „sehr wichtig", kann damit erklärt werden, dass die Frauen-vertreterinnen des Bundes zumindest nach dem zum Umfragezeitpunkt geltenden Frauenförderplan wesentlich mehr Rechte namentlich Einspruchsrechte mit aufschie-bender Wirkung bei Stellenvergabe hatten, als die Landesfrauenbeauftragte nach geltendem Landesrecht. Einige spektakuläre Erfolge sind wohl allgemein bekannt, alle von Bundesseite. Der Arbeitskreis für Gleichbehandlungsfragen an der Universität Innsbruck gibt eine Zeitung heraus und informiert auch dadurch über seine Existenz und Tätigkeiten.

Allerdings wissen wir aus den Gesprächen mit den Frauen, dass die gewünschte Frauenförderung durch den Arbeitgeber anders verstanden wird, als durch Einrichten eines Frauenclubs. Die Frauen wollen im Prinzip einfach, was im Gesetz steht, endlich Frauenförderung als Dienstgeberpflicht mit deutlichen Signalen der Dienstgeber, dass dies auch ihre Absicht ist sowie endlich ein Start, mit dem Gender-mainstreaming-Gebot ernst zu machen.

Supervision

Supervision wird von der Mehrheit der Ärztinnen gewünscht. Sie glauben, es würde Ihnen die Arbeit erleichtern. Supervision wird beim Land zumindest punktuell, angebo-ten, beim Bund nicht. Trotzdem ist der Bedarf bei den Landesangestellten höher. Eine Erklärung dafür könnte sein, dass die Supervision doch eher als Unterstützung der ärztlichen Tätigkeit gesehen wird, die Hauptprobleme der Bundesärztinnen aber im Wissenschaftsbereich liegen. Außerdem ist Supervision selbstverständlich mit Zeit-aufwand verbunden und selbst wenn es offiziell in der Arbeitszeit erfolgen sollte, heißt das für die Bundesärztinnen was Wissenschaft betrifft selbstverständlich zusätzliche Arbeit. Ob es darüber hinausgehende Gründe gibt kann nur diskutiert werden. Faktum ist, dass an den Arbeitskreis durch Bundesärztinnen nie die Anfrage nach einer Su-pervision aus dem Medizinbereich gekommen ist.

42. Wünsche an den Dienstgeber? Bewerten Sie folgende Punkte nach der Wichtigkeit bei der täglichen Arbeit:

Bei Wünschen an den Dienstgeber werden teils Themen angeboten, nämlich flexible Arbeitszeitmodelle, bessere Kinderbetreuungsmöglichkeiten (z.B. für Wochenende, Ferien), höheres Gehalt, Anlaufstelle, Frauenbüro, Frauenclub (als Kommunikationsplattform), offizielle Förderung durch den Arbeitgeber (Ziele, Anreizsysteme), Supervision, aber auch nach sonstigen Wünschen wurde gefragt.

42.1. Flexible Arbeitszeitmodelle
Beide Arbeitgeber, Land und Bund, haben flexible Arbeitszeitregelungen auch im Klinikbereich. Bei beiden sind ÄrztInnen ausgenommen, nicht aber das Pflegepersonal. Als Begründung muss die PatientInnenversorgung herhalten.

Flexible Arbeitszeit	Anzahl	%
sehr wichtig	175	64,6%
wichtig	73	26,9%
weniger wichtig	16	5,9%
unwichtig	4	1,5%
keine Angabe	3	1,1%
Summe	**271**	**100,0%**

Die flexible Arbeitszeit ist der absolute Renner bezüglich Wichtigkeit. **91,5%** der Ärztinnen geben flexible Arbeitszeit als „sehr wichtig" bis „wichtig" an, „unwichtig" wird nur von 1,5% der Ärztinnen angegeben.

Berufsgruppe	Flexible Arbeitszeit										Summe	
	sehr wichtig		wichtig		weniger wichtig		unwichtig		keine Angabe			
	n	%	n	%	n	%	n	%	n	%	n	%
Turnusärztin	16	69,6	5	21,7	2	8,7					23	100,0
Fachärztin in Ausbildung (Bund)	46	59,7	26	33,8	3	3,9	1	1,3	1	1,3	77	100,0
Fachärztin (Bund)	20	47,6	19	45,2	1	2,4	1	2,4	1	2,4	42	100,0
Fachärztin in Ausbildung (Land)	52	70,3	16	21,6	5	6,7	1	1,4			74	100,0
Fachärztin (Land)	39	73,6	7	13,2	5	9,4	1	1,9	1	1,9	53	100,0
angestellte praktische Ärztin	1	100,0									1	100,0
keine Angabe	1	100,0									1	100,0
Summe	**175**	**64,6**	**73**	**26,9**	**16**	**5,9**	**4**	**1,5**	**3**	**1,1**	**271**	**100,0**

Dienstgeber	Flexible Arbeitszeit						Summe	
	sehr wichtig		nicht wichtig		keine Angabe			
	n	%	n	%	n	%	n	%
Turnus	21	91,3	2	8,7			23	100,0
Bund	112	93,3	6	5,0	2	1,7	120	100,0
Land	115	89,8	12	9,4	1	0,8	128	100,0
Summe	**248**	**91,5**	**20**	**7,4**	**3**	**1,1**	**271**	**100,0**

Auch bei Betrachtung der Untergruppen ist die flexible Arbeitszeit „sehr wichtig". Dies wird von etwa 70% der Fachärztinnen des Landes, der Fachärztinnen in Ausbildung des Landes und der Turnusärztinnen angegeben. Die Bundesärztinnen liegen hier deutlich darunter, allerdings wird dies durch die Angaben in der Spalte „wichtig" wieder ausgeglichen, sodass alle Gruppen um 90% Zustimmung liegen. Die wesentlich geringere als „sehr wichtig"-Einschätzung der Bundesärztinnen dürfte mit dem Zwang zur Wissenschaft, die sowieso außerhalb der regulären Arbeitszeit stattzufinden hat, zusammenhängen, sodass die flexible Arbeitszeit in dieser Berufsgruppe nach derzeitigen Arbeitsbedingungen wesentlich weniger greifen kann.

42.2. Frauenförderung durch Arbeitgeber

Das ist derzeit sowohl bei Bund als auch Land gesetzlich geregelt und in beiden Fällen als Dienstgeberpflicht eindeutig definiert.

Offizielle Förderung durch den Arbeitgeber	Anzahl	%
sehr wichtig	123	45,4%
wichtig	100	36,9%
wenig wichtig	35	12,9%
unwichtig	7	2,6%
keine Angabe	6	2,2%
Summe	271	100,0%

Die offizielle Förderung durch den Arbeitgeber, das heißt Bund und Land, wird von 82,3% der Frauen als „sehr wichtig" und „wichtig" bezeichnet.

Berufsgruppe	Offizielle Förderung durch den Arbeitgeber										Summe	
	sehr wichtig		wichtig		wenig wichtig		unwichtig		keine Angabe			
	n	%	n	%	n	%	n	%	n	%	n	%
Turnusärztin	8	34,8	11	47,8	3	13,1	1	4,3			23	100,0
Fachärztin in Ausbildung (Bund)	28	36,4	32	41,5	14	18,2	1	1,3	2	2,6	77	100,0
Fachärztin (Bund)	20	47,6	15	35,7	3	7,1	2	4,8	2	4,8	42	100,0
Fachärztin in Ausbildung (Land)	31	41,9	29	39,2	13	17,6	1	1,3			74	100,0
Fachärztin (Land)	35	66,0	13	24,5	2	3,8	2	3,8	1	1,9	53	100,0
angestellte praktische Ärztin									1	100	1	100,0
keine Angabe	1	100									1	100,0
Summe	123	45,4	100	36,9	35	12,9	7	2,6	6	2,2	271	100,0

Dienstgeber	Offizielle Förderung durch den Arbeitgeber						Summe	
	sehr wichtig		nicht wichtig		keine Angabe			
	Anzahl	%	Anzahl	%	Anzahl	%	Anzahl	%
Turnus	19	82,6	4	17,4			23	100,0
Bund	96	80,0	20	16,7	4	3,3	120	100,0
Land	108	84,4	18	14,0	2	1,6	128	100,0
Summe	**223**	**82,3**	**42**	**15,5**	**6**	**2,2**	**271**	**100,0**

Die unterschiedliche Beantwortung in den Untergruppen, vor allem die ganz hohe Betonung der sehr hohen Wichtigkeit durch die Landesfachärztinnen ist schwer erklärbar, es mag aber mit der Tatsache, dass die Dauerstellen von oben auf nicht für die Betroffenen transparente Art vergeben werden, zusammenhängen, sodass hier eine Förderung besonders notwendig erscheint, vielleicht aber auch durch die geringeren Rechte im Frauenförderplan des Landes. Dass die Fachärztinnen Bund und Land die Frauenförderung durch den Arbeitgeber höher einschätzen als die in Ausbildung befindlichen Ärztinnen, ist vielleicht mit höherer Lebenserfahrung zu erklären.

42.3. Bessere Kinderbetreuungsmöglichkeiten

Die derzeitigen Angebote entsprechen nach unserer Umfrage eindeutig nicht den Bedürfnissen der betroffenen Ärztinnen. Besonders korrelieren die Öffnungszeiten der derzeitigen Angebote nicht mit den tatsächlichen Arbeitszeiten der Ärztinnen.

Bessere Kinderbetreuung	Anzahl	%
sehr wichtig	158	58,3%
wichtig	54	19,9%
weniger wichtig	17	6,2%
unwichtig	21	7,8%
keine Angabe	21	7,8%
Summe	**271**	**100,0%**

78,2% geben bessere Kinderbetreuung als wichtigen Punkt für die tägliche Arbeit an. Diese Frage kann naturgemäß nicht so eine hohe Antwort erhalten wie Fragen, die alle betreffen. Umso erstaunlicher ist es, dass 212 Frauen diese Frage als „sehr wichtig" oder „wichtig" bezeichnen, obwohl nur 102 Ärztinnen selbst Kinder haben. Hier sind wohl alle diese Ärztinnen zu finden, die aufgrund mangelnder Kinderbetreuungs-angebote ihren Kinderwunsch noch nicht verwirklichen konnten.

Berufsgruppe	Bessere Kinderbetreuung										Summe	
	sehr wichtig		wichtig		weniger wichtig		unwichtig		keine An-gabe			
	n	%	n	%	n	%	n	%	n	%	n	%
Turnusärztin	12	52,2	5	21,7	2	8,7	1	4,3	3	13,1	23	100,0
Fachärztin in Ausbildung (Bund)	41	53,2	23	29,9	4	5,2	5	6,5	4	5,2	77	100,0
Fachärztin (Bund)	21	50,0	8	19,0	4	9,6	3	7,1	6	14,3	42	100,0
Fachärztin in Ausbildung (Land)	49	66,2	14	18,9	5	6,7	3	4,1	3	4,1	74	100,0
Fachärztin (Land)	34	64,2	4	7,5	2	3,8	8	15,1	5	9,4	53	100,0
angestellte praktische Ärztin							1	100,0			1	100,0
keine Angabe	1	100,0									1	100,0
Summe	158	58,3	54	19,9	17	6,2	21	7,8	21	7,8	271	100,0

Dienstgeber	Bessere Kinderbetreuung						Summe	
	sehr wichtig		nicht wichtig		keine Angabe			
	Anzahl	%	Anzahl	%	Anzahl	%	Anzahl	%
Turnus	17	73,8	3	13,1	3	13,1	23	100,0
Bund	94	78,3	16	13,3	10	8,3	120	100,0
Land	101	78,9	19	14,8	8	6,3	128	100,0
Summe	212	78,2	38	14,0	21	7,8	271	100,0

Die bessere Kinderbetreuung als „sehr wichtig" wird in jeder Untergruppe der Ärztin-nen mit mehr als 50% bejaht. Hier herrscht Übereinstimmung, dass dies für die Frau-en „wichtig" ist.

42.4. Höheres Gehalt

Der übliche Vorwurf gegen ÄrztInnen, sie wollten mehr Geld, wird durch unsere Studie nicht bestätigt.

Höheres Gehalt	Anzahl	%
sehr wichtig	93	34,3%
wichtig	128	47,3%
weniger wichtig	44	16,2%
unwichtig	3	1,1%
keine Angabe	3	1,1%
Summe	271	100,0%

Der Wunsch nach einem höheren Gehalt wird von einem Drittel als „sehr wichtig" bezeichnet. 81,6% halten es für „wichtig" oder „sehr wichtig", aber immerhin 17,3% für „weniger wichtig" oder „unwichtig". Das ist immerhin jede 6. Ärztin.

Berufsgruppe	Höheres Gehalt										Summe	
	sehr wichtig		wichtig		weniger wichtig		unwichtig		keine Angabe			
	n	%	n	%	n	%	n	%	n	%	n	%
Turnusärztin	8	34,8	9	39,2	5	21,7	1	4,3			23	100,0
Fachärztin in Ausbildung (Bund)	18	23,4	44	57,1	13	16,9	1	1,3	1	1,3	77	100,0
Fachärztin (Bund)	10	23,8	25	59,5	6	14,3			1	2,4	42	100,0
Fachärztin in Ausbildung (Land)	32	43,3	28	37,8	14	18,9					74	100,0
Fachärztin (Land)	24	45,3	21	39,6	6	11,3	1	1,9	1	1,9	53	100,0
angestellte praktische Ärztin			1	100,0							1	100,0
keine Angabe	1	100,0									1	100,0
Summe	93	34,3	128	47,3	44	16,2	3	1,1	3	1,1	271	100,0

Dienstgeber	Höheres Gehalt						Summe	
	sehr wichtig		nicht wichtig		keine Angabe			
	Anzahl	%	Anzahl	%	Anzahl	%	Anzahl	%
Turnus	17	74,0	6	26,0			23	100,0
Bund	98	81,7	20	16,7	2	1,6	120	100,0
Land	106	82,8	21	16,4	1	0,8	128	100,0
Summe	**221**	**81,6**	**47**	**17,3**	**3**	**1,1**	**271**	**100,0**

Bei Betrachtung der Untergruppen fällt eine Verschiebung im Bereich „sehr wichtig" und „wichtig" zwischen Land und Bund auf. Für die Landesärztinnen ist es „sehr wichtig", für die Bundesärztinnen nur „wichtig". Hier würde sich als Erklärung anbieten, dass die Bundesärztinnen vor allem durch die langen Arbeitszeiten und den Druck, Wissenschaft betreiben zu müssen, leiden; dieses Problem ist durch Geld nicht so leicht auszugleichen. Ähnliches gilt für die Turnusärztinnen, wo wahrscheinlich vor allem wegen der kurzfristigen Verträge das momentane Gehalt nicht die einzig ausschlaggebende Wichtigkeit hat.

42.5. Anlaufstelle, Frauenbüro, Frauenclub

Durch die gesetzlich verordnete Frauenförderung ergibt sich die Notwendigkeit einer Anlaufstelle. Im Bundesgesetz ist dies sogar eindeutig gefordert; Innsbruck wird dabei namentlich erwähnt.

Frauenanlaufstelle	Anzahl	%
sehr wichtig	55	20,3%
wichtig	105	38,7%
weniger wichtig	82	30,3%
unwichtig	25	9,2%
keine Angabe	4	1,5%
Summe	**271**	**100,0%**

Die Frauenanlaufstelle wird mehrheitlich mit 59% als „sehr wichtig" und wichtig angegeben.

Berufsgruppe	Anlaufstelle										Summe	
	sehr wichtig		wichtig		weniger wichtig		unwichtig		keine Angabe			
	n	%	n	%	n	%	n	%	n	%	n	%
Turnusärztin	4	17,4	11	47,8	7	30,5	1	4,3			23	100
Fachärztin in Ausbildung (Bund)	8	10,4	32	41,6	29	37,6	7	9,1	1	1,3	77	100
Fachärztin (Bund)	7	16,7	23	54,7	9	21,4	1	2,4	2	4,8	42	100
Fachärztin in Ausbildung (Land)	19	25,7	25	33,8	22	29,7	8	10,8			74	100
Fachärztin (Land)	16	30,2	14	26,4	15	28,3	7	13,2	1	1,9	53	100
angestellte praktische Ärztin							1	100			1	100
keine Angabe	1	100									1	100
Summe	**55**	**20,3**	**105**	**38,7**	**82**	**30,3**	**25**	**9,2**	**4**	**1,5**	**271**	**100**

Dienstgeber	Anlaufstelle						Summe	
	sehr wichtig		nicht wichtig		keine Anagabe			
	Anzahl	%	Anzahl	%	Anzahl	%	Anzahl	%
Turnus	15	65,2	8	34,8			23	100,0
Bund	71	59,2	46	38,3	3	2,5	120	100,0
Land	74	57,8	53	41,4	1	0,8	128	100,0
Summe	**160**	**59,0**	**107**	**39,5**	**4**	**1,5**	**271**	**100,0**

Die Differenzierung der Untergruppen bei dieser Frage ist schwierig. Als „sehr wichtig" wird sie bei den Landesärztinnen angegeben, in wesentlich höherem Ausmaß als bei den Bundesärztinnen.

42.6. Supervision
Supervision wird derzeit im Landesbereich, nicht aber im Bundesbereich angeboten.

Supervision	Anzahl	%
sehr wichtig	113	41,7%
wichtig	83	30,6%
weniger wichtig	48	17,7%
unwichtig	17	6,3%
keine Angabe	10	3,7%
Summe	**271**	**100,0%**

Eine Supervision wird von 113 Ärztinnen, das sind 41,7%, als „sehr wichtig" angesehen. Knapp drei Viertel halten sie für „sehr wichtig", „wichtig", mehr als ein Viertel für „weniger wichtig" oder „unwichtig".

Berufsgruppe	Supervision										Summe	
	sehr wichtig		wichtig		weniger wichtig		unwichtig		keine Angabe			
	n	%	n	%	n	%	n	%	n	%	n	%
Turnusärztin	10	43,5	8	34,8	5	21,7					23	100,0
Fachärztin in Ausbildung (Bund)	27	35,1	28	36,3	12	15,6	7	9,1	3	3,9	77	100,0
Fachärztin (Bund)	9	21,4	18	42,9	9	21,4	3	7,2	3	7,1	42	100,0
Fachärztin in Ausbildung (Land)	39	52,7	19	25,6	12	16,2	3	4,1	1	1,4	74	100,0
Fachärztin (Land)	27	50,9	10	18,9	9	17,0	4	7,5	3	5,7	53	100,0
angestellte praktische Ärztin					1	100					1	100,0
keine Angabe	1	100,0									1	100,0
Summe	**113**	**41,7**	**83**	**30,6**	**48**	**17,7**	**17**	**6,3**	**10**	**3,7**	**271**	**100,0**

Dienstgeber	Supervision						Summe	
	wichtig		nicht wichtig		keine Antwort			
	Anzahl	%	Anzahl	%	Anzahl	%	Anzahl	%
Turnus	18	78,3	5	21,7			23	100,0
Bund	83	69,2	31	25,8	6	5,0	120	100,0
Land	95	74,2	29	22,7	4	3,1	128	100,0
Summe	**196**	**72,3**	**65**	**24,0**	**10**	**3,7**	**271**	**100,0**

Bei den Untergruppen zeigt sich der Unterschied wieder zwischen Bundes- und Landesärztinnen. Bei den Landesärztinnen, auch bei den Turnusärztinnen, wird die Supervision in wesentlich höherem Maß als „sehr wichtig" eingeschätzt.

III. Biographische Ärztinneninterviews durch das Institut für gesellschaftswissenschaftliche Forschung, Bildung und Information FBI

Annemarie Schweighofer-Brauer

Zum Bericht

Zur Ergänzung der Fragebogenuntersuchung wurde ein qualitativer Teil mit lebensge-schichtlichen Interviews durchgeführt. Dafür wurde das Institut für gesellschaftswis-senschaftliche Forschung, Bildung und Information FBI beauftragt. Die Idee dazu war eine Ergänzung und Vertiefung der Fragebogeninterviews. Diese lebensgeschichtli-chen Interviews waren genauso wie der Fragebogen auf die betroffenen Ärztinnen und ihre Bedürfnisse fokussiert. Die Untersuchung beschäftigt sich mit den Ärztinnen an den Universitätskliniken Landeskrankenhaus Innsbruck mit ihren subjektiven Prob-lemen, Problembewältigungsstrategien und ihren Wünschen. Daraus sollen neue Strategien für eine Verbesserung der derzeitigen Situation entwickelt werden. Hier liegt auch eine hohe Bringschuld der Arbeitgeberseite, da Frauenförderung sowohl beim Bund wie auch beim Land Arbeitgeberpflicht ist.

Ziel der biographischen Interviews war es, einzelne Ärztinnen zu befragen und ihre Lebensgeschichte beispielhaft für ihre Gruppe aufzuarbeiten. Darin liegen auch die Grenzen dieser Untersuchung. Es wurden zwar aus jeder Gruppe, nämlich Bundes-und Landesärztinnen, Turnusärztinnen, Ärztinnen in Ausbildung zur Fachärztin und Fachärztinnen, Ärztinnen befragt, allerdings ist eine gewisse Selektion unvermeidlich. Schon allein die Bereitschaft, bei dieser Studie so sichtbar und trotz Anonymisie-rungsversuchen jederzeit aufdeckbar mitzutun, setzt eine gewisse Identifikation mit Frauenanliegen voraus. Die Interviewpartnerinnen sind eher die kämpferischen, femi-nistisch gesinnten Frauen oder zumindest solche, die bereit und willens sind, an der Änderung der derzeitigen Lage zu arbeiten. Entgegen der sehr großen Bereitschaft, den Fragebogen auszufüllen, haben hier sehr viele abgelehnt, teilweise wohl auch, um nicht mit uns sichtbar in Verbindung gebracht zu werden. Ich bin nicht nur die Lei-terin des Ludwig Boltzmann Institutes für Geschlechterforschung, also einer For-schungseinrichtung, sondern auch die langjährige Vorsitzende des Arbeitskreises für Gleichbehandlungsfragen an der Universität Innsbruck. Ich bin also diejenige Person, die diverse Klinikvorstände durch Einsprüche bei Stellenvergaben verärgert hat, über die durchaus nicht nur freundlich bei Morgenbesprechungen etc. gesprochen wird. Feministin ist keinesfalls eine Ehrenbezeichnung an den Kliniken und kann wohl auch nicht als karrierefördernder Titel betrachtet werden. Der Fragebogen war etwas anderes. Er wurde nicht nur persönlich verteilt, sondern stand auch im Intranet der Tilak, war somit offiziell „erlaubt". Außerdem muss auch anerkannt werden, dass nicht alle Frauen unsere Aktivitäten unterstützen. Was Status und Altersstruktur der Teilnehmerinnen an den biographischen Interviews betrifft, liegen wir durchaus im gleichen Verhältnis wie die Fragebogenaktion - so ist das Verhältnis Ärztinnen in Ausbildung zu Fachärztinnen bei den biographischen Interviews 6 zu 4, bei den Fragebögen 64,2% zu 35,4% (Rest keine Angabe). Trotzdem ist durch die unvermeidliche Vorselektion der Interviewpartnerinnen mit einer gewissen Verschiebung der Antworten zu rechnen.

Die biographischen Interviews wurden parallel zur Fragebogenaktion durchgeführt. Zum Zeitpunkt der biographischen Interviews waren somit auch der Interviewerin die Ergebnisse der Fragebogenaktion nicht bekannt.

Die Hypothesen zu Hauptproblemen für Karriere und Vereinbarkeit von Familie und Beruf wurden zugleich mit Erstellung des Fragebogens aufgrund persönlicher Eindrücke und Erfahrungen als Ärztin an den Universitätskliniken Landeskrankenhaus Innsbruck, als Vorsitzende des Arbeitskreises für Gleichbehandlungsfragen an der Universität Innsbruck sowie langjährige Personalvertreterin aufgestellt.

Eine nicht in allen Punkten völlige Übereinstimmung der biographischen Interviews mit den Ergebnissen der Fragebogenauswertung sowie den Hypothesen zu Karrierehindernissen für Ärztinnen, was bei der oben beschriebenen unvermeidlichen Vorselektion der Teilnehmerinnen an biographischen Interviews zu erwarten war, wurde bewusst in Kauf genommen. Unserer Meinung nach gibt gerade die Kombination von standardisierten Fragebögen mit Einzelinterviews einen besseren und tieferen Einblick in die Probleme der Klinikärztinnen.

METHODOLOGIE – METHODEN

Qualitative Forschung – lebensgeschichtliche Interviews

Die qualitative Forschung mittels lebensgeschichtlicher Interviews ergänzt die Fragebogenstudie. Die lebensgeschichtlichen Interviews leuchten das Forschungsfeld anhand individueller, erzählter Erfahrung aus. Diese Forschung geschieht durch verbale Kommunikation – Ergebnisse entstehen im Verlauf eines geleiteten Kommunikationsprozesses zwischen Interviewter und Interviewerin. Das narrative Interview ermutigt durch offene Fragen und durch die Erzähldynamik assoziative Zugänge zur Erinnerung der Interviewpartnerinnen. Geschichten können erzählt werden. Im Gegensatz zu den stichwortartigen Antworten auf Fragebogenfragen sind Erklärungen und Hintergrundschilderungen möglich.

Die Fragen werden in offener Form gestellt, um Sicht- und Verständnisweisen sowie Formulierungen der Interviewten zu eruieren. Ein Eingehen auf die jeweilige Interviewte außerhalb der im Leitfaden festgehaltenen Fragenfelder ist ebenso vorgesehen wie eine Abwandlung der Fragen für den konkreten Fall. Von der Forscherin wird nicht abstrahiert, sie ist Teil des Forschungsprozesses. Ihr Einfluss wird reflektiert.

Mit lebensgeschichtlichen Interviews wird im Rahmen der Ärztinnenstudie geforscht, um ein erweitertes Verständnis für Lebens- und Arbeitszusammenhänge der Ärztinnen – für Gemeinsamkeiten und Unterschiede – zu gewinnen; um Themen herauszufinden, die für die Betroffenen wichtig sind und die bisher noch nicht oder nur am Rande berücksichtigt wurden; um individuelle Lösungsmuster für allgemeine Problemzusammenhänge kennen zu lernen, die auch für die Allgemeinheit interessant sein könnten; um notwendige Maßnahmen und Veränderungen anhand individueller Erfahrungen zu erläutern.[65]

---

[65] Zu qualitativer Sozial- und Biographieforschung vgl. etwa: Rosenthal, Gabriela: Erlebte und erzählte Lebensgeschichte. Gestalt und Struktur biographischer Selbstbeschreibung, Frankfurt a. M.-New York 1995; Uwe Flick u. a. (Hrg.): Handbuch qualitative Sozialforschung. Grundlagen, Konzepte, Methoden und Anwendungen, Weinheim 1995[2]; Atteslander, Peter: Methoden der empirischen Sozialforschung, Berlin-New York 2000[9].

Konkrete Vorbereitung und Durchführung der Interviews

Die inhaltliche Vorbereitung der Interviews erfolgte in Anlehnung an die Fragebogenstudie. Weiters wurden die quantitative Studie von Elisabeth Mixa[66] sowie eine qualitative Forschung zu freien Wissenschaftlerinnen des Institut FBI[67] dafür herangezogen.

Als Methode wurde das offene, lebensgeschichtliche Interview mit Leitfaden gewählt.
Dieses besteht aus einer offenen ersten Phase – die Interviewte erzählt ihre Lebensgeschichte nach einer Eingangsfrage (im Sinne von: „Erzählen Sie bitte Ihre Lebensgeschichte mit Schwerpunkt Berufsbiographie") entsprechend ihrer eigenen Logik und
Themenauswahl. In einer zweiten Phase stellt die Interviewerin anhand eines Leitfa-
dens für die Forschung maßgebliche Fragen in möglichst offener Form. Weiters finden
in dieser Phase Verständnisfragen Platz und Fragen, die sich auf in der ersten Phase
angerissene und angedeutete, interessant erscheinende Inhalte beziehen. Das Interview wird mit dem Einverständnis der Interviewten auf Kassette aufgenommen.

Gemeinsam mit dem LBI (Ludwig Boltzmann Institut für kardiologische Geschlechterforschung) wurde festgelegt, wie viele Ärztinnen aus welcher Kategorie interviewt
werden sollten – entsprechend den Interessen der Gesamtstudie. Die Kategorien
wurden von der Auftraggeberin für die Gesamtstudie benannt: Turnusärztinnen, Assis-
tenzärztinnen/Landesbedienstete, Assistenzärztinnen/Bundesbedienstete, Fachärztinnen mit Dauerstellen von Bund und Land, darunter habilitierte Ärztinnen. Die Erläu-
terung der so definierten Kategorien erfolgt weiter unten. Insgesamt wurden zehn
Interviews durchgeführt.

LBI-MitarbeiterInnen kontaktierten potentielle Interviewpartnerinnen und informierten
sie über das Anliegen. Sie vereinbarten die Interviewtermine. Das erleichterte den
Zugang zu den Interviewpartnerinnen. Der Vertrauensvorschuss gegenüber dem LBI
erhöhte die Bereitschaft zu einem Interview. Durch dieses Vorgehen waren die Interviewpartnerinnen allerdings vor dem Interview durch die Interviewerin nicht über den
zu vermutenden Zeitbedarf, über die Verwendung des Tonbandes, über den Hintergrund der Forschung, die Rolle der Interviewerin und die des Instituts FBI sowie über
die Art des Interviews informiert. Bis auf den Zeitbedarf in drei Fällen erwies sich dies

---

[66] Vgl. Mixa, Elisabeth: Ärztinnen im Wissenschaftsbetrieb. Aufstiegsbedingungen und Karrieremöglichkeiten, in: BM für Wissenschaft und Verkehr (Hrg.): 100 Jahre Frauenstudium. Zur
Situation der Frauen an Österreichs Hochschulen, Reihe: Materialien zur Förderung von Frauen
in der Wissenschaft, Bd. 6, Wien 1997.
[67] Schweighofer-Brauer, Annemarie/ Schroffenegger, Gabriela/ Gnaiger, Andrea/ Fleischer, Eva
(Hrg.): „Eigentlich lief alles nach Plan, bis ..." Biographische Texte zu freien Wissenschaftlerinnen in Österreich, Innsbruck-Wien-München-Bozen 2002.

aber in den konkreten Interviewsituationen nicht als hinderlich und konnte schnell geklärt werden.

Begleitend zur Datensammlung mittels Tonband wurde von der Interviewerin ein Situationsbericht verfasst, in dem festgehalten wurde, was das Tonband nicht aufzeichnete, wie etwa Gespräche vor und nach dem Mitlaufen des Tonbandes, Beobachtungen und Selbstbeobachtungen.

Auswertung der Interviews

Die Interviews wurden in einem ersten Schritt transkribiert. Zur Transkription wurde ein „Formular" mit den Spalten Bandnummer (leichtere Auffindung von Passagen auf dem Tonband), Zeit (schnell ersichtliche zeitliche Verortung von Erzählpassagen), Inhalt (Transkript), Inhaltsangabe (Kurzfassung für den schnellen Überblick) ausgearbeitet. Die Transkription erfolgte in Hochdeutsch, nicht alle Füllwörter wurden niedergeschrieben. Es wurde aber Wert darauf gelegt, den Sprachduktus der Erzählerinnen möglichst zu erhalten. Längere Pausen wurden vermerkt, da es für die Bedeutung einer Aussage wichtig sein kann, ob eine Antwort schnell oder erst nach längerem Nachdenken erfolgt. Was beim Transkribieren akustisch nicht mehr zu verstehen war, wurde mit Punkten und Fragezeichen markiert: „(...?)" für nicht Verstandenes; „(?)" hinter dem entsprechenden Wort, wenn etwas falsch verstanden worden sein könnte.

Den zweiten Schritt bildete eine Einordnung von Erzählteilen und –passagen in Themenfelder, die auch gleich Überschriften für den Bericht bilden konnten. Diese ergaben sich teilweise aus den vorweg festgelegten Forschungsthemen, teilweise aus Themen, die durch die Erzählungen neu hinzukamen.

Für die Inhaltsanalyse und Berichtlegung müssen einige Fragen als Hintergrund, auf dem die entstandenen Texte zu lesen sind, mitbedacht werden: Wieviel Offenheit, Vertrauen ist in der kurzen Zeit des Interviews möglich und was heißt das für die Antworten? Welche Rücksichten nehmen die Interviewpartnerinnen als Ärztinnen in ihrer jeweiligen Position aus Angst vor Nachteilen, die ein Bekanntwerden des Gesagten bringen könnte? Was bedeutet es für die Ergebnisse, dass keine Zweitinterviews für Rückfragen durchgeführt werden? Was überhört die Forscherin, welche Zusammenhänge sind für sie aus ihrer Erfahrung unklar oder unverständlich? Was lehnt sie ab, womit identifiziert sie sich? Was glaubt sie ganz unmittelbar und schnell zu verstehen? Was bewirkt der relativ enge zeitliche Rahmen der Interviews, der fallweise daraus entstehende Stress – inwieweit verhindert er Erinnerung und ausführliche Erzählungen – sowohl von Seiten der Forscherin her als auch von Seiten der Interviewpartnerinnen?

Im Rahmen der Inhaltsanalyse wurden fallweise Bezüge zu der erwähnten Studie von Institut FBI[68] hergestellt, um eine Vergleichsgruppe heranzuziehen. Der Vergleich ist eine Methode, mit deren Hilfe Spezifika der untersuchten Gruppen verdeutlicht werden können. In diesem Fall geht es um den Vergleich mit einer anderen Gruppe akademisch gebildeter Frauen – der freier Wissenschaftlerinnen v. a. aus dem Bereich der Geisteswissenschaften. Es wurden in diesem Zusammenhang elf Frauen untersucht, die altersmäßige Zusammensetzung ist ähnlich wie bei den Ärztinnen, (drei bis 1950 geboren; die übrigen zwischen 1955 und 1970). Sie leben und arbeiten in Österreich. Sie haben aber im Unterschied zu den Ärztinnen fast durchwegs geisteswissenschaftliche Studien gewählt (bis auf zwei: eine ein Wirtschaftsstudium, eine Jus).

Weiters wird auf die im Vorfeld der Forschung besprochenen Hypothesen der Auftraggeberin Bezug genommen.

Bei der Analyse wurde sowohl induktiv als auch deduktiv vorgegangen: Die Hypothesen der Auftraggeberin, die erwähnten Studien und Erfahrungen aus bereits durchgeführten Forschungen beeinflussen die Wahl der Leitfadenfragen, die Antworten werden darauf hin überprüft. Die transkribierten Erzählungen werden aber auch so gelesen, dass nicht nur wahrgenommen wird, was in das Raster der Vorannahmen passt. Vielmehr gehen Analysethemen, wie erwähnt, aus den Texten hervor, neue Einsichten entstehen, neue Ordnungsversuche werden unternommen.

Die Inhaltsanalyse in dieser Studie ist v. a. eine hermeneutische – interpretierend, verstehend: Was will die Interviewte über sich aussagen, was über ihre Erfahrung, über ihre soziale Wirklichkeit?

Es erfolgt ein Vergleich der Interviews untereinander anhand der Aussagen zu einzelnen Themen: Woher kommen die Interviewpartnerinnen? Wie fäll/t/en sie Entscheidungen? Wie verhalten sie sich in verschiedenen Situationen?

Es geht weniger darum, die Aussagen der Interviewpartnerinnen in Diskursfeldern zu verorten (wie dies im Rahmen diskursanalytischer Verfahren vorgeschlagen wird). Das Ziel dieser Forschung besteht vielmehr darin, die Lebens- und Arbeitssituation von Ärztinnen anhand der Fallbeispiele nachzuvollziehen und mögliche Maßnahmen zur Verbesserung ihrer Arbeitsbedingungen herauszufiltern: Was sehen die Betroffenen als ihre Probleme im Beruf als Ärztin? Was kann ihnen bei ihrer Karriereplanung helfen?

---

[68] Schweighofer-Brauer u. a. 2002.

Darstellung – Berichtlegung

Bei der Berichtlegung zur Studie besteht die größte Herausforderung in der Anonymisierung der Interviewpartnerinnen. Hierbei gilt es, Balance zu halten zwischen der Darstellung der Besonderheit der einzelnen Biographie einerseits und der Anonymität der Interviewten andererseits. Der Gewinn qualitativer Studien besteht gerade darin, die Besonderheit und den Einzelfall darzustellen und anhand dessen vergleichend Typisches, Verallgemeinerbares auf einer hermeneutischen Ebene zu erörtern. Die individuellen Lösungen, die Frauen aus dem Angebot von möglichen Lösungen für sich wählen, werden aus den jeweiligen Erzählungen in ihrem auch chronologischen Zusammenhang und aus den konkreten Details einer Lebensgeschichte verständlich und nachvollziehbar.

Wird dies im Bericht genau so dargestellt, so lassen sich die Interviewpartnerinnen leicht identifizieren. Die Anonymisierung dient hingegen dem Schutz der Interviewpartnerinnen. Für die Forschung hat sie außerdem den Vorteil, dass durch sie das Typische stärker hinter den konkreten Fällen hervortreten kann.

Letztlich erzeugen die beiden Anforderungen einen Widerspruch. Zum Zweck der Anonymisierung müssen die Interviews „zerlegt", sozusagen in Häppchen – vermischt mit den Häppchen aus den anderen Interviews – serviert und Fakten weggelassen bzw. nur ungefähr dargestellt werden.

Eine perfekte Lösung existiert nicht. Wenn Forscherinnen ihre Forschungspartnerinnen nicht anonymisieren, begegnen sie dem dargelegten Dilemma häufig, indem sie den letzteren vorlegen, was zur Veröffentlichung gelangen soll. Die Forschungspartnerinnen autorisieren den Text der Veröffentlichung.

In diesem Bericht wird versucht, Gewinne aus der qualitativen Forschung zu realisieren, indem gezeigt wird, dass jede Frau auf ihre je besondere Art, auf ihrem je besonderen Erfahrungshintergrund, Entscheidungen trifft, Situationen bewältigt und Schritte setzt, ohne sie dabei identifizierbar zu machen. Zu Alter und Fach werden keine genauen, jedoch annäherungsweise Angaben gemacht, um die Realität nicht völlig zu verwischen; die Biographien werden nicht in ihrem jeweiligen Gesamtzusammenhang dargestellt, es werden immer nur Teile zum jeweils zur Debatte stehenden Thema herausgenommen, ohne Hinweis auf andere Teile, die schon aus dem entsprechenden Interview zitiert wurden. Einzelfaktoren werden aber ausgewählt, die die jeweilige Entscheidung, Lösung beeinflusst haben können. Weiters werden Anleihen aus quantifizierenden Verfahren genommen, indem bei einigen Fragestellungen angeben wird, wie viele von den zehn Interviewpartnerinnen in welche Kategorie einzuordnen sind.

Als unmöglich erweist sich die Anonymisierung bei Frauen, die aufgrund ihrer Position besonders exponiert sind. Es gibt so wenige habilitierte Frauen, dass diese anhand von ein, zwei Details zu identifizieren sind.

Forschungsfragen, Hypothesen und Auswahl der Interviewpartnerinnen

Die Eingangsfrage zum offenen Teil der Interviews lautete, wie erwähnt, sinngemäß: „Erzählen Sie bitte Ihre Lebensgeschichte, soweit Sie das wollen, mit Schwerpunkt Berufsbiographie."

Im Leitfaden kamen folgende Fragefelder vor, die sich aus den Hypothesen zur Forschung ergaben:

Auswahlkriterien für die Interviewpartnerinnen

Grundsätzlich gibt es zwei Arbeitgeber für die Ärztinnen der Innsbrucker Universitätsklinik: Zum einen die Tilak – diese Ärztinnen sind also Landesangestellte - das betrifft alle Turnusärztinnen sowie einen Teil der Assistenzärztinnen; zum anderen den Bund - das betrifft alle Hochschullehrerinnen, die neben der ärztlichen Tätigkeit auch zu Forschung und Lehre verpflichtet sind.

Für die Ärztinnenstudie (quantitativ und qualitativ) werden die Ärztinnen nach ihrem Anstellungsverhältnis und Ausbildungsweg in fünf Kategorien eingeteilt.

Kategorien und Hypothesen der Auftraggeberin:

- Turnus (Ausbildung zur praktischen Ärztin): dauert drei Jahre; der Arbeitsdruck ist hier am geringsten – frau bleibt einige Monate auf einer Station, hat daher weniger Probleme mit KollegInnen. Die TurnusärztInnen kennen sich untereinander – sie bilden eine Gruppe außerhalb der Arbeitshierarchien. Sie haben aber auch die am wenigsten angesehene Position – bekommen auf den Stationen häufig vermittelt, dass sie „nur lästig" sind. Dazu kommt die Unsicherheit: Was ist in drei Jahren? Theoretisch stehen frau danach alle Wege offen, aber wird sie es schaffen, ihre Wünsche umzusetzen? Ist sie mobil genug? Traut sie sich, den Kredit für eine

Praxiseröffnung aufzunehmen? Bekommt sie die erträumte Stelle für eine Fachärztinausbildung? Ein weiteres Problem ergibt sich aber in vielen Fällen durch die private Situation: Die Karriere der Frau wird gegenüber der des Mannes als zweitrangig eingestuft.

- Landesausbildung – Fachausbildung: dauert sechs Jahre, sie besitzt mehr Prestige als der Turnus. Die so Ausgebildeten können sich im Anschluss als FachärztInnen niederlassen oder mit Unterstützung ihrer Chefs an der Klinik bleiben. Die Fachausbildung muss in der Regel ganztägig gemacht werden, also gehen diejenigen Frauen, die auch noch Familie haben, davon aus, dass die Vereinbarkeit von Ganztagsjob und Familie zu bewerkstelligen ist. Sie verdienen besser und haben ein besseres Selbstwertgefühl als Turnusärztinnen. Sie sehen sich als der Klinik zugehörig. Sie erleiden andererseits genau deshalb aber auch die Frustration, als Frau abgelehnt zu werden (nicht wie die erste Gruppe, die die erfahrene Ablehnung auf den Status der Turnusausbildung zurückführen kann). Die AssistentInnen sind völlig vom Chef abhängig, von Gutachten einer männlichen Kommission, vom Wohlwollen männlicher Netzwerke. Sie können ihre Ausbildungsstelle nicht wechseln.

- Fachärztinnen des Landes – es gibt wenige Dauerstellen. Diese Frauen haben „irgendwie überlebt". Psychologisch interessant ist die Vorselektion: Wer bleibt bis zu dieser Position in einem extrem frauenfeindlichen System übrig (in einer Zeit, in der es noch keine Frauenförderung gab)? Es handelt sich bei den gegenwärtigen Oberärztinnen um Einzelkämpferinnen. Spannend ist hier die Frage: Was braucht es, um zu überleben? Sie hatten/haben nicht die gleichen Chancen wie Männer, in Wahrheit kommen sie an einen Punkt, an dem es nicht mehr weitergeht. Deshalb ziehen sie für sich eine negative Bilanz: Es hat alles nichts genützt (der ganze Einsatz ...). Dazu kommt vielleicht noch im privaten Bereich, dass die Ehe das berufliche Engagement der Frau nicht überstanden hat oder die Kinder der Mutter Vernachlässigung vorhalten. Wie sieht die Privatbilanz aus?

- Hochschulassistentinnen – sind Bundesangestellte, die eine Facharztausbildung machen – diese Position ist mit Prestige verbunden, die Abhängigkeit vom Chef ist vielleicht etwas geringer, weil es stärker um die wissenschaftliche Qualifikation geht, wobei aber auch Forschung ohne Unterstützung, zumindest Duldung des Chefs kaum möglich ist. Die Dienstpflichten umfassen Lehre, Forschung, Verwaltung sowie ärztliche Tätigkeit. Die tägliche Arbeitszeit, noch dazu teilweise unbezahlt, ist im Durchschnitt sicher die höchste aller Ärztinnengruppen, damit auch der Stress. Dazu kommt noch der große Druck der wissenschaftlichen Qualifikation.

- Bundesangestellte mit Dauerstellen – hierbei handelt es sich um verschiedene Kategorien von Hochschulprofessorinnen. Diese sind theoretisch relativ unabhängig und genießen das höchste Prestige von allen genannten Gruppen, allerdings sind sie am Ende ihrer Karriere angelangt. Es stellt sich die Frage: War das alles? Hat es sich gelohnt?

Ärztinnen im Turnus und in der Fachausbildung gehören ungefähr zur gleichen Altersgruppe, Dauerstelleninhaberinnen sind durchschnittlich zehn Jahre älter. Bund und Land haben ein ähnliches Gehaltsschema mit zweijährigen Vorrückungen.

In unserer Forschung geht es vor allem darum, die Gruppen zu berücksichtigen, bei denen eine Förderung noch machbar ist.

Von der Auftraggeberin angenommene Hauptprobleme für die Karriere

Hier werden alle Probleme, die sich durch ein frauenfeindlich-patriarchalisch-hierarchisches System ergeben, ausgespart und die Befragung und Untersuchung auf die Frauen selbst konzentriert. Alle Thesen beruhen ausschließlich auf meinen persönlichen Erfahrungen als Ärztin, Personalvertreterin und Arbeitskreisvorsitzende in Innsbruck.

- Mangelndes Selbstwertgefühl, verstärkt durch ein „Nicht geliebt-, Nicht gewollt Werden" auf der Station, an der Klinik, vielleicht „nur" durch Frauenförderung Stelle erhalten;

- Weiblicher Perfektionismus in allen Bereichen des Lebens (Bravsein, alles super machen) und dabei aber beruflich mit den Männern konkurrieren müssen, die sich ganz dem Beruf widmen.

- Frauen wenden sich generell mehr den PatientInnen zu (Was erhoffen sie sich dafür?), sie führen Tätigkeiten aus, die mit weniger Prestige verbunden sind, sowie unsichtbare Arbeit (Zettel ausfüllen, Arztbriefe diktieren, etc. ...). Sie tun diese Dinge, weil sie „getan werden müssen", Zeit haben – obwohl jemand anderes dafür zuständig wäre. Männer verbringen viel mehr Zeit im OP und im Labor (auch bis spät nachts), sie verlassen die Station sobald irgend möglich, um ins Labor zu gehen, während Frauen auf der Station bleiben. Frauen verzetteln sich, verfügen über kein so gutes Zeitmanagement, leiden an einem Mangel an Planung. An der Klinik zählt, wie oft jemand im OP-Katalog eingetragen ist, noch mehr die Impact-Punkte, nicht die gute Behandlung der PatientInnen oder gar ein perfekt geführter

Haushalt. Frauen fragen, Männer teilen mit (z. B. ob es passt, sich einen halben Tag freizunehmen).

Die Frauen bekommen an der Klinik keinen sichtbaren äußeren Druck oder gar schriftliche Weisungen, sich wie beschrieben zu verhalten, auch nicht von den männlichen Kollegen. Die Arbeitsteilung verläuft subtiler, aber ziemlich lückenlos.

- Das größte Karrierehindernis baut sich in dem Moment auf, in dem Frauen Kinder bekommen.

Die ausgewählten Interviewpartnerinnen gehören konkret in folgende Kategorien

* Turnus: zwei – eine davon hat den Turnus gerade abgeschlossen, eine braucht noch ca. ein Jahr dafür.

* Landesangestellte/Assistenzärztinnen: drei – keine von ihnen forscht, eine hat jedoch geforscht und würde es auch gerne wieder tun.

* Bundesanstellte/Assistenzärztinnen: eine.

* Landesangestellte Fachärztinnen: zwei – eine von ihnen ist pragmatisierte Oberärztin, die zweite hat keine Oberarztstelle, jedoch eine abgeschlossene Facharztausbildung. Eine forscht nicht, eine hat bis vor kurzem geforscht.

* Fachärztinnen des Bundes, habilitiert, Univ.-Prof.: zwei, eine o.-Professorin, eine ao.-Professorin.

ANALYSEERGEBNISSE

Interviewsituation

Bei einigen Interviews lieferte die Situation selbst eine wichtige Information über die Lebens- und Arbeitssituation von Ärztinnen an der Klinik. Ihr Zeitdruck und Zeitmangel wurde für die Interviewerin sozusagen am eigenen Leib spürbar – etwa indem die Interviewpartnerin noch schnell einige Aufgaben erledigen muss, bevor das Interview gestartet werden kann, indem während des Interviews der Piepser zur Arbeit ruft, indem nur begrenzte Zeit für das Interview zur Verfügung steht, da nachher noch viel Arbeit zu erledigen ist, indem Frauen bei einem Interview nach Dienstschluss nach einiger Zeit unruhig werden, weil sie eigentlich schon wieder zu den Kindern nach Hause gehen sollten, oder ein Interview muss verschoben werden, weil im Nachtdienst wider Erwarten viel zu tun ist.

Einige Interviews fanden in einer ruhigen Atmosphäre ohne Zeitdruck statt – dies war v.a. bei den habilitierten Ärztinnen der Fall, bei einer kinderlosen Assistenzärztin, die abends nicht forscht und mit der ich einen Termin am Abend, einige Zeit nach Dienstschluss ausgemacht hatte sowie bei einer ebenfalls kinderlosen Fachärztin, obwohl sie kurz nachher den Nachtdienst antreten musste.

Charakterisierung der Interviewpartnerinnen

In der offenen Phase der Interviews zeigte sich, dass die Interviewpartnerinnen fast durchwegs ihre Biografien oder Teile davon unter verschiedenen Perspektiven reflektiert haben – die Erzählungen sind meist flüssig und strukturiert und beinhalten Dreh- und Angelpunkte, von denen sie ausgehen und an die sie zurückkehren.

Folgender Eindruck entstand aus den Erzählungen und der Wahrnehmung der Interviewerin zu Charakteristiken, die die interviewten Ärztinnen gemeinsam haben:

- Sie besitzen Ehrgeiz, sind beharrlich beim Verfolgen ihrer Ziele und sind dabei selbstsicher – wenn auch nicht ungebrochen selbstsicher.
- Ihre in der Kindheit grundgelegte Selbstsicherheit ist meist im Beruf gegen Widerstände verteidigt, verunsichert und wieder aufgebaut worden.

- Von klein an zeigen sich die Interviewpartnerinnen als eigenwillige Persönlichkeiten, die recht klare Vorstellungen von ihren Wünschen und Zielen haben.

- Im Studium und im Beruf richten sie diese Ziele eher an dem machbar Scheinenden aus und stecken sie auch zurück.

- Enttäuschungen schimmern hier durch – mehr oder weniger verarbeitete –, die aber nicht zur Aufgabe aller Wünsche, zur Resignation führen, sondern dazu, sich einzustellen, auf das, was machbar ist.

- Disziplin ist eine weitere Eigenschaft, die die Ärztinnen gemeinsam haben.

- Durchwegs sagen sie, dass ihnen der Umgang mit Menschen, mit den PatientInnen wichtig ist (dass sie deshalb z.T. auch kein anderes naturwissenschaftliches Studium gewählt haben).

- Da sehr viel Zeit in den Beruf investiert werden muss, ist die Offenheit für nicht-medizinische Perspektiven ein Thema. Die Offenheit kommt beispielsweise aus der Studienzeit, als zeitlich noch Spielraum für nicht-medizinische Aktivitäten bestand, andere Talente ausgelebt wurden. In Ausbildung und v.a. Beruf erfolgen manchmal Fixierungen, die durch Erlebnisse und Erfahrungen wieder aufgebrochen werden.

Herkunft

Geboren

Anfang der 40er Jahre: eine

Um 1950: zwei

1960 bis 1965: zwei

1966 bis 1970: drei

1971 bis 1975: zwei

Herkunftsfamilie und Beruf der Eltern

Ich treffe bezüglich der Herkunft der Gesprächspartnerinnen hier folgende Einteilung entsprechend Ausbildung/Beruf der Eltern: AkademikerInnenfamilie (mindestens ein Elternteil mit universitärer Ausbildung), Beamtenfamilie (Vater Beamter), Familie mit Handwerksunternehmen und Bauernfamilie.

AkademikerInnenfamilie

- Sechs Interviewpartnerinnen kommen aus solchen Familien.
- Von ihnen sind drei Einzelkinder, eine hat zwei um vieles jüngere Brüder, zwei haben einen Bruder oder eine Schwester mit nicht mehr als fünf Jahren Altersunterschied.
- Vier der Väter sind Ärzte und eine der Mütter. Ein Vater ist, einer war Jurist.
- Fünf Mütter gaben mit der Geburt der Kinder ihre Berufstätigkeit auf (als Volksschullehrerin, Krankenschwester, Medizinisch Technische Assistentin, Psychologin und im wirtschaftlichen Bereich) – eine von ihnen arbeitete nach dem Tod des Vaters wieder (diese litt darunter, den Beruf mit der Heirat aufgegeben zu haben), eine vorübergehend während einer Trennung vom Vater, eine halbtägig, nachdem die Kinder größer waren. Eine Mutter war nach ihrer akademischen Ausbildung zeitlebens erwerbstätig – ihr Mann verstarb, als die Kinder noch sehr klein waren. Bei den Müttern, die ihren Beruf aufgaben, lag das an der diesbezüglichen Einstellung des Ehemannes oder/und am Ideal der Mütter selbst, für Kinder und Familie da sein zu wollen.

Beamtenfamilie

- Die Väter von zwei Interviewpartnerinnen sind Landes- bzw. Staatsangestellte, einer von ihnen hatte ein Handwerk erlernt und dann eine Zusatzausbildung absolviert.
- Beide Mütter konnten keinen Beruf erlernen – die eine, da sie sich in jungen Jahren um ihren kleinen Bruder kümmern musste, die zweite, da sie sehr früh schwanger wurde, heiratete und außerdem von ihrer Herkunftsfamilie als lediges Kind behindert wurde. Diese zweite ist jetzt sehr ambitioniert.
- Eine dieser beiden Interviewpartnerinnen hat einen jüngeren Bruder, eine einen jüngeren Bruder und eine jüngere Schwester.

Familie mit Handwerksunternehmen

Eine Interviewpartnerin hat Eltern mit einem technischen Handwerksbetrieb. Sie hat einen viel jüngeren Bruder. Die Mutter arbeitet ebenfalls im Betrieb.

Bauernfamilie

Eine der interviewten Ärztinnen kommt von einem Bauernhof, Vater Bauer, Mutter Bäuerin. Sie hat sieben Geschwister und ist die Drittjüngste. Sie war diejenige von den Geschwistern, die sich in der Schule am leichtesten tat.

Zusammenfassend ist festzuhalten:

- dass sechs von den zehn Interviewpartnerinnen aus AkademikerInnenfamilien kommen,
- bei fünf davon sind/waren Vater und/oder Mutter im Bereich Medizin tätig, in drei Fällen auch noch der Großvater und/oder andere Verwandte.
- Die Frauen, die vor 1960 geboren sind, haben ausnahmslos AkademikerInnen zum Vater und/oder zur Mutter.
- Keine einzige Interviewpartnerin kommt aus einer ArbeiterInnenfamilie.

Im Vergleich dazu stammen bei elf interviewten freien Wissenschaftlerinnen nur drei aus Familien, in denen der Vater eine akademische oder höhere Ausbildung hatte, davon eine einzige aus einer Arztfamilie.

Schulbildung

Sowohl Ärztinnen als auch freie Wissenschaftlerinnen haben bei ihrem Bildungsweg selbst wesentlich mitentschieden – und zwar bereits nach Abschluss des Volksschulbesuchs. In beiden Gruppen erfuhren die Mädchen bezüglich der Schulwahl fast durchwegs Unterstützung von den Eltern, zumindest von den Müttern. Einige der Eltern hatten andere Ideen als die Töchter, versuchten diese aber nicht mit Zwang durchzusetzen.

Die Ärztinnen, bis auf eine, liebäugelten bereits zwischen Volksschule und Jugendalter mit dem Beruf der Ärztin oder setzten sich diesen zum festen Ziel. Sie haben ihre Schulwahl an diesem Wunsch orientiert.

Die freien Wissenschaftlerinnen hingegen wählten ihre Schule entsprechend dem in ihrer Umgebung maximal Vorstellbaren. Ihre Berufswünsche änderten sich im Verlauf der Ausbildung, ebenfalls in Entsprechung zum jeweils maximal Vorstellbaren (z.B. in der Volksschule Volksschullehrerin, in der Hauptschule Hauptschullehrerin usw.). Den Berufswunsch Wissenschaftlerin fassten sie erst im Verlauf des Studiums oder kurz danach ins Auge.

Von den Ärztinnen besuchten nach der Volksschule

- drei die Hauptschule und hinterher ein Oberstufengymnasium bzw. wurde eine bereits nach zwei Jahren Hauptschule von ihrer Mutter ins Gymnasium gesteckt, da sie sich an der Hauptschule zu grenzenlos dem Sport widmete.
- Sieben besuchten nach der Volksschule ein Gymnasium.

Die Gründe - in den Fällen, in denen die Eltern sie lieber an einer anderen als der von ihnen gewählten Schule gesehen hätten - waren etwa, dass sie nicht wollten, dass ihre Töchter mit dem Bus an einen anderen Ort fahren mussten, dass die Eltern eine Berufsbildende Höhere Schule sinnvoller fanden oder dass noch niemand in der Familie ein Gymnasium besucht hatte, und dass sie dachten, das wäre nicht zu schaffen.

Aber, wie gesagt, wurde keines der Mädchen stark unter Druck gesetzt. Auf alle Fälle gab es bei allen Altersstufen keine Probleme damit, dass die Mädchen eine weiterführende Schule besuchten.

Dabei kann geholfen haben, dass es sich zum Teil um Einzelkinder, zum Teil um Familien mit nur wenigen Kindern handelte, zwischen denen noch dazu ein großer altersmäßiger Abstand lag. Im Fall der Interviewpartnerin mit sechs Geschwistern war sie die einzige ohne schulische Lernschwierigkeiten. Insbesondere ihre Mutter empfand es als Prestigeangelegenheit, dass doch ein Kind eine schulische bzw. universitäre Ausbildung anstrebte. Eine Interviewpartnerin erwog, die Höhere Technische Lehranstalt (HTL) zu besuchen, tat dies aber dann doch nicht, da inzwischen ein Bruder zur Welt gekommen war.

Als ihre Lieblingsfächer in der Schule benannten

- sechs der Interviewpartnerinnen Naturwissenschaften (Physik, Chemie, Biologie) und besonders Mathematik,
- drei Deutsch – Literatur, Geschichte.
- Für eine war Sport das Allerwichtigste.

Vier von ihnen wählten ein Gymnasium aus, weil sie bereits wussten, dass sie Medizin studieren würden.

Studien- und Berufswahl

Weibliche Vorbilder und Vorbilder in der Medizin

Von den Interviewpartnerinnen wurden nur wenige weibliche Vorbilder aus ihrer Kindheit und Jugend genannt. Nur bei einer ist anzunehmen, dass die Mutter, die Medizinerin war, ein diesbezügliches Vorbild darstellte.

- Eine Interviewpartnerin konnte ihre Mutter, die den Beruf für die Familie aufgab und ihre eigenen Wünsche hintanstellte, nicht als Vorbild betrachten, vielmehr waren das Frauen, die ihre Lebenswünsche durchsetzten, ein reiches soziales Leben führten, oder auch vorlebten, wie Familie und Beruf unter einen Hut zu bringen sein konnten.
- Für eine weitere der interviewten Frauen war es selbstverständlich, dass Frauen erwerbstätig sind, sodass dies auch nicht als besonderes Vorbild dienen konnte.
- Eine der Frauen fand keine weiblichen Vorbilder in ihrer Umgebung, in deren Fußstapfen sie mit ihrem sehr ausgeprägten technischen Interesse hätte treten können. Sie kam ab von ihrem Wunsch, ein technisches Studium zu absolvieren, da sie allmählich (z.B. auf Berufsorientierungsmessen) den Eindruck bekam, dass das für eine Frau tatsächlich nicht sinnvoll sei. Hingegen gab es Frauen in der Medizin, an denen sie sich orientieren konnte.
- Eine Interviewpartnerin lebte im Kreise der Verwandtschaft – fast alle betätigten sich im medizinischen Bereich - dies war die wesentliche Erfahrung ihrer Kindheit und Jugend.
- Väter und Großväter, die als Ärzte Vorbilder für Töchter bzw. Enkelinnen waren, wurden von fünf Interviewpartnerinnen genannt. Sie erwähnten, dass der Vater

oder Großvater gut mit den Menschen reden konnte und dass zu Hause viel von den PatientInnen die Rede war. Als Töchter und Enkelinnen wurden drei auch zu Visiten bzw. ins Krankenhaus mitgenommen.

- Eine Interviewpartnerin, die nicht aus einem MedizinerInnenhaushalt kommt, kannte als Kind Missionare und eine Ärztin, die in die Entwicklungshilfe ging – ihre Vorstellung war es, ebenfalls als Ärztin in die Entwicklungshilfe zu gehen.

Konkretisierung des Berufswunsches Ärztin

- Wie bereits dargestellt, stammen fünf der zehn Interviewpartnerinnen aus MedizinerInnenfamilien. Ihre Erfahrungen in Kindheit und Jugend dürften also bereits die Vorstellung bezüglich der künftigen Berufswahl geprägt haben. Vier von ihnen formulieren dies explizit.

- Für sieben der Interviewpartnerinnen gab es von klein an nie oder kaum einen anderen Berufswunsch, als den der Ärztin. Unterschiedliche Motivationen, wie der Wunsch, die Welt zu retten, zu erfahren, wie der Mensch von innen aussieht, oder der Drang, naturwissenschaftliches Wissen zu gewinnen, wechselten sich in verschiedenen Phasen der Kindheit und Jugend ab.

  Eine Interviewpartnerin beispielsweise las als Kind bereits mit Begeisterung die Beipacktexte zu den Medikamenten ihrer Großmutter. Sie arbeitete seit dem 15. Lebensjahr in den Sommerferien, teilweise kostenlos, im Schwesternhilfsdienst. Sie stellte sich vor, als Ärztin ihr naturwissenschaftliches Interesse mit dem Wunsch, mit Menschen zu arbeiten, vereinbaren zu können.

- Bei vier Interviewpartnerinnen entschied es sich erst nach der Matura bzw. einer anderen Ausbildung, dass sie Medizin studieren würden, obwohl die Medizin bei zweien auch vorher bereits in der engeren Auswahl stand.

  Eine von ihnen arbeitete in Kindheit und Jugend bereits im Krankenhaus, sie besuchte PatientInnen, die sonst keinen Besuch hatten. Bei ihr war bis zur Matura fraglich, ob sie Medizin studieren oder Lehrerin werden sollte. Sie absolvierte schließlich die Pädagogische Akademie gegen den Rat ihrer damaligen Lehrer, weil es im gesamten Familien- und Bekanntenkreis keine AkademikerIn gab und somit ein Universitätsstudium sehr fremd und unerreichbar schien, unterrichtete ein Jahr und studierte hinterher Medizin. Sie wollte mehr lernen und wissen. Der Wunsch, als Ärztin zu arbeiten, wurde größer und das Selbstvertrauen, ein Medizinstudium zu schaffen, war auch ohne Vorbilder gewachsen.

Die Leidenschaft einer weiteren, die sie eigentlich via Studium auch zum Beruf machen wollte, war das Turnen. Erst unmittelbar vor der Inskription entschied sich unter Einfluss des Vaters, dass es doch in Richtung Medizin gehen sollte. "Also, es war kein Beruf, den ich erstrebt hab, lernen wollte. Das muss ich zugeben."

Eine der Ärztinnen hätte sich auch für Germanistik oder Sprachen interessiert, entschied aber zunächst, das längste der in Frage kommenden Studien – nämlich Medizin – zu beginnen, und zu sehen, ob es geht.

Die vierte von ihnen schließlich wollte, wie bereits erwähnt, ein technisches Fach studieren, kam aber davon ab, da die Stimmung vorherrschte, dass dies für eine Frau nicht ginge. Schließlich dachte sie, Medizin könnte ganz nett sein, da sie mit Menschen zu tun haben und nicht eingesperrt sein wollte.

Reaktion der Eltern auf Studienwahl und Unterstützung durch sie

Wie erwähnt, legten die Eltern der Studienwahl ihrer Töchter keine großen Steine in den Weg. Einige Eltern hatten zwar andere Pläne für ihre Kinder, was aber nie zu einem ernsthaften Entzug des Rückhalts und der Unterstützung oder gar zu einem Bruch der Beziehung führte. Divergierende Wünsche der Eltern hingen beispielsweise damit zusammen, dass sie die Töchter gern in ihren eigenen beruflichen Fußstapfen gesehen hätten, dass sie für Mädchen die Medizin als nicht geeignet empfanden oder auch dass die Medizin ihnen als ein zu hartes Feld für ihre Töchter erschien.

- Ein Vater wollte, dass seine Tochter, wie er, Jus studiert, die Mutter hätte sie gern als Lehrerin gesehen. Die Medizin sei unanständig und nicht weiblich, meinten sie. So erfuhr sie zu Beginn ihres Studiums keine Unterstützung und wurde jeden Tag gefragt: Und wann hörst Du auf? Von diesen Attacken konnte sie sich gut distanzieren und schließlich wurde ihre Wahl akzeptiert.

- Ein weiterer Vater, selbst Arzt, sah Geschichte und Literatur als ideale Fächer für seine Tochter an – sie als Frau könne das lernen, was ihm als Mann verwehrt geblieben war, da er etwas „Vernünftiges" studieren musste. Ihre Mutter riet ihr zur Handelsakademie und zu einem Wirtschaftsstudium. Sie selbst stammte aus einer wirtschaftstreibenden Familie. Die Tochter aber war ein unbeeindruckbares Kind, sodass die Eltern keinen Sinn darin sahen, wirklich Druck auszuüben.

- Ein Vater, auch Arzt, hätte gern gehabt, dass seine geschickte Tochter ein Handwerk lernt. Bei der Inskription war er allerdings dabei und leitete sie zur Abteilung Medizin hin.

- Ein weiterer Vater, wiederum Arzt, war der Ansicht, dass die Tochter als Lehrerin viel Freizeit bei relativ gutem Verdienst hätte. Es gab aber für sie als Frau keinerlei Einschränkungen bei ihrer Studienwahl.

- Eine Mutter war nicht begeistert vom Medizinstudium, da sie als früher in der Medizin Tätige wusste, wieviel Arbeit mit diesem Beruf verbunden war. Vor Studienbeginn wurde die Tochter von den Eltern zu einem Praktikum an die Klinik geschickt, um sich noch einmal über ihre Wahl zu vergewissern.

- Ein Vater hatte nur ein Problem mit dem Medizinstudium: Es bedeutete, die Tochter nicht mehr in der Nähe haben zu können. Ansonsten erhielt sie als erste in der Familie, die studierte, vollen elterlichen Rückhalt. Insbesondere der Mutter war es sehr wichtig, dass die Tochter einen prestigeträchtigen Beruf ausüben würde. Am Land war es eine Statusfrage, dass jemand aus der Familie studierte.

Drei Interviewpartnerinnen bekamen bedingungslosen Rückhalt von seiten der Familie für ihr Medizinstudium:

- Ein Großvater hatte schon seine Töchter zum Medizinstudium ermutigt: sie müssten etwas lernen, weil die Zeiten schlechter würden, sah er vor dem Zweiten Weltkrieg vorher. Seiner Enkelin, deren Medizinstudium ohnehin vorgegeben war, riet er: "Mach sofort den Turnus, damit Du eigenberechtigt und unabhängig bist, dann kannst Du immer noch etwas machen".

- Die Eltern einer meiner Gesprächspartnerinnen hatten keine weiterreichende Ausbildung. Sie förderten ihren Ehrgeiz sehr, sie konnte immer tun, was sie wollte. Mit vier Jahren konnte sie bereits lesen, worauf die Eltern sehr stolz waren. Die in deren Jugend nicht erfüllbaren Berufswünsche der Mutter spielten dabei auch eine Rolle.

- Der Vater einer Interviewpartnerin konnte ebenfalls nicht frei seinen Wünschen nachgehen, da er den elterlichen Betrieb übernehmen musste. Seine Kinder sollten dieses Schicksal nicht teilen und erfuhren volle Unterstützung für ihre Wünsche und Ziele.

Letztlich erfuhren also alle Interviewpartnerinnen familiäre Unterstützung. Mädchen zu sein, war kein Hindernis für ein Studium – in manchen Fällen entstanden daraus aber Bedenken gegenüber dem gewählten Fach.

Womöglich kamen junge Frauen, deren Eltern strikt gegen eine weiterführende schulische Ausbildung, ein Studium oder Medizinstudium waren, gar nicht bis zur Inskription.

Die erwähnten interviewten freien Wissenschaftlerinnen zum Vergleich kannten großteils in ihrer Kindheit/Jugend keine akademisch gebildeten Menschen, schon gar keine WissenschaftlerInnen. Sie stammen – bis auf drei – aus ArbeiterInnen-, Bauern-bzw. Beamtenfamilien und ihre Eltern verfügten über keine Erfahrungen und kein Wissen über mögliche Bildungswege. Die Töchter waren meist die ersten aus der Familie, die Matura machten und, auch noch in den 80er/90er Jahren, studierten. Dasselbe gilt bei den Ärztinnen für die Töchter aus Handwerker- und bäuerlichen Familien.

Studium

Ort, Dauer und Verlauf

Die befragten Frauen begannen ihr Studium bis auf zwei unmittelbar nach der Matura. Eine dieser beiden besuchte zunächst, wie erwähnt, die Pädagogische Akademie und unterrichtete ein Jahr lang. Die andere machte ein halbes Jahr Pflegepraktikum und ging auf Anraten ihrer Schwester für ein halbes Jahr ins Ausland. Ihre ältere Schwester hatte selbst nicht die Möglichkeit gehabt, zu studieren, und förderte sie sehr.

Die Interviewpartnerinnen absolvierten ihre Studien durchwegs an österreichischen Universitäten (Wien, Graz, Innsbruck) und fast alle innerhalb kurzer Zeiten – entweder in Mindestzeit oder im unteren Durchschnitt:

*   nämlich in 13, 10, 11, 12, 11, 14, 13, 15 und ca. 14 Semestern.
*   Zwei der Ärztinnen nannten als Grund dafür, schnell zu studieren, u. a. dass sie vorhatten, irgendwann eine Familie zu gründen, und sich der mögliche Zeitpunkt dafür (nach Studium und Ausbildung) bei einer langen Studiendauer zu sehr nach hinten verschoben hätte.
*   Die am längsten studierende Interviewpartnerin brauchte 18 Semester, was nicht viel mehr als die Durchschnittsstudiendauer ist – sie hatte bereits im ersten Abschnitt des Studiums ein Kind bekommen. Sie bemühte sich, Kontakt zu den StudienkollegInnen zu halten, um den Anschluss mit dem Lernen nicht zu verlieren. Allerdings musste sie ihre Lernzeiten nach dem Kind richten. Es konnte vorkommen, dass sie nicht dazu kam, sich auf Prüfungen gut vorzubereiten, da sie die Nächte mit einem unruhigen Kind verbrachte. Dennoch schrieb sie eine Dissertation.

Eine Dissertation schrieben insgesamt sieben der zehn Gesprächspartnerinnen. Eine von ihnen arbeitete im Rahmen ihres in kürzester Zeit vollendeten Studiums drei Jahre an ihrer Dissertation. Post-promotionell war sie wissenschaftlich als Assistentin tätig.

Einige der Frauen fanden das Studium nicht sehr spannend oder sogar langweilig – es war für sie ein Durchgangsstadium zum Wunschberuf, andere lernten sehr gern und genossen es, Wissen zu sammeln; wieder andere konnten mit manchen Inhalten (z. B. den vorklinischen Fächern) nichts anfangen. Für manche stellte das Studium kein Problem dar, bei anderen gab es Phasen, in denen sie zweifelten, keine Lust hatten, sich schwer taten.

Eine Frau erzählte, dass sie sich während des Studiums mehr für Sport als für das Lernen interessierte. Die Wende brachte ein Aufenthalt in den USA zum Famulieren und Studieren. Dort begegnete man ihr mit dem positiven Vorurteil, dass sie gut sein müsse, wenn sie dort sei. Wissen wurde freiwillig weitergegeben. Diese Erfahrung führte dazu, dass sie im Anschluss daran sehr zielorientiert ihr Studium in Österreich beendete und weiterarbeitete.

Die meisten der Interviewpartnerinnen lernten allein und nur in bestimmten Phasen bildeten sie Lerngemeinschaften oder fragten sich gegenseitig mit KollegInnen vor Prüfungen ab. "Der Mediziner ist ein Eigenbrötler. (...) Also, die in 12, 13 Semestern fertig sind, die sind wirkliche Einzelgänger bezüglich des Lernverhaltens."

Einige der Erzählerinnen gaben auch an, kaum Vorlesungen besucht und vielmehr aus Skripten gelernt zu haben. Am ehesten gab es eine Freundin, mit der gelernt wurde. Eine Interviewpartnerin erzählte, dass sie bezüglich Prüfungen „waghalsig" war, also nicht alles lernte, es aber immer gut ging.

Das Studium wird in manchen der Interviews als ein schöner Lebensabschnitt beschrieben, in dem die Zeit relativ frei eingeteilt werden konnte und in dem auch andere Interessen verfolgt und entwickelt wurden, was im Beruf nachher nur mehr sehr beschränkt möglich war/ist.

In der Studienzeit wohnten fünf der interviewten Ärztinnen in StudentInnenheimen bzw. eigenen Zimmern oder Wohnungen. Bei vier von ihnen ergab sich das aus der Distanz zwischen Herkunfts- und Studienort. Zwei wohnten zum Teil zu Hause, zum Teil im StudentInnenheim bzw. einer eigenen Wohnung. Drei blieben im Elternhaus.

Einige der Interviewpartnerinnen begnügten sich mit den Pflichtfamulaturen, andere machten freiwillig zusätzliche. Letztere gaben als Gründe dafür an, dass sie möglichst viel sehen und lernen wollten. Eine erfuhr im Rahmen einer Famulatur, dass ein Fach, dass sie ursprünglich für die weitere Ausbildung interessant gefunden hätte, doch nichts für sie war.

Famulaturen wurden auch für Auswärtsaufenthalte genutzt – in anderen österreichischen Städten oder auch im Ausland (Schweiz, Deutschland, USA).

Existenzsicherung

Nur drei der zehn interviewten Frauen wurden von den Eltern während des Studiums voll finanziert. Die übrigen entwickelten verschiedene Strategien zur Existenzsicherung.

- Eine wurde drei Jahre von den Eltern unterstützt, drei Jahre arbeitete sie auf einer Drittmittelstelle in der Forschung.
- Die nächste finanzierte sich mit einer Waisenpension und Begabtenstipendium, sie kaufte keine neuen Kleider, hatte kein Auto – sie nahm keine Erwerbstätigkeiten an, sondern lebte bescheiden und absolvierte dafür das Studium möglichst schnell.
- Eine weitere lebte von Jobs (Kursegeben, Essenausteilen in einer Mensa), ihre Großmutter zahlte ihr Zimmer, essen konnte sie gratis in der Mensa.
- Eine andere bekam von den Eltern die Wohnung bezahlt, musste nicht regelmäßig arbeiten, verdiente sich aber gelegentlich durch Unterrichten, Skripten Schreiben u. ä. etwas dazu.
- Die Interviewpartnerin, die in der Studienzeit ein Kind bekam, erhielt ein Stipendium, knapp bemessene Alimente – ihr Freund war ebenfalls Student –, sie machte Sitzwachen an der Klinik und ihre Eltern griffen ihr unter die Arme.
- Wiederum eine andere bekam zunächst ein Stipendium, als sich die elterlichen Eigentumsverhältnisse änderten, verlor sie es zum Großteil. Nun machte sie Sitzwachen, arbeitete bei einem Arzt und erhielt Unterstützung durch ihre Schwester. Ihr Lebensstandard war niedrig, aber sie kam gut aus.
- Eine weitere bekam Stipendium und verdingte sich außerdem als Schilehrerin und Wanderführerin. Dabei lernte sie gut Englisch. Auch Sitzwachen machte sie. Ihre Mutter kaufte ihr schöne Kleider.

Mit den freien Wissenschaftlerinnen verbindet die Ärztinnen die Kreativität beim Erfinden von Existenzsicherungsstrategien. Der Lebensstandard in der Studienzeit bewegte sich auf einem bescheidenen Niveau, worunter sie aber kaum litten. Dabei macht es wenig Unterschied, dass ein größerer Anteil der Ärztinnen aus AkademikerInnenfamilien stammte. Von denjenigen, die in ihrer Studienzeit von den Eltern voll finanziert wurden, stammt eine aus einer Handwerker- und stammen zwei aus AkademikerInnenfamilien.

Engagement und Aktivitäten außerhalb des Studiums

Das Studium bot zeitliche Freiräume. Interessen und Hobbies konnten gepflegt werden, die später dem beruflichen Zeitdruck zum Opfer fielen oder auch der Bemühung, Familie und Beruf zu vereinbaren.

Für eine Frau war die katholische Hochschulgemeinde eine wichtige Heimstätte. Dort befassten sich die MedizinerInnen mit Literatur, existentialistischer Philosophie, Sport, Tänzen und aktuellen gesellschaftspolitischen Themen. Es wurde heiß diskutiert, sie begegneten Menschen aus anderen Teilen der Erde und erweiterten so ihren Horizont, ohne reisen zu müssen, wozu in dieser Zeit die Möglichkeit nicht bestand.

Eine andere der Ärztinnen betätigte sich in der evangelischen Kinder- und Jugendarbeit.

Keine der Interviewpartnerinnen ging studentInnenpolitischen Aktivitäten nach. Eine meinte, dass sie mit den StudentInnenvertreterInnen nicht zurecht kam, da diese im Studium und bei der Stellenvergabe bevorzugt wurden.

- Eine Interviewpartnerin spielte die ersten Jahre des Studiums noch sehr intensiv Geige, hängte das Instrument jedoch an den Nagel, als sie sich für eine Dissertation entschied. Das Geigespiel erforderte tägliches stundenlanges Üben, um zu einem befriedigenden Ergebnis zu führen; beides war nicht machbar.
- Eine andere brachte sich selbst das Kochen bei, legte einen Garten an, besuchte Vorlesungen eines anderen Faches, reiste viel nach Italien und beschäftigte sich mit der dortigen Renaissancekultur. Ihr war bewusst, dass sie vor- und nachher nie so viel Freizeit gehabt hatte bzw. haben würde.
- Einige der Interviewpartnerinnen gaben an, kaum Freizeit gehabt zu haben.
- Die Interviewpartnerin mit Kind fand wenig Zeit für Freizeitaktivitäten, sie achtete jedoch darauf, den Kontakt zu den StudienkollegInnen nicht zu verlieren.
- Eine andere nahm das Lernen wichtiger als sonstige Hobbies
- und eine dritte studierte schnell, reise allerdings viel.

Belästigungen und Benachteiligungen als studierende Frau

Die Interviewpartnerinnen sahen sich großteils kaum Benachteiligungen ausgesetzt – fünf von ihnen gaben an, weder Benachteiligungen noch Belästigungen erlebt zu haben. Von Belästigungen war nur in zwei Fällen die Rede.

- Im ersten Fall hatte eine Interviewpartnerin davon gehört, dass Studentinnen bei Prüfungen sexuell belästigt worden waren.
- Im zweiten Fall war die Interviewpartnerin selbst von Prüfern als „Schätzchen" und „Herzchen" angesprochen worden. Daraufhin ließ sie ihre langen, blonden Haare schneiden und verpasste sich ein burschikoseres Image. Sie meinte aber, dass sie bei Prüfungen nicht benachteiligt worden war – wenn sie durchfiel, dann deshalb, weil sie zu wenig gelernt hatte.

Zum Thema Benachteiligung gab es folgende Aussagen:

- Eine Interiewpartnerin sah sich in der ersten Vorlesung bereits damit konfrontiert, dass der Professor vorschlug, die Mädchen sollten nach Hause gehen. In diesem Stil ging es im Studium weiter.
- Eine andere erlebte in einer Prüfung, dass sie und ihre Freundin eine unbeantwortbare Frage bekamen, während es einem männlichen Kommilitonen leicht gemacht wurde. Der Prüfer stellte letzteren daraufhin als Vorbild hin und fragte: "Wieso müssen Sie überhaupt Medizin machen?"
- Eine weitere Ärztin erlebte, dass der Prüfer eines bestimmten Faches sich Frauen gegenüber immer wieder negativ aussprach, Frauen wären nicht fürs Studium und schon gar nicht für die Medizin geboren. "Ich hab die Prüfung gemacht und dann hat er halt so gesagt, na ja, Sie werden ja sehen, auch wenn Sie das Studium dann haben, aber wahrscheinlich werden Sie einfach irgendwann eine Familie gründen und Mutter werden. Also abwertend und richtig unangenehm."
- Die Studentin mit Kind bemerkte, dass die Grundvoraussetzungen, um mit Kind zu studieren, für eine Frau einfach schlecht sind. Frauen übernehmen im Allgemeinen die Hauptbetreuung und sind verantwortlich dafür, Ersatz zu organisieren, wenn sie das Kind nicht selbst betreuen können. Bei Prüfungen werden so unterschiedliche Studienbedingungen nicht berücksichtigt. Immer wieder war es unmöglich, genügend zu lernen, weil sie ein paar Nächte nicht durchschlafen konnte.

Zukunftspläne während des Studiums

Die Frage, ob sie während des Studiums berufliche Pläne schmiedeten, verneinten die meisten Interviewpartnerinnen im ersten Moment. Sie sprachen dann aber doch über Wünsche und diesbezügliche Überlegungen, die sie angestellt hatten. Diese Überlegungen klingen oft sehr pragmatisch: Was will ich und was ist überhaupt realistischerweise möglich?

- Nur eine Interviewpartnerin antwortete dezidiert auf meine Frage mit: „Ja, ohne Plan geht gar nichts." Ihr konservatives[69] Fach suchte sie sich nach inhaltlichem Interesse aus, nicht aus materiellen oder Prestigemotiven.
- Eine andere Ärztin machte die Erfahrung, dass es für eine Frau nicht möglich war/ist zu planen – es gab für Frauen auch keine Vorbilder, an denen sie ihre Pläne hätten orientieren können. Sie sieht sich selbst als Spielerin, die Chancen ergreift und gezielt kalkuliert. Ihr Fach wählte sie am Ende des Studiums aus einem Ausbildungskatalog der Ärztekammer nach dem Kriterium, dass es verschiedene Möglichkeiten (wie etwa die, eine eigene Praxis zu gründen) offen ließ. Es gab für Frauen keine Vorbilder zur Orientierung von Plänen.
- Übereinstimmend war/ist es den Ärztinnen wichtig, dass Kontakt mit den PatientInnen möglich sein sollte. Die Fächer wurden im Ausschlussverfahren oder auch per Zufall ausgesucht.
- Eine Interviewpartnerin erlebte bei einer Famulatur, dass ihr ursprüngliches Traumfach in der Realität anders aussah, als sie es sich vorgestellt hatte, weil der Kontakt zu den PatientInnen sehr eingeschränkt war. Daraufhin änderte sie ihre Wünsche.

Im Verlauf des Studiums klärte sich für die Gesprächspartnerinnen, ob eine wissenschaftliche Tätigkeit sie interessierte oder nicht.

Sieben der Interviewpartnerinnen betrachteten die Turnusausbildung als eine Möglichkeit, um eine Grundausbildung zu erhalten, die alle Wege offen lässt, oder um überhaupt erst einmal in die Berufstätigkeit einzusteigen.

---

[69] Medizinische Fächer werden eingeteilt in konservative und operative. Zu den operativen gehören diejenigen, in denen überwiegend operiert wird, also v.a. die chirurgischen Fächer, zu den konservativen etwa die internistischen.

Eine Interviewpartnerin machte während des Studiums eine Zusatzausbildung, die auch aus der unmittelbaren Medizin herausführen hätte können, aber es kam schließlich anders, da ihr eine Stelle für eine Facharztausbildung angeboten wurde.

Eine weitere hatte wohl ein Traumfach, dachte aber, sie wäre nicht gut genug dafür. Schließlich absolvierte sie ihre Fachärztinausbildung aber doch in diesem Bereich.

Berufstätigkeit als Ärztin

Beruflicher Werdegang und momentane Position

Bezüglich Berufstätigkeit, Berufsalltag bestehen gravierende Unterschiede zwischen freien Wissenschaftlerinnen und Ärztinnen. Die angestellten Ärztinnen haben relativ klar umrissene Tätigkeitsfelder und Zuständigkeiten, sie sind in Hierarchien eingebunden, die Aufstiegsmöglichkeiten definieren sich innerhalb dieser Hierarchien, und sie werden nach festgelegten Gehaltsschemata bezahlt. Die freien Wissenschaftlerinnen ernähren sich häufig durch Patchworktätigkeit – sie reihen Projekte u.Ä. aneinander, machen verschiedene Jobs gleichzeitig oder leben von Brotberufen und betreiben die Wissenschaft als Hobby. Ihr Arbeitsplatz ist zu Hause, sie stehen außerhalb von Hierarchien und damit aber auch von Informationsflüssen, klar definierten Möglichkeiten und Gehaltsschemata.

Sie haben aber auch einiges mit den Ärztinnen gemeinsam: Einige versuchten in der Universitätshierarchie zu bestehen und stießen dabei auf Sexismus und Behinderung durch männliche Vorgesetzte, konkurrierten mit männlichen Kollegen, die den Bonus des Mannseins nutzten. In dem Moment, wo sie Kinder bekommen und die Familie mit dem Beruf vereinbaren müssen, stoßen sie verstärkt auf berufliche Grenzen. Oft treten auch ihre beruflichen Ambitionen hinter denen des Partners zurück.

Doch zurück zu den Ärztinnen.
- Der Turnus war/ist, wie erwähnt, für sieben Interviewpartnerinnen der Einstieg in den Beruf.
- Fünf von ihnen schlossen eine Fachärztinausbildung an.
- Eine macht noch Turnus und hat vor, eine Fachärztinusbildung anzuschließen.
- Eine will nach dem Turnus jetzt keine weitere Ausbildung absolvieren, da ihr das mit ihren Familienaufgaben als nicht vereinbar erscheint.

Die Interviewpartnerinnen durchliefen konkret folgende Werdegänge als Ärztinnen:

- Nach Studium und Dissertation drei Jahre Assistentin im wissenschaftlichen Bereich (Drittmittelstelle); gegenwärtig Assistentin, Landesangestellte, konservatives Fach, die gesamte Ausbildungszeit wird 7 ½ Jahre betragen, da sie eine Zwei-Drittel-Stelle hat (bei 40-Stunden-Stellen sind es 6 Jahre) – ein Jahr wird von ihrer wissenschaftlichen Zeit angerechnet.

- Turnus; nach fünf Jahren Wartezeit (Männer bekamen in dieser Zeit bereits nach zwei Jahren ihre Stellen) erkämpfte sie eine Ausbildungsstelle (nach 27 Bewerbungen, Briefen an die Personalkommission), sie ist Bundesangestellte – daher hat sie sich habilitiert (wieder unter großen Hindernissen); Aufbau einer Forschungsinstitution außerhalb der Klinik, die sie leitet. Univ.-Prof. Sie orientierte sich immer daran: „Was will ich machen? Was ist machbar? Das probiere ich."

- Ein Jahr Turnus an einer kleinen Klinik; Übersiedlung nach Innsbruck; neun Jahre zu Hause (Kinder), gleichzeitig aber laufend Bewerbung um eine Turnusstelle an den Universitätskliniken Landeskrankenhaus Innsbruck. Die Wartezeit war für sie als Nichttirolerin, die eine Teilzeitstelle anstrebte, länger. Fortsetzung des Turnus, gegenwärtig eine Halbtagsstelle in der Beratung, auf ein Jahr befristet.

- Nach dem Studium an einer Klinik in einer anderen Stadt für zwei Monate gearbeitet – in einem operativen Fach. Sie wurde zum Zunähen eingesetzt: „Und die haben erkannt, dass das eigentlich praktisch ist, wenn sie jemand haben, der eh nähen kann, weil ich sehr viel gehandarbeitet hab, weil ich wie ich krank war und klein war, nichts anderes gehabt hab als Handarbeiten." Aufgrund eines Zufalls (Erkrankung eines anderen Arztes) bekam sie dort eine Stelle; sie wollte von da ausgehend ein anderes Fach lernen und dazu nach Wien gehen; vorher ein Praktikum in Innsbruck, wo ihr eine Stelle angeboten wurde. Sie schaffte es durch große Hartnäckigkeit, eine Stelle in Wien zu bekommen – der dortige Chef wollte eigentlich keine Frauen aufnehmen; Habilitation (nach Familiengründung, drei Kinder); neben der Krankenhausarbeit Aufbau einer eigenen Ordination; Konsiliarstelle in einem großem Krankenhaus; dort wieder Aufbau einer Abteilung in ihrem Fach; schließlich Führungsposition an den Universitätskliniken Landeskrankenhaus Innsbruck – wieder gegen große Widerstände von Seiten einiger Männer.

- Dissertation; Turnusstelle außerhalb von Innsbruck, da nicht gleich eine Ausbildungsstelle zu bekommen war; ein Jahr Turnus ist noch zu absolvieren, die Hälfte davon bei einem niedergelassenen Arzt, da die Tilak Verträge nur für zweieinhalb Jahre vergibt. Dabei wird sich das Problem stellen, dass der Verdienst viel geringer sein wird als jetzt, da Nachtdienste entfallen. Bekommt man hinterher nicht gleich eine Stelle, schlägt sich dieses geringere Gehalt auch im Arbeitslosengeld nieder. Für sie als Alleinerzieherin ist dies noch schwieriger. Sie meint aber, sie wird sich nach dem Turnus mit Praxisvertretungen u. ä. notfalls über Wasser halten können.

- Nach dem Studium für drei Jahre mit ihrem Mann in den USA gelebt und gearbeitet (Fellowship und Postdocstipendium) – in der Wissenschaft; dieser USA-Aufenthalt war eine sehr positive Erfahrung (Toleranz gegenüber AusländerInnen, Beurteilung nach Leistung, nicht nach Geschlecht, Rasse ... – großer Unterschied zu Österreich). Nach Geburt der Tochter und Rückkehr nach Innsbruck noch einige Monate zu Hause, als sich die Möglichkeit ergab, sich auf eine Stelle im konservativen Bereich zu bewerben, die sie auch bekam; in Ausbildung seit ca. einem Jahr, dauert insgesamt sechs Jahre, Bundesstelle.

- Turnus mit zwei Unterbrechungen (Babypausen), danach ein weiteres Karenzjahr, Bewerbung auf Bundesstelle, bei Bewerbung schwanger, Verzögerungen durch die Personalkommission; schließlich mit vielen Hindernissen eine Ausbildungsstelle erlangt; seit Mitte der 80er Jahre ihre jetzige Stelle, eine Landesanstellung, sie ist pragmatisierte Oberärztin.

- Nach dem Studium Akademikerintraining, dann Turnus außerhalb von Innsbruck (zunächst als postpromotionelle Praktikantin gearbeitet und in den Turnus hineingerutscht; im Turnus bereits Gegenfächer für das spätere operative Fach gemacht; Volontärin in Wien, um nicht herumzusitzen und auf eine Stelle zu warten (dabei von den Eltern unterstützt); bald eine Stelle in Innsbruck bekommen. Sie ist in einem Jahr mit der Fachärztinausbildung fertig. Zwischendurch arbeitete sie für ein halbes Jahr in Deutschland, um sich innerhalb ihres Faches zu spezialisieren. Sie kann sich gut entfalten und ist sehr motiviert; als Single ungebunden; ist Landesangestellte.

- Nach dem Studium ein halbes Jahr in einem Krankenhaus in Afrika gearbeitet – eine wichtige Erfahrung; dann Turnus außerhalb von Innsbruck begonnen; nach sechs Monaten für 15 Monate in Babykarenz; Fortsetzung des Turnus an den Universitätskliniken Landeskrankenhaus Innsbruck, wieder 15 Monate Karenz; Fortsetzung des Turnus – ihr Mann, der noch studiert, übernahm die Kinderbetreuung. Auf der letzten Station als Turnusärztin wurde sie gefragt, ob sie sich auf eine freie Stelle bewerben wolle. Eigentlich war geplant, dass sie nach dem Turnus halbtags arbeiten würde, damit ihr Mann das Studium abschließen und anschließend eine Stelle suchen kann. Ihr Mann war aber gern damit einverstanden, zu Hause zu bleiben, während sie die Ausbildung macht – als Landesangestellte.

• Nach Studium rasch eine Turnusstelle bekommen, zwei Monate freiwillig unbezahlt gearbeitet. Der Turnus im Spital war hart – als Frau kämpft man gegen verschiedene Fronten. Acht Monate in einem operativen Fach waren eine besonders harte Schule (im OP muss frau hart sein, mit gleichen Mitteln arbeiten wie die Männer, ruppig sein, einstecken können, aushalten) – sie merkte, dass das nicht ihre Richtung ist, sie hätte zu viel von ihrer Grundpersönlichkeit aufgeben müssen. Nach dem Turnus entschied sie sich für ihr konservatives Fach und bereut es nicht. Sie stellte sich vor und bekam innerhalb von 14 Tagen eine Stelle. „Und die Assistenzausbildung hier war sehr hart, hab ich sehr hart empfunden, auch da hab ich eigentlich meine persönliche Art ziemlich zurück genommen. Wieder eher das Harte, den harten Anteil von mir und auch das Ruppige mehr herauskehren müssen." In den letzten Jahren konnte sie das wieder überwinden. Ausbildungsmäßig lernte und arbeitete sie viel. In den ersten drei Jahren hatte sie kein Privatleben, verzichtete auch auf den Sport, ihr großes Hobby. Durch einen Unfall wurde sie aufgerüttelt, befreite sich von dem herrschenden Druck und veränderte ihre Sicht auf die PatientInnen: Vorher hatte sie v. a. den Ehrgeiz, die Erkrankung richtig zu diagnostizieren, jetzt sieht sie die Menschen als Ganzes. In dem einen Jahr im Gegenfach lernte sie, über den Tellerrand des eigenen Faches hinauszuschauen. In Folge ihrer Neubesinnung schraubte sie ihre wissenschaftlichen Ambitionen zurück und aktivierte ihr Hobby wieder (sie arbeitet immer noch 70 Stunden pro Woche). Sie merkte, dass sie dadurch in der Klinik nicht mehr „in derselben Liga mitspielte". Sie arbeitete sich in ein neues Fach ein, ist sehr gut darin, eine Stelle wurde ihr in Aussicht gestellt, die dann jemand anders bekam. Man forderte sie auf, um eine Stelle zu kämpfen und sich wieder dem Druck wissenschaftlicher Profilierung auszusetzen. Sie entschied, eine eigene Praxis zu eröffnen und steht kurz davor. In der Klinik war sie jetzt Landesangestellte, ausgebildete Fachärztin ohne Oberarztstelle.

Was ist wichtig im Berufsalltag? Wie sehen die Aufgaben aus? Wie gestalten sich die Arbeitszeiten?

Für alle Interviewpartnerinnen ist die Arbeit mit den PatientInnen sehr wesentlich. Nicht alle kommen aber in einem befriedigenden Ausmaß dazu.

Dies verhindern die ihnen zugewiesenen Verwaltungsaufgaben. Die Verwaltungsaufgaben nehmen je nach konkretem Aufgabengebiet mehr oder weniger Raum ein. Verwaltung bedeutet konkret: Formulare ausfüllen, Zuweisungen erledigen, telefonieren, Termine für PatientInnen organisieren ... Auf den Ambulanzen bildet der Umgang mit den PatientInnen den Schwerpunkt, auf den Stationen überwiegt die Verwaltung.

- Eine Interviewpartnerin auf Station gab das Verhältnis von Verwaltung und PatientInnenbetreuung mit 85% zu 14% an. Das restliche Prozent fließt in Fortbildung. Ärztinnen sind nicht als SekretärInnen ausgebildet und brauchen für manche Verwaltungsaufgaben (etwa für das Eintippen von Daten) mehr Zeit.
- Eine weitere Interviewpartnerin hat in der Turnusausbildung 50% der Zeit auf Administration, 50% für PatientInnenkontakt verwendet. Sie meint, dass die Möglichkeit besteht, einiges selbst einzuteilen, dass es aber auch von der Station abhängt.
- Eine Turnusärztin gibt an, dass die Administration auf Station 70% der Arbeitszeit einnimmt.
- Eine Interviewpartnerin, die jetzt im Rahmen ihrer Fachärztinausbildung auf einer Ambulanz tätig ist, befasst sich vormittags mit PatientInnen und arbeitet nachmittags auf, was an Administrativem anfällt. Als Grund für die Überlastung von AssistenzärztInnen mit Administration sieht sie deren billige Arbeitskraft: Sie machen dies in nicht entlohnten Überstunden, während Fachpersonal entsprechend bezahlt werden müsste.

Forschung ist bei einigen der Interviewpartnerinnen Teil ihrer Karriere.

- Vier Ärztinnen kombinieren oder kombinierten ihre Tätigkeit mit Forschung.
- Vier sind nicht daran interessiert, selbst zu forschen (eine von ihnen hat aber eine Dissertation geschrieben).
- Zwei haben geforscht und wollen auch wieder forschen. Für eine der beiden ist es derzeit nicht möglich zu forschen, da sie auch Zeit für ihre zwei Kinder haben und nicht mitten in der Nacht noch ins Labor gehen will.

Vom Gesetz ist es vorgesehen, dass bei Bundesanstellungen ein Teil der Arbeitszeit in die Wissenschaft fließt. In der Praxis muss die Wissenschaft aber immer außerhalb der Arbeitszeit erledigt werden – also am Abend, in der Nacht, in der Freizeit.

- Eine der wissenschaftlich tätigen Ärztinnen auf einer Bundesstelle geht abends ins Labor oder schreibt. Sie wechselt sich mit ihrem Mann, ebenfalls wissenschaftlich tätiger Mediziner, darin ab, am Abend die Tochter zu betreuen. Wenn dringende Termine anstehen, stellt der Chef sie und ihre KollegInnen für einige Zeit für die wissenschaftliche Arbeit frei. Ihr normaler Dienst erfordert auch regelmäßig Überstunden.

- Eine Gesprächspartnerin gibt an, zwar nicht in der Forschung tätig zu sein, allerdings arbeitet sie gemeinsam mit KollegInnen, auch anderer Krankenhäuser, immer wieder an Studien, deren Ziel es ist, Verbesserungen für ihre PatientInnen zu erreichen (z.B. zu belegen, dass bestimmte, rechtzeitig durchgeführte Untersuchungen viele Erkrankungen vermeiden).

Fast alle interviewten Ärztinnen machen regelmäßig Überstunden – das betrifft sowohl die Teilzeit- als auch die Ganztagskräfte.

- Nur für zwei der Interviewpartnerinnen ist bzw. war es möglich, die vorgesehenen Arbeitszeiten einzuhalten.
- Eine Ärztin auf einer Zwei-Drittel-Stelle arbeitet ganztägig.
- Diejenigen mit Ganztagsstellen machen täglich zwischen einer halben und fünf Überstunden, hinzu kommen Nachtdienste.
- Eine der Frauen in Chefposition arbeitet auch noch jedes Wochenende – nur einen halben Tag behält sie sich vor.

Überstunden werden in vielen Fällen nicht abgegolten, weder durch Zeitausgleich noch finanziell. Assistenzärztinnen und Ärztinnen in Führungspositionen machen deutlich mehr Überstunden als Turnusärztinnen.

Auf Station besteht der Arbeitsalltag aus Visiten, dienstlichen Besprechungen, Gesprächen mit PatientInnen (etwa vor Operationen) und, wie erwähnt, viel Administration.

Frauen in Führungspositionen und mit besonderen Ämtern haben außerdem noch Sitzungen in diversen Gremien, z.T. auch außerhalb von Innsbruck, zeitlich unterzubringen. Sie müssen ihre Führungsaufgaben (z.B. MitarbeiterInnenförderung, Beaufsichtigung, Gutachten erstellen, wissenschaftliche Arbeiten betreuen, Vorträge halten, Managementtätigkeiten wie Planung, Koordination von Büros, Ansuchen stellen etc.) erledigen und ständig erreichbar sein. Sie tragen finanzielle Verantwortung.

Zu den Aufgabengebieten einer Interviewpartnerin in einem operativen Fach gehört, wie bei den anderen auch, viel Bürokratie; sie macht täglich Überstunden. Allerdings ist es jetzt diesbezüglich besser als im Turnus.

In einem deutschen Krankenhaus, wo sie sich ein halbes Jahr spezialisierte, war sie täglich von 6.30 bis 21.00 Uhr im Dienst. Die ÄrztInnen wurden dort regelrecht verheizt, Überstunden wurden nicht bezahlt und Zeitausgleich ging sich nie aus.

In ihrer gegenwärtigen Tätigkeit gibt es Ambulanztage, PatientInnen, die frau operiert hat, werden regelmäßig auf der Station angeschaut, zum Teil auch an anderen Kliniken, bzw. müssen sie für die bevorstehende Operation aufgeklärt werden.

Etwa alle zwei Monate ist sie für die Stationsarbeit an der Reihe. Diese dauert jeweils zwei Wochen lang.

Ein OP-Tag beginnt mit einer Morgenbesprechung und der Visite. Im OP assistiert sie oder operiert selbst. So ein Tag kann auch bis 20.00 Uhr dauern. Sie arbeitet besonders gern im OP – das erlaubt ihr, sich in Ruhe auf eine Sache zu konzentrieren, niemand stört (kein Pips etc.). Es ist möglich, sich nebenbei zu unterhalten, bei Lokalanästhesien auch mit den PatientInnen.

Förderung, Mentorschaften

- Nur eine der interviewten Ärztinnen erlebte bzw. erlebt eine gezielte Förderung durch eine Chefin. Diese schaut darauf, dass Frauen zum Zug kommen. Auch ihre Dissertation hat diese Interviewpartnerin bei einer Ärztin geschrieben.

- Eine andere erlebte ihren Mann, ebenfalls Arzt, als größten Mentor – dieser ermutigte sie, weiterzumachen, wenn sie aufgeben wollte und half ihr, einiges leichter zu nehmen und nicht zu sehr ins Detail zu gehen.

- Die meisten berichten, dass sie immer wieder von Vorgesetzten oder Betreuern unterstützt wurden – etwa bei Veröffentlichungen - indem ihnen arbeitstechnisch etwas gezeigt, ihre Bewerbung unterstützt wurde, sie Schutz und Rückendeckung erhielten – gerade in sehr frauenfeindlichen, rauhen Umfeldern.

- Der Chef einer Interviewpartnerin macht Karrieregespräche und achtet auf Ausgleich unter den MitarbeiterInnen, er achtet darauf, dass alle im wissenschaftlichen Bereich eine Aufgabe haben.

- Eine Interviewpartnerin berichtete, dass es neben einer Reihe von äußerst frauenfeindlichen Vorgesetzten auch welche gab, die Frauen und Männer unterschiedslos förderten, denen es nur darauf ankam, dass die Arbeit ordentlich erledigt wurde und die PatientInnen gut versorgt waren.

- Eine Gesprächspartnerin bemerkte, dass es schon ein großes Glück sei, niemals richtig behindert worden zu sein.

- Eine Interviewpartnerin gab an, dass frau im Turnus ohnehin überall nur auf der Durchreise sei, dass Förderung erst im Rahmen einer Facharztstelle relevant werde.

Aus den Aussagen entsteht der Eindruck, dass Karriereunterstützung durch MentorInnenschaften von den Interviewpartnerinnen zum Großteil gar nicht in Erwägung gezogen wird, schon gar nicht von Turnusärztinnen. Mentoring ist jedoch auf jeder Stufe der Karriereleiter sinnvoll und sicher auch im Turnus, da ein/e MentorIn beratend zur Seite stehen und gegebenenfalls auch Wege öffnen, seine/ihre Erfahrung weitergeben soll, bezüglich der Frage wie man/frau sich eine Karriere überlegen und entsprechende Schritte setzen könnte.

Konkurrenz

Aus den Interviews ergab sich der Eindruck - in einigen Fällen wurde das von den Interviewpartnerinnen auch so formuliert - dass die Ärztinnen dann keine Konkurrenzprobleme haben, wenn sie aufgrund ihrer Pläne für niemanden eine Konkurrenz sind.

- Dies betrifft etwa Turnusärztinnen, insbesondere, wenn sie nicht vorhaben, eine Facharztinausbildung anzuschließen: „(...) weil ich will eh nix, was wer anderer will. Ich will meinen Turnus fertig machen und will danach keine Fachausbildungsstelle mehr. Wenn ich vielleicht ein Fach angestrebt hätte, dann hätte das anders ausgeschaut. Aber ich war für niemanden eine Konkurrenz."

- Für eine Gesprächspartnerin war der Turnus aber dennoch hart in dieser Hinsicht – sie kämpfte gegen das Misstrauen von Chef und Kollegen. Bei letzteren, da sie eine Assistenzstelle anstrebte. Sie musste besonders fleißig und angepasst sein und entschied sich für „das System der Härte", um vergessen zu können, dass „einen jemand ungerechtfertigt anschnauzt".

- Eine Interviewpartnerin bezeichnete die Medizin als eine sehr kompetitive Gesellschaft. Männer hatten in der Zeit, als sie ihre Laufbahn begann, viel Druck und Versagensangst, da es Vorbilder und Maßstäbe für sie gab. Frausein verschaffte ihr den Vorteil, dass es keine Vorbilder gab, die sie erreichen hätte können oder müssen, deshalb hatte sie auch keinen Druck: „Und eine Frau meiner Generation konnte praktisch nicht versagen, weil es war niemand vor mir. Es hat niemand mehr erreicht, weil niemand da war."

- Zu Konkurrenz kommt es in Bewerbungssituationen. Eine Interviewpartnerin setzte sich mit ihrer Bewerbung gegen zwei Männer durch. Diese erhielten jedoch später Stellen an derselben Abteilung und mit einem von ihnen ist sie inzwischen befreundet. Sie hat derzeit keine Feinde auf der Abteilung, da sie keine Habilitation anstrebt, also wiederum auf ihrer Ebene niemanden „bedroht". „(...) ich hab Gott sei Dank keine Feinde an der Abteilung. Das gibt es bei anderen Kollegen schon, also da gibt es massiven Konkurrenzkampf. Und wahrscheinlich auch, weil ich mich so deklariert habe, ich will mich jetzt nicht unbedingt habilitieren, das könnt ihr machen, ich nehm euch keine Wissenschaft weg."

Fortbildungen und Kongresse

Alle Interviewpartnerinnen nehmen an Kongressen und Fortbildungen teil. Fortbildungen sind auch für die FachärztInnenausbildung notwendig – es müssen Fortbildungspunkte gesammelt werden.

Einige der Interviewpartnerinnen reisen zu Kongressen, andere besuchen nur welche, die in der Nähe stattfinden. Grund dafür sind meist Versorgungspflichten gegenüber Kindern.

Eine Interviewpartnerin besucht nur Kongresse, auf denen sie einen Beitrag unterbringen kann, außerdem wählt sie thematisch sehr aus, durchschnittlich nimmt sie an ca. 15 Kongressen pro Jahr teil.

Eine weitere besucht sehr viele Kongresse – 25 im Jahr 2001, 14 bis zum Juni 2002 – und hält dort häufig Vorträge. Sie organisiert mit ihren Sekretärinnen auch selbst eine Reihe von Kongressen.

Für Assistenzärztinnen, die in der Forschung tätig sind, ist es wichtig, Posters zu präsentieren. Eine Interviewpartnerin hat dafür viel Geld und Zeit investiert.

Kongresse müssen zum Großteil selbst bezahlt werden, es gibt aber Dienstfreistellungen. Finanziert wird höchstens die Fahrt oder der Kongressbeitrag oder die Unterkunft.

In einem Fall wünscht und fördert der Chef Kongressbesuche seiner MitarbeiterInnen. Er bemüht sich um Sponsoren, die die Kosten übernehmen. Er selbst veranstaltet eine Fortbildungsreihe.

Fortbildungen müssen ebenfalls zu einem guten Teil selbst finanziert werden – außer sie werden klinikintern angeboten oder von der Ärztekammer als kostenfrei zugängliche Veranstaltung organisiert.

Eine der Ärztinnen kann das von ihrem Lohn kaum bewältigen (der im Übrigen für die Finanzierung der Kinderbetreuung verwendet werden muss).

Auch für Fortbildungen sind Dienstfreistellungen üblich.

Für Frauen zu Beginn ihrer Karriere, die auch noch Kinderbetreuung bezahlen, bauen sich natürlich finanziell und zeitlich wesentlich größere Hürden vor dem Besuch von Fortbildungen und Kongressen auf als für in ihrer Karriere fortgeschrittenere Frauen und für solche ohne oder mit erwachsenen Kindern.

Behinderungen, Frauenfeindlichkeit, Sexismus

Behinderungen, Frauenfeindlichkeit und Sexismus erlebten die Interviewpartnerinnen im Berufsleben viel häufiger als im Studium. Allerdings gebrauchen sie das Wort Sexismus nicht für dementsprechende Erfahrungen.

Behinderungen ergeben sich vielfach daraus, dass Frauen Kinder bekommen und dann für diese verantwortlich gemacht werden bzw. die Hauptverantwortung für diese übernehmen.

- Eine Interviewpartnerin berichtete, dass sie als Teilzeitbeschäftigte von Kollegen dafür kritisiert wird, dass sie weniger anwesend ist. Auch manchen Abteilungsleitern ist Teilzeitbeschäftigung bei ÄrztInnen ein Dorn im Auge. Vor kurzem weigerte sich einer von ihnen, sie im Zuge ihrer Fachärztinausbildung an seiner Abteilung aufzunehmen. Die Sache konnte zwar geregelt werden, war aber sehr unangenehm.

- Eine alleinerziehende Ärztin kommt momentan im Turnus gut zurecht, sieht aber voraus, dass es in der Fachärztinausbildung schwierig werden wird, Kind und Beruf zu vereinbaren. Sie meint, dass ihr durch ihre Mutterschaft Wege verbaut sind, da es neben dem Ärztinberuf kein gleichwertiges privates Leben geben kann.

- Eine Gesprächspartnerin erlebte massive Behinderungen bei ihren Bewerbungen und Verlängerungsansuchen – es wurde ihr vorgehalten, dass sie verheiratet, schwanger, Mutter und/oder geschieden sei. Bei den Morgenbesprechungen auf einer Abteilung, auf der sie tätig war, wurden Frauen regelmäßig fertiggemacht. Auch Männer wurden nicht mit Samthandschuhen angefasst, aber Frauen traf es schlimmer. Viele verließen weinend diese Besprechungen. Sie selbst ließ sich das aber nicht zu nahe gehen.

Einige der Interviewpartnerinnen berichten auch von Behinderungen, die sie als kinderlose Frauen, aufgrund ihres Frauseins, erleben.

- Eine kinderlose Gesprächspartnerin sieht eine Benachteiligung von Frauen darin, dass diese härter und mehr arbeiten müssen als Männer, um auch nur die Hälfte der Anerkennung von männlichen Vorgesetzten zu bekommen. Die männlichen Kollegen wiederum nützen das aus. Sie meint, zum Teil liege es auch an den Frauen selbst, da sie sich überangepasst verhalten – und zur Überangepasstheit erzogen werden. Sie machte einen Lernprozess durch, in dessen Verlauf sie an Selbstbewusstsein gewann.

- Wie schon erwähnt, kämpfte eine von ihnen fünf Jahre lang um eine Ausbildungsstelle, während männliche Kollegen bereits nach zwei Jahren eine solche innehatten. Während ihrer Laufbahn begegneten ihr Aussagen von Männern wie: „Frauen nehme ich nur als MTA." Immer wieder wurde sie gefragt: „Sind Sie noch nicht verheiratet? Haben Sie noch keine Kinder?" Ihre Habilitation wurde an einen fremdsprachigen Gutachter geschickt, das Gutachten wurde hinterher nur nach Kampfabstimmungen anerkannt, da es angeblich keiner verstehen konnte, ein weiteres positives Gutachten sollte ebenfalls nicht anerkannt werden. Gegenüber StudentInnen wurde ihr Habilitationsvortrag diffamiert.

- Eine andere Ärztin musste sich ihren Berufseinstieg von Vorgesetzten erkämpfen, die prinzipiell keine Frauen einstellen wollten.

Auch auf einer hohen Stufe der Karriereleiter nehmen sich gleichrangige Männer Unverschämtheiten ihr gegenüber heraus. „Aber, das ist mir unlängst einfallen, nie hat jemand gesagt: ‚Ah, wir sind froh, dass Du da bist.' (...) Bei keinem dieser Schritte war es so, dass man gesagt hat, ja, eh selbstverständlich. (...) Aber an das muss man sich gewöhnen, das kann man nicht verlangen." Bei ihrem letzten Stellenantritt wurde sie von einem wichtigen Mann mit den Worten empfangen: „Sie wissen, dass sich niemand auf Sie freut."

- Eine Interviewpartnerin absolvierte ein Jahr ihres Turnus in einem kleinen Krankenhaus, gemeinsam mit zwei Kolleginnen und einem Kollegen. Sie bemerkte, dass der Kollege viel Zeit hatte, sich mit seinem Beruf zu befassen – beispielsweise Nacht- und Wochenenddienste zu machen, wissenschaftlich zu arbeiten, während die Kolleginnen auch noch Haushalte zu führen hatten. Er hat als einziger eine wissenschaftliche Karriere gemacht und ist inzwischen habilitiert. Im Arbeitsalltag selber beschäftigten sich die Frauen mehr mit den PatientInnen und machten die Routinearbeit: „Ich weiß nicht, ob das jetzt eine Frage der Persönlichkeit ist oder eine Geschlechterfrage, dass das so war."

  Sie erlebte auch, mit ihrem Wissen in der Kollegenschaft nicht so ernst genommen zu werden wie männliche Kollegen, als sie selbst in Teilzeit den Turnus fortsetzte und Familie hatte – sie fühlte sich als Hausmütterchen betrachtet. „Die ist zwar lieb und nett, aber nicht wahnsinnig kompetent." Dies schwächte das Selbstwertgefühl. Sie erarbeitete sich aber dennoch, was sie wollte, hat das Gefühl, genausoviel zu wissen und zu können wie die KollegInnen, vielleicht sogar mit etwas mehr Lebenserfahrung und Sinn für das Wesentliche, und ist stolz auf ihre Familie, ihre Kinder.

Für zwei Interviewpartnerinnen hatte das Frausein Vorteile bei der Bewerbung um ihre Ausbildungsstellen.

- Eine Gesprächspartnerin bekam ihre Stelle u.a. aufgrund ihres Frauseins – an der entsprechenden Abteilung gab es bis 2001 nur Männer als Assistenzärzte, sodass Zugzwang bestand, endlich eine Frau einzustellen.
- Eine weitere Interviewpartnerin sollte sich aufgrund ihrer Erfahrung als Mutter bewerben. Sie erlebte zwar auch sonst keine direkten Behinderungen. Allerdings meint sie, es stünde Frauen im Weg, dass sie nicht so selbstbewusst auftreten wie Männer und sich mehr hinterfragen.
- Eine Interviewpartnerin gab an, in ihrer derzeitigen beruflichen Umgebung keine Belästigungen und Einschränkungen als Frau zu erfahren. Sie sieht allerdings, dass es für Frauen mit Kindern wesentlich schwieriger ist.

Vereinbarkeit

Um die für diese Studie sehr zentrale Problematik der Vereinbarkeit von Beruf und Familie auszuleuchten, werden im Folgenden die jeweiligen Lösungen der einzelnen Interviewpartnerinnen nacheinander dargestellt. Aus ihnen wird deutlich, dass Frauen die ungünstigen gesellschaftlichen Strukturen individuell bewältigen müssen, und dass ein unterstützender Partner und/oder unterstützende Eltern fast unabdingbar sind, um eine qualifizierte Berufstätigkeit und Familie überhaupt vereinbaren zu können.

Wenn die Frauen in einer Partnerschaft leben und Kinder haben, ist ein unterstützender Partner wichtig, um in der Wissenschaft irgendwie durchzuhalten oder um überhaupt wieder in den Beruf hineinzukommen. „Unterstützender Partner" kann heißen, dass dieser Teile der Kinderbetreuung und des Haushalts übernimmt, aber auch lediglich, dass er nicht versucht, die beruflichen Ziele der Frau zu verhindern und zu sabotieren, sie also moralisch unterstützt und ermutigt.

Die folgenden Beispiele zeigen, welche privaten Voraussetzungen die Berufstätigkeit fördern und erleichtern können.

1. Die erste Interviewpartnerin begann ihre Erzählung mit den Worten: „Die berufliche Laufbahn einer Frau ist von der familiären Situation nicht zu trennen, deshalb kommen auch einige Daten zur Familie dazu." Sie studierte schnell, da sie sich die zeitliche Option offen halten wollte, eine Familie zu gründen, und heiratete auch gleich nach der Promotion. Nach weiteren drei Jahren bekam sie zwei geplante Kinder und nahm vier Jahre Karenzzeit. In dieser Zeit arbeitete sie aber stundenweise im Labor, da das ausschließliche Zuhausesein zu wenig intellektuelle Anforderung bot. Ihre Mutter unterstützte sie, indem sie die Kinder betreute.

   Der Wiedereinstieg erfolgte auf einer Assistenzstelle. Gegenwärtig arbeitet sie offiziell 26,6 Stunden, tatsächlich aber 40, und wohnt 10 km vom Arbeitsort entfernt. Abends beschäftigt sie sich mit den Kindern, bis diese schlafen, danach schreibt sie noch berufsbezogene Briefe u.Ä. Ihre wissenschaftlichen Ambitionen hat sie vorerst aufgegeben, da sie um zwölf Uhr nachts nicht mehr ins Labor gehen will. Ihre Kinder werden tagsüber von einem Kindermädchen betreut, das auch noch Kinderwäsche bügelt. Einmal pro Woche kommt eine Putzfrau. Die restliche Haushaltsarbeit erledigt sie selbst. Der Zukauf von mehr Hilfe ist finanziell nicht möglich, da ohnehin beinahe ihr gesamtes Gehalt für Bezahlung und Versicherung des Kindermädchens aufgewendet wird.

„Mein Mann muss diese Familie erhalten. Sie besteht aus mir, zwei Kindern, ihm selbst. Es gibt ein Haus, das man auch nicht geschenkt bekommt. (...) Mein Mann braucht relativ viel Geld für seine eigene Karriere, weil er auch Kongresse und Reisen vorfinanzieren muss."

90% der Organisation des Haushalts bleiben ihr. Ihr Mann hat wenig Zeit, dabei Pflichten zu übernehmen. Er unterstützt sie aber finanziell in Bezug auf ihre Karriere. Die Schwiegereltern helfen und ihre Eltern betreuen die Kinder ab und zu an Wochenenden.

2. Die nächste Interviewpartnerin lebt allein und hat keine Kinder. Eine Haushälterin versorgt ihren Haushalt. Sie hat aus Überzeugung nie Hausarbeit verrichtet – in ihrer Herkunftsfamilie war es üblich, dass es Köchinnen und Kindermädchen gab.

Sie betont, dass Frauen ihr Perfektionsanspruch im Weg steht: „Und ich habe nie die Illusion gehabt, alles perfekt zu können. Ich hab zwar immer die Illusion gehabt, wie schon erwähnt, ich hab die Habilitation, so gscheit wie die meisten Männer bin ich auch. Aber ich hab nie geglaubt, dass ich einen perfekten Haushalt führe, dass ich Kinder und Ehemänner betreue, dass ich dazu noch geschminkt von Kopf bis Zehen, immer perfekt, Lidschatten, Nagellack, passend zur Bluse, erscheinen werde, und konkurriere mit Männern, die von 6 Uhr früh bis 3 Uhr früh durch im Labor stehen und denen zugearbeitet wird." Sie lagert Haushalt und Garten an bezahlte Hilfen aus, kocht nur in ihrer Freizeit und kleidet sich möglichst praktisch.

3. Für diese Interviewpartnerin war zwar immer klar, dass sie Familie haben wollte, die Vereinbarkeit hatte sie bei ihrer Berufswahl aber nicht im Hinterkopf. In ihrer Umgebung gab es dafür keine Modelle und Vorbilder. Sie heiratete gleich nach dem Studium, brachte vier Kinder zur Welt und blieb neun Jahre zu Hause.

Während ihres kürzlich abgeschlossenen Turnus arbeitete sie fünf Stunden täglich und machte keine Überstunden. Nachtdienste machte sie an Wochenenden. Sie kam nach Hause, wenn die Kinder schon gegessen und Hausaufgaben gemacht hatten. Arbeitsplatz und Wohnung liegen nahe beieinander. Ihr Mann kam, wenn möglich, zu Mittag nach Hause, um mit den Kindern zu essen. Ansonsten wärmte der Älteste das Essen. Zwei Kinder waren zuletzt in der Schule, eines im Kindergarten, eines bei einer Tagesmutter. Den Haushalt macht sie selbst, einmal in der Woche kommt eine Putzfrau.

Ihr Mann arbeitet ganztags mit vielen Überstunden. Er nahm ein Jahr Teilzeitkarenz, als sie ihren Turnus begann. So war er vormittags bei den Kindern. Freie Schultage bestreiten sie und ihr Mann mit Urlaub oder Zeitausgleich. Ihre Eltern leben in einem anderen Teil Österreichs, die Schwiegereltern sind krank – von diesen Seiten kann also keine Unterstützung kommen. Der Großteil ihres Gehalts musste für Kinderbetreuung investiert werden.

4. Diese Ärztin heiratete Anfang der 70er Jahre. Ihr Mann war ebenfalls Arzt an derselben Klinik. Sie brachte vier Kinder zur Welt, von denen eines starb. Ihre Habilitation schrieb sie, als sie das letzte Kind bekam, mit Anfang 40. Ihr Mann unterstützte sie – ohne ihn hätte sie ihre Karriere nicht weitergeführt. Er ermutigte sie immer wieder, weiterzumachen. Zur Kinderbetreuung engagierten sie Kindermädchen. Auch ihre Mutter sprang oft ein. Nach einigem Wechsel blieb ein Kindermädchen fünf Jahre. Das letzte ist seit 18 Jahren bei ihnen und gehört praktisch zur Familie. Finanziell war dies nie ein Problem, da sie immer gut verdiente und mit Geld gut umgehen kann.

Die Kinder wohnen nicht mehr zu Hause. Sie hat die Kinder früh zu Auslandsaufenthalten ermutigt. Das Verhältnis zu ihren Kindern ist gut – auch distanziert, aber sie akzeptiert sie als Partner. Das funktioniert vermutlich: „(...) weil es dieses nichtfamiliäre Mitglied gibt, in der Mitte drinnen, die die Anlaufperson für alles ist. Essen und Wäsche, also dieses Notwendige. Und dann wird natürlich mit ihr geredet, Dinge, die sonst nicht so ins Gespräch reinkommen." Sie hat nie selbst den Haushalt gemacht.

5. Diese Interviewpartnerin bekam bereits relativ zu Beginn ihres Studiums ein Kind und brauchte daher etwas länger. Vereinbarkeit war für sie also bereits in dieser Phase ein wichtiges Thema. Ihre Eltern, besonders die Mutter, unterstützten sie sehr. Die Mutter war und ist halbtags berufstätig und übernahm das Kind, wenn sie Prüfungen, Praktika, Famulaturen machte. Auch der Freundeskreis sprang ein, zum Großteil aber die Mutter. Der Kindsvater, von dem sie inzwischen getrennt war, unterstützte sie nur begrenzt – ein- oder zweimal die Woche war das Kind für einige Stunden bei ihm.

Derzeit wohnt sie allein mit ihrem Kind aber in der Nähe ihrer Eltern. Das Kind besucht die Schule und geht hinterher zu ihrer Mutter zum Essen. Nach Dienstschluss holt sie es ab. Bei Nachtdiensten schläft es bei ihren Eltern. Einmal pro Woche ist es beim Kindsvater. Den Haushalt reduziert sie auf ein Minimum. Einmal pro Woche kommt eine Putzfrau, die Wäsche übernimmt ihre Mutter. Die Interviewpartnerin wohnt in der Nähe des Arbeitsplatzes.

6. Die nächste Gesprächspartnerin lernte ihren Mann zu Beginn des Studiums kennen. Nach dem Studium bekamen sie eine Tochter. Sie arbeitet ganztägig mit Überstunden und ist, wie ihr Mann, wissenschaftlich tätig. Das Kind wird tagsüber von einem Kindermädchen betreut. Am Abend ist entweder sie oder ihr Mann zu Hause, selten beide. Die Familie ist am Wochenende zusammen.

Ihr Mann übernimmt Aufgaben im Haushalt, aber sie macht mehr – er hat mehr Dienst. Wenn er Dienst hat, putzt sie die Wohnung. Wenn das Kind nächstes Jahr in den Kindergarten kommt, wird sie eine Haushaltshilfe engagieren. Momentan ist das wegen der Kosten des Kindermädchens finanziell nicht möglich.

Sie arbeitet, wie einige der Interviewpartnerinnen, um ihre Ausbildung zu machen, nicht wegen des Verdienstes, der fast zur Gänze in die Kinderbetreuung fließt. Die Wohnung ist nahe der Arbeitsstelle. Sie denkt daran, noch weitere Kinder zu bekommen, aber die Ausbildung muss zunächst abgeschlossen sein.

Es kommt vor, dass das Kind eine Woche bei ihren Eltern in einem anderen Bundesland verbringen kann.

7. Diese Gesprächspartnerin wuchs praktisch bei ihren Großeltern auf, da ihre Mutter nach dem frühen Tod des Vaters dorthin zurück ging. Sie heiratete und bekam nach dem Studium das erste Kind, während der Turnuszeit zwei weitere. Sie ließ sich scheiden. Ihre Großmutter und ihre Mutter halfen ihr mit den Kindern, sowie „zwei nette ältere Damen". "So musste man halt jeden Tag neu improvisieren." Sie achtete darauf, pünktlich von der Klinik heimzugehen. Engpässe gab es, als die Betreuerin der Großeltern, die damals fast 90 waren, wegging und die Kinder der Interviewpartnerin auch noch Betreuung brauchten. Sie schickte ihre Haushaltshilfe zu den Großeltern außerhalb von Innsbruck und fragte bei der Caritas-Familienhilfe um Unterstützung an. Sie sollte aber nur für drei Tage eine Familienhelferin bekommen, die sofort abgezogen würde, falls ein Mann Bedarf anmeldete. Männer hatten das primäre Recht. Von einer geschiedenen Frau wurde angenommen, dass sie sich ohnehin zu helfen wissen müsste.

8. Diese Interviewpartnerin lebt allein, nahe dem Arbeitsplatz. Sie putzt ihre Wohnung selber.

9. Die nächste Gesprächspartnerin, Assistenzärztin, lebt mit Mann und zwei Kindern in einer Wohnung, ebenfalls nahe bei der Arbeitsstelle. Ihr Mann studiert und ist zu Hause bei den Kindern, während sie ihre Ausbildung absolviert. Ab und zu übernimmt er Jobs. Ein Großelternpaar wohnt in Innsbruck und springt fallweise in der Kinderbetreuung ein.

Sie übernimmt meist das Putzen, während ihr Mann die übrigen Haushaltsarbeiten macht (Kochen, Waschen, Kinderbetreuung, Organisieren). Das Putzen geht ihr schneller von der Hand.

10. Diese kinderlose Interviewpartnerin wohnt mit ihrem Partner in einer größeren Wohnung, die von einer Putzfrau geputzt wird. Die übrige Haushaltsarbeit machen sie und ihr Partner gemeinsam, wobei sie organisatorisch mehr übernimmt. Er kocht genauso oft wie sie. Wenn sie müde nach Hause kommt, steht das Essen schon auf dem Tisch. Sie hat außerdem noch eine Garçonnière. Der Haushalt bildet nur manchmal eine Belastung aufgrund ihrer intensiven Freizeitaktivitäten – wenn sie etwa nach einer Wochenendbergtour am Sonntagabend noch waschen und aufräumen müssen.

Auch kooperative Partner übernehmen im Haushalt fast immer weniger Verpflichtungen als die Interviewpartnerinnen. Als Grund hierfür wird etwa angeführt, dass die Partner mehr Zeit in die Erwerbsarbeit investieren, das Putzen ihnen nicht so von der Hand geht, sie die Organisation eines Haushalts nicht so selbstverständlich im Griff haben.

Haushaltshilfen werden in Anspruch genommen, soweit es die finanzielle Situation erlaubt. Die interviewten Ärztinnen haben nicht grundsätzlich den Anspruch, alles selbst erledigen zu müssen.

Freizeit

Der Beruf der Ärztin erlaubt nur wenig Freizeit. Ärztinnen mit Kindern haben in ihrer „Freizeit" Familienarbeit zu erledigen, Ärztinnen ohne Kinder oder mit erwachsenen Kindern verbringen noch mehr Zeit in der Klinik.

- Eine Ärztin mit Familie gibt an, Freizeit sei die Beziehungspflege mit Kindern und Mann. Die Arbeit ist vielleicht ihr Hobby: "Mein Egoismus ist meine Berufsausbildung."

- Eine andere findet Zeit für sich, sobald sie ihr Kind zu Bett gebracht hat. Wichtig ist ihr die Kontaktpflege mit dem Freundeskreis.

- Wiederum eine andere sagt, dass sie sich seit einigen Monaten etwas Zeit für sich stiehlt und dadurch entspannter ist. Diese Zeit für sich muss organisiert werden –

ihr Mann muss dann zu Hause beim Kind sein können. Gemeinsam mit ihrem Mann wegzugehen, ist nicht möglich. Am Wochenende gibt es Kinderprogramm.

- Eine der Ärztinnen mit Kindern findet keine Zeit für Hobbies, hat aber nicht das Gefühl, dass ihr etwas fehlt. Sie ist gern zu Hause. Wenn sie abends heimkommt, braucht ihr Mann, der die Kinderbetreuung übernommen hat, Ausgang.

- Eine weitere Interviewpartnerin, die mehrere Kinder hat, betreibt wenige Hobbies. Die ganze Woche ist zeitmäßig eingeteilt und während der Woche ist jede Minute geplant. Sie kann das, was ihr wirklich wichtig ist, letztendlich aber machen.

- Eine Ärztin in Chefposition mit erwachsenen Kindern kennt kaum Freizeit. Ihrem Hobby, dem Lesen, frönt sie bei Fönwetter – weil sie dann nämlich ohnehin nicht schlafen kann. Was sie gern tut, erledigt sie im Zeitraffer, in einer Stunde kann sie sich völlig erholen. Sie hört Musik, geht ins Theater, in Konzerte, in die Oper, vermeidet aber Einladungen.

- Eine kinderlose Gesprächspartnerin rafft sich nach der Arbeit zu Unternehmungen auf. Die Nacht- und Wochenenddienste sind manchmal hinderlich, aber es geht. Sie reist viel und pflegt einen großen Freundeskreis.

- Eine weitere kinderlose Ärztin hat aufgrund der Arbeit nur wenig Freizeit und verbringt diese mit ihrem Partner sehr aktiv mit Sport. Ihre Art mit Stress umzugehen ist, Stress durch Stress abzutöten.

- Eine andere Interviewpartnerin trifft nach der Arbeit (mit Überstunden) Bekannte, mit denen sie weiterhin Berufsbezogenes bespricht und plant, aber in für sie spannenden Bereichen und außerhalb des Klinikgeländes.

Berufliche Ziele

Die interviewten Ärztinnen verfolgen Ziele, die ihnen, an ihrer bisherigen Lebenserfahrung gemessen realisierbar erscheinen. Für einige liegen diese Ziele noch in einiger Entfernung und sind noch nicht ganz konkretisiert, für einige sind sie bereits nahe und am Weg der Verwirklichung.

Die Ziele beziehen sich zumeist auf den jeweils nächsten anstehenden Schritt in der Karriere und nicht auf vage Zukunftvorstellungen. Sie liegen bei denen, die eher am Anfang stehen, im Bereich: Welche Ausbildung möchte ich machen? Will ich jetzt nach der Ausbildung eine Praxis eröffnen? Diejenigen, die schon weiter sind, überlegen: Was kann ich in meiner gegenwärtigen Position durchsetzen, umsetzten und verwirklichen – für die MitarbeiterInnen, für mein Fach, für die PatientInnen, auch politisch?

Ärztinnen mit Familie beziehen in ihre Wünsche und Pläne die Bedürfnisse der Kinder mit ein. Die jüngeren Ärztinnen ohne Kinder überlegen, wie in absehbarer Zeit eine Familiengründung unterzubringen wäre.

Im Folgenden treffe ich bezüglich der Zielvorstellungen eine Einteilung der Interviewpartnerinnen hinsichtlich ihres Alters und bezüglich dessen, ob sie Kinder haben oder keine.

Interviewpartnerinnen, in den 60er und 70er Jahren geboren, mit Kindern:

- Eine Interviewpartnerin sagt dazu, dass es Traumziele gibt und solche, die aufgrund der sozialen Gegebenheiten umsetzbar sind. Sie selbst gehört zu jenen glücklichen Menschen, die zumindest den Beruf lernen dürfen, den sie lernen wollten. Sie würde gern eine universitäre Laufbahn einschlagen, mit Habilitation und einer Tätigkeit im klinisch-wissenschaftlichen Bereich. Die Wissenschaft erfordert aber Zeit, frau muss jahrelang arbeiten, um darin wirklich gut zu sein. Derzeit mit den kleinen Kindern ist das nicht machbar.

- Die nächste will ihrer Familie eine Facharztausbildung nicht mehr zumuten. Sie wünscht sich eine Teilzeitstelle, die es ermöglicht, Menschen über einen längeren Zeitraum zu betreuen und zu begleiten. Sie will dabei medizinisch tätig sein. In ihrem eigentlichen Traumfach zu arbeiten bzw. die Ausbildung dazu zu machen, scheint ihr unter den gegebenen Bedingungen nicht realisierbar zu sein.

- Die dritte dieser Gruppe wird in einem Jahr ihren Turnus abschließen. Sie sollte jetzt anfangen, sich für eine Facharztstelle zu bewerben. Ihr wäre lieber eine Landes- als eine Bundesstelle, da sie wegen ihres Kindes einigermaßen pünktlich Feierabend machen will. Das fernere Traumziel ist es, eine Gemeinschaftspraxis zu eröffnen.

- Die vierte findet momentan zu wenig Zeit, um über Ziele nachzudenken. Auf alle Fälle will sie ihre Ausbildung fertig machen, die sie vor einem Jahr begonnen hat. Sie will wissenschaftlich weiterkommen und sich habilitieren, was als Bundesangestellte auch notwendig ist.

- Die letzte schließlich möchte ihre vor etwa einem Jahr begonnene Fachärztinausbildung abschließen und dann eine Praxis eröffnen. Ihr Traum ist eine Gemeinschaftspraxis, in der sie halbtags tätig ist. Sie kann sich auch vorstellen, eine Praxis mit einer Ergo- und einer Psychotherapeutin zu kombinieren, da es für die PatientInnen günstig ist, wenn mehrere Bereiche an einem Ort abgedeckt sind. Auf alle Fälle will sie in Stadtnähe bleiben.

Interviewpartnerinnen in den 60er, 70er Jahren geboren, ohne Kinder:

- Nach ihrer Fachärztinausbildung ist es das Ziel einer Interviewpartnerin, sich mit einer Praxis selbständig zu machen, da sie weiß, dass die Arbeit an der Klinik immer ein Kampf sein wird. Am liebsten wäre ihr eine Gemeinschaftspraxis. Sie kennt KollegInnen, die diesen Schritt gewagt haben und weiß, dass er machbar ist und sie kennt auch KollegInnen, mit denen zusammen sie es sich vorstellen könnte. Diese Praxis will sie nicht in Innsbruck eröffnen, da das Angebot in ihrem Fach hier bereits groß ist. Eine Familiengründung zieht sie ebenfalls noch in Erwägung.

- Die nächste sah sich im Laufe ihrer Ausbildung, die sie vor kurzem abgeschlossen hat, immer weniger als Wissenschaftlerin an den Universitätskliniken und immer mehr als Ärztin in eigener Praxis, für die die PatientInnenarbeit im Mittelpunkt steht. Nach dem eine in Aussicht gestellte Stelle an jemand anderen vergeben wurde und sie sich nicht wieder auf den harten Konkurrenzkampf an der Klinik einlassen wollte, entschied sie, eine Praxis zu eröffnen. Inzwischen ist sie dabei, dies umzusetzen. Ihr medizinischer Schwerpunkt wird in dieser Praxis im Mittelpunkt stehen. Wenn die Ordination sich trägt, möchte sie ein Kind bekommen. Für die Kinderbetreuung wird auch ihr Partner seinen Beitrag leisten müssen – ein Kind ist ihr gemeinsamer Wunsch.

Interviewpartnerinnen vor 1955 geboren ohne bzw. mit erwachsenen Kindern:

- Eine Interviewpartnerin, die schon weit gekommen ist in ihrer Karriere, stellt fest, dass für sie nach wie vor Vorbilder fehlen, an denen sie weitere Schritte orientieren könnte. So bleibt das Voranschreiten eine Zufallssache. Ihre Ziele liegen darin, das, woran sie gegenwärtig forscht und arbeitet, zu institutionalisieren und weiterzubetreiben. Sie will ihre Mitarbeiterinnen fördern und generell Frauenförderung an der Klinik weitertreiben.

- Eine weitere hat keine persönlichen Pläne mehr und möchte sich vor allem nicht mehr verheizen lassen. Sie hat sich vorgenommen in den restlichen verbleibenden Arbeitsjahren eine Anzahl von MitarbeiterInnen aus jeder Altersgruppe zu fördern – welche aus der oberen Gruppe in führende Position zu bringen, welche aus der mittleren Gruppe zur Habilitation zu begleiten und welche aus der untersten Gruppe ausgezeichnet auszubilden. Ihre Leute sollen eine analytische und kritische Haltung zur Medizin einüben. Außerdem gibt es noch eine Reihe von Buchbeiträgen, die fertig zu schreiben sind. Sie möchte ihr Arbeitsfeld geordnet hinterlassen.

- Die dritte hat eine Landesstelle, die sie auf keinen Fall aufgeben wird. Sie ist froh, in ihrem Alter so eine Traumstelle zu haben. Habilitation und Wissenschaft waren für sie von vornherein aufgrund verschiedener Betreuungspflichten ausgeschlossen. Ihre Zielvorstellungen liegen darin, innerhalb ihres Faches an Verbesserungen für die PatientInnen mitzuarbeiten – in Kooperation mit KollegInnen in Innsbruck und in anderen österreichischen Krankenhäusern.

Bei den jüngeren Ärztinnen zeigt sich sehr deutlich der Wunsch nach einer eigenen Praxis, in der Frau selber bestimmten kann und den Zwängen und Hierarchien der Klinik nicht mehr ausgesetzt ist. Damit in Verbindung steht auch die Vorstellung, dass eine Familie leichter mit einer eigenen Praxis zu vereinbaren ist als mit einem Anstellungsverhältnis an der Klinik. Mit der Selbständigkeit verbindet sich die Erwartung von größerer Selbstbestimmtheit und mehr zeitlicher Freiheit.

Wieso wählen Frauen eher Fächer in den konservativen als in den operativen Bereichen?

Nur zwei der Interviewpartnerinnen sind in einem operativen Fach tätig, der Rest in konservativen Fächern. Einige haben im Zuge des Turnus, von Famulaturen und Praktika operative Fächer kennen gelernt oder sogar vorgehabt, eine solche Richtung einzuschlagen. Warum sind sie davon abgekommen? Was macht die – sehr prestigeträchtige und immer wieder öffentlichkeitswirksame – Chirurgie für Frauen zu einem besonders unwegsamen Terrain?

- Eine Interviewpartnerin in einem operativen Fach bezeichnet die Chirurgie als Männerdomäne, die von hartgesottenen Herren regiert wird. Die Arbeitszeiten sind lang, die Dienste sehr hart, insbesondere an der Unfallchirurgie, wo es vorkommen kann, dass man/frau eine ganze Nacht am Operationstisch steht. Es gibt aber auch in der Chirurgie Gebiete, die mehr Feinfühligkeit erfordern und in denen die dort Tätigen auch entsprechende Charakteristika aufweisen – das ist in der Plastischen Chirurgie der Fall.
  Sie erzählt, dass Kolleginnen, die auf der Allgemeinchirurgie arbeiten, sich in kurzer Zeit sehr verändert haben und oft sehr frustriert sind, dass sie von Kollegen benachteiligt und unterdrückt werden.

- Eine weitere Interviewpartnerin wollte Chirurgin werden und erlebte im Turnus die Härte dieses Feldes. Sie erfuhr, dass sie als Frau dort an verschiedenen Fronten kämpfen musste. Im OP war es notwendig, hart zu sein und mit den gleichen Mitteln zu arbeiten, wie Männer das taten, ruppig zu sein, einstecken zu können und auszuhalten. Sie merkte, dass sie dafür zuviel von ihrer Grundpersönlichkeit hätte aufgeben müssen, und kam von diesem Ausbildungswunsch ab.

Auf welche Weise haben die habilitierten Interviewpartnerinnen es in ihrer Berufslaufbahn bis zu ihrer gegenwärtigen Position bringen können?

Unter den Interviewpartnerinnen befinden sich zwei Universitätsprofessorinnen.

- Erstere erlebte, wie sich die Reihen der Frauen mit fortschreitender Berufslaufbahn lichteten und sie allein übrig blieb. „Ich habe dann die Stelle errungen, nach 27 Bewerbungen. (...) Aber dann habe ich auch im Haus gesehen, da hat es Frauen gegeben, es hat eine Oberärztin gegeben, aber ich hab dann erlebt, auf welche Art und wie sie verschwunden sind. Und das war für mich beklemmend, zuerst sind alle vor mir verschwunden und dann hinter mir. Und dann habe ich schon die Botschaft empfangen, dass ich halt durch Zufall, besondere Widerstandskraft, was auch immer, übrig geblieben bin bis jetzt sozusagen. Und dass es sich eher um einen Zufall handelt als um Planung. Das war schon etwas, das Männern in dieser Art niemals vermittelt werden kann. Und vor allem, was ich auch gelernt habe, dass eine Frau in der Klinik bei dieser geringen Zahl immer allein ist. Weil auf jeder Abteilung und jeder Klinik ist dann eine Frau und die nächste ist fünf Häuser weiter. Während die Männer, nicht dass die so ein lustiges Leben an der Klinik hatten und auch jetzt haben, aber da gibt es dann immer drei, die zusammen Rad fahren, die aus derselben Volksschule kommen oder die beim CV, beim BSA oder was auch immer sind. Da gibt es immer irgend jemanden auf der Klinik, mit dem man halbwegs reden kann, irgendeinen Ansprechpartner, irgend jemand, bei dem man glaubt, der wartet nicht gerade unbedingt, bis man tot umfällt. Während ich glaub, das Hauptproblem für Frauen ist, sie sind wirklich absolut allein, dass sie niemand haben. Das ist schon etwas, was ich sehr gefunden habe, auch wie ich jünger war, dass das schon schlimm ist.“

In dieser Passage spricht die Interviewpartnerin an, wofür oder wogegen frau gerüstet sein muss, um an der Klinik – und zwar auf der ärztlichen Karriereleiter – zu überleben. Der Zufall spielt dabei eine Rolle - was sich auf eine bestimmte Art ergibt, Leute, die frau trifft, Möglichkeiten, die sich bieten – allerdings braucht frau dann die Fähigkeit, diese Zufälle zu nützen und die Möglichkeiten zu ergreifen. Voraussetzung dafür sind bestimmte Eigenschaften, psychische Dispositionen.

Eine davon ist, das geht aus dieser Interviewpassage hervor, Einsamkeit auszuhalten. Frauen lernen in ihrer Sozialisation meist, Frauengemeinschaft zu suchen, sich in ihren Schwierigkeiten und Problemen gegenseitig zu bestätigen und oft auch sich darin festzunageln. Sie trösten, erleichtern sich dadurch im akuten Leid, machen es aushaltbar und tragen damit zu dessen Prolongierung bei. Eine Frau, die aus diesem System ausbricht, stellt vielfach eine Bedrohung für die sich reproduzierende „Leidensgemeinschaft der Frauen" dar, da sie die Art und Weise in Frage stellt, die frau sich angewöhnt hat, um zurechtzukommen.

Inzwischen sind sich Frauen, v.a. in der feministischen Bewegung, dieser Mechanismen bewusster geworden, dennoch schlagen diese Mechanismen noch oft genug zu.

Frauen, die als Vorkämpferinnen während der letzten Jahrzehnte ihre Positionen erobert haben, waren damit sehr allein. Die Interviewpartnerin war imstande, Einsamkeit auszuhalten – Einsamkeit in einer Männerumgebung, in der Männer im Gegensatz zu ihr Gleichgesinnte finden, um sich gegenseitig zu stützen; Einsamkeit weiters in der medizinischen Wettbewerbsgesellschaft, in der es ohnehin nicht einfach ist, jemandem zu vertrauen und sich auf jemanden zu verlassen; Einsamkeit auch in einer Situation, die (noch) nicht vorgesehen ist, die erst entwickelt und geformt werden muss, für die es keine Vorbilder und Maßstäbe gibt; Einsamkeit schließlich womöglich auch, als außerhalb der erwähnten sich reproduzierenden „Leidensgemeinschaft der Frauen" Stehende.

Neben dieser Fähigkeit, Einsamkeit auszuhalten, benennt die Interviewpartnerin als Eigenschaften, die sie kennzeichnen, Widerstandskraft und an anderer Stelle Kampfbereitschaft. Sie erzählt, dass sie als Kind schon nicht sehr beeindruckbar war, wenn ihre Eltern für sie etwas anderes wollten als sie selbst. Sie wuchs als Einzelkind auf und kommt aus einer bürgerlichen Familie. Ihre Vorfahrinnen waren selbstbewusste, erwerbstätige Frauen – ihre Erwerbstätigkeit war für sie nicht Vorbild, sondern Selbstverständlichkeit. Diese erwerbstätigen Frauen bezahlten Angestellte für Hausarbeit und Kinderbetreuung. Sie hatte nie den Wunsch, Kinder zu bekommen. Sie ging also davon aus, dass sie erwerbstätig sein würde und sah sich nie als Hausfrau mit Kindern – für Letzteres war sie sozusagen nicht programmiert. Also dürfte es schwerer gewesen sein, sie von beruflichen Zielen abzulenken, als bei Frauen, die von vornherein ihre diesbezügliche Berechtigung anzweifeln und deren Wunsch nach Familie mit dem Berufswunsch im Widerstreit liegt.

- Die zweite habilitierte Ärztin hat Kinder bekommen, sich habilitiert, an der Klinik Karriere gemacht und eine Ordination aufgebaut. Auch sie dürfte von zu Hause einiges an Selbstbewusstsein mitbekommen haben – es gab zwei Töchter, keinen Sohn, der vorrangig gefördert werden hätte können; ihre Mutter achtete darauf, dass sie in der Schule Disziplin lernte und nicht zu verspielt war; für die Eltern war es keine Frage, dass sie studierte. Aus ihren Erzählungen ergibt sich ein Bild von ihr als junger Frau, die zielstrebig ihren medizinischen Weg geht und das Rückgrat besitzt, sich von Hindernissen nicht ablenken zu lassen. Sie scheint sich ihres Anspruches, sich beruflich verwirklichen zu können, sicher gewesen zu sein. Sie verstand es, ihre Ausbildungswünsche durchzusetzen, und ließ sich nicht einschüchtern. Während ihrer Laufbahn wollte sie öfters aufgeben, da Beruf und Kinder eine harte Herausforderung darstellten. Noch dazu war sie in einem Beruf tätig, in dem es praktisch keine Frauen gab, den die Männer sich vorbehalten wollten, sie war eine Pionierin. In den schwierigen Situationen im Berufsleben unterstützte sie ihr Mann, der ebenfalls Arzt an derselben Klinik war. Er meinte, sie sei schon so weit gekommen und solle daher weitermachen.

Die Medizin als Landschaft

Die letzte Frage des Interviewleitfadens richtete sich danach, welches Landschaftsbild die Medizin darstellt und wo die Ärztinnen sich selbst in dieser Landschaft sehen.

Die meisten stellen sich eine Berglandschaft vor.

*   Drei identifizieren mit den Bergen die Unwirtlichkeit und Feindlichkeit vieler medizinischer Bereiche. Sie sehen sich selbst in einem ruhigen Mittelgebirgsbereich, in hügeligen Gebieten, moosigen Oasen oder auf fruchtbaren Ebenen.
*   Für drei weitere bilden die Berge eine Herausforderung – sie wollen diese Berge erklimmen, sie hängen ständig im Kletterseil und klettern in kleinen Schritten höher und höher, oder sie sind gerade auf einem Gipfel mittlerer Höhe angelangt.

Von den übrigen vier malt

*   eine das Bild eines großen historischen Hause, in dessen Vortempel der innovative Bereich, in dem sie als Pionierin in Österreich tätig ist, gerade eindringt.
*   Die nächste befindet sich als Schmetterling auf einer Wiese – sie betont, dass es keine Berge gibt.
*   Eine weitere sitzt auf einer kleinen Insel im Ozean und hält nach Festland Ausschau.
*   Eine Interviewpartnerin sieht keine Landschaft, für sie ist alles wenig geordnet, sie befindet sich im Nichts bzw. kann nicht klar abgrenzen, wo sie steht.

Die dargestellten Bilder oszillieren zwischen einem Gefühl der Ausgeliefertheit an die Situation (unwirtliche Berge, Insel im Ozean, das Nichts) und Handlungsmächtigkeit (zu erklimmende Berge, Haus mit Vortempel, Schmetterling auf einer Wiese) darin. Die Handlungsmächtigkeit dominiert in den Bildern der Ärztinnen auf fortgeschrittener Karrierestufe.

ÜBERPRÜFUNG DER HYPOTHESEN

Im folgenden werden die eingangs genannten Hypothesen der Auftraggeberin anhand des dargestellten Materials erörtert.

Spezifika der Ärztinnenkategorien

- Die Turnusärztinnen haben weniger Arbeitsdruck als Assistentinnen und auch weniger Konkurrenzprobleme mit KollegInnen, obwohl Turnusärztinnen, die den Ehrgeiz zeigen, sich im Anschluss um eine Ausbildungsstelle zu bewerben, durchaus Schwierigkeiten bekommen.

  Bei einigen, die einen Turnus absolvieren oder absolvierten, ergab sich der Eindruck, dass sie diese Entscheidung gewissermaßen rechtfertigten, indem sie betonten, dass der Turnus eine gute Grundlage darstellt und es ermöglicht/e Sicherheit zu gewinnen.

  Zukunftsangst schien bei den beiden interviewten Turnusärztinnen (eine hat den Turnus gerade abgeschlossen) kein großes Thema zu sein. Sie nahmen an, sich mit ihrer Ausbildung auf alle Fälle über Wasser halten zu können.

  Von fünf Frauen in Facharztausbildung arbeitet eine auf einer Teilzeitstelle. Drei von ihnen haben Kinder und schaffen es, Familie mit Beruf zu vereinbaren, indem sie ihr Gehalt für die Kinderbetreuung ausgeben und einen zumindest mental unterstützenden Partner haben. Eine führt Benachteiligungen darauf zurück, dass sie mit Kindern nicht so flexibel ist wie männliche Kollegen.

  Zwei von ihnen, ohne Kinder – eine hat die Ausbildung vor einigen Monaten abgeschlossen – beschreiben, auf welche Art sie als Frau benachteiligt sind/waren, oder nehmen dies bei anderen Frauen wahr.

- Bei der pragmatisierten Oberärztin scheint es tatsächlich so zu sein, dass sie „irgendwie überlebt" hat – und zwar dadurch, dass es in ihrer Familie eine Menge weiblicher und männlicher Vorbilder im medizinischen Bereich gibt und genug Rückenstärkung. Außerdem besitzt sie selbst Widerstandskraft, Zielstrebigkeit und Selbstsicherheit. Sie beschreibt die Frauenfeindlichkeit sehr genau, die sie im medizinischen System erleben musste. Vielfach war sie nicht erwünscht.

Obwohl sie keine Ziele auf der Karriereleiter mehr hat, zieht sie aber keine negative Bilanz. Vielmehr erläutert sie, was sie fachlich für die PatientInnen gemeinsam mit KollegInnen erreicht hat und weiter erreichen will. Privat hat sie als geschiedene Frau mit Hilfe ihrer Familie drei Kinder großgezogen, die ebenfalls medizinische Ambitionen haben.

* Die Hochschulprofessorinnen genießen eine relativ unabhängige Position, die sie sich aber hart erkämpfen mussten.

Sexuelle Belästigung

* Über sexuelle Belästigung in der Arbeit hat sich keine der Interviewpartnerinnen geäußert, sehr wohl aber über sexistische Behandlung, wenn diese auch nicht mit diesem Wort benannt wurde. Erzählungen zu ganz unverblümter Frauenfeindlichkeit kamen eher bei den Interviewpartnerinnen vor, die vor 1955 geboren sind. Für die jüngeren gilt: Je mehr frau will, umso mehr Frauenfeindlichkeit erlebt sie. Frauenfeindlichkeit und männliche Konkurrenzangst gehen Hand in Hand.

Hauptprobleme für die Karriere

Als Hauptprobleme für die Karriere lassen sich, wie in den Hypothesen zu Beginn formuliert, tatsächlich mangelndes Selbstwertgefühl, weiblicher Perfektionismus in allen Bereichen, die große Zuwendung zu den PatientInnen, unsichtbare und wenig prestigeträchtige Arbeit, die sie ausführen, sowie die Kinder, die sie zur Welt bringen, ausmachen.

Mangelndes Selbstwertgefühl

Bei den Interviewpartnerinnen fällt auf, dass sie in ihrer Erziehung, Sozialisation und/oder durch ihren Charakter ein recht gutes Selbstbewusstsein mitbringen, dass dieses im Verlauf der schulischen Ausbildung und v.a. der Berufslaufbahn Einbrüche erfährt, und dass es dann erst wieder aufgebaut werden muss. Insbesondere die Ablehnung, die Frauen auf den Stationen erfahren, das Nicht-gewollt-Werden, knabbern am Selbstbewusstsein, und es braucht unglaubliches Standvermögen, um diese Zustände einigermaßen unbeschadet zu überleben. In besonders harten medizinischen Feldern, so eine Interviewpartnerin, verändern sich Frauen nach kurzer Zeit sichtbar.

Eine andere Interviewpartnerin beschrieb die Veränderungen, die sie an sich selbst wahrnahm: Hartwerden, einstecken Lernen.

Eigenschaften und Verhaltensweisen vieler Frauen, wie sich zu sehr in Details zu verlieren, die Zuwendung zu den PatientInnen in den Mittelpunkt zu stellen, nicht imstande zu sein, selbstbewusst Blödsinn zu reden, selbstkritisch zu sein oder sich selbst zu hinterfragen, existieren bei den Ärztinnen aber neben ihrer Selbstsicherheit und Zielstrebigkeit und stellen sicher Nachteile im Fortkommen dar.

Perfektionismus von Frauen

Der Perfektionismus in allen Lebensbereichen kann aus den Interviews nicht wirklich stichhaltig erschlossen werden. Dazu müssten Beobachtungen angestellt werden. Allerdings ergibt sich der Eindruck, dass es den Frauen wichtig ist, im Beruf gut zu sein und die Familienarbeit gut zu regeln, dass sie mehr Verantwortung für den Haushalt und dessen Organisation übernehmen als ihre Männer oder als Männer dies tun, mit denen sie beruflich konkurrieren. Daraus entsteht zweifelsohne ein Karrierenachteil.

Art der verrichteten Tätigkeiten

Alle interviewten Frauen sagen, dass ihnen die Arbeit mit den PatientInnen wichtig ist, dass sie ihre Ausbildungsfächer nach Interesse auswählten und auch danach, wieviel und in welcher Weise sie darin mit PatientInnen zu tun haben, und nicht nach Verdienstmöglichkeiten und Prestige. Sie machen administrative Tätigkeit und eine Interviewpartnerin erwähnte, dass in ihrem ersten Turnusjahr sie und ihre drei Kolleginnen Wert darauf legten, die PatientInnen gut zu betreuen und die erwähnten unsichtbaren Arbeiten machten, während der männliche Kollege forschte.

Vereinbarkeit

Ein großes Karrierehindernis baut sich nach den Interviewbefunden in dem Moment auf, in dem Frauen Kinder bekommen. Diejenigen, die ihre Arbeit deshalb aufgeben mussten, befanden sich nicht unter den Interviewpartnerinnen.

Die Interviewpartnerinnen bemühen sich entweder darum, Teilzeitbeschäftigungen zu bekommen, was auf der Klinik für Ärztinnen nicht gern gesehen wird und was dazu führt, dass sie nicht so ernst genommen oder angegriffen werden.

Einige verzichten/verzichteten auf wissenschaftliche Tätigkeit. Sie übernehmen mehr Verantwortung dafür, dass zu Hause alles läuft, als ihre – unterstützenden – Partner.

Mit nicht unterstützenden Partnern oder als Alleinerzieherin ohne sehr unterstützende Familie dürfte eine Karriere so gut wie unmöglich sein.

FRAUENFÖRDERUNG

Folgende Vorschläge kamen von den Interviewpartnerinnen bezüglich wünschenswerter Maßnahmen zur Unterstützung von Frauen:

- Eine Interviewpartnerin betont, es müsse sich an der Einstellung der Gesellschaft etwas verändern. Es dauert aber, bis diesbezügliche Maßnahmen wirken können. Frauen in Vorreiterrollen haben erreicht, dass die Interviewpartnerin jetzt überhaupt ihre Ausbildung machen kann. So muss wieder Zeit eingeplant werden, um soziale Einrichtungen zu schaffen für gute Kinderbetreuung, kürzere Arbeitszeiten oder Attraktivitätssteigerung der Karenz auch für Männer.

- Eine weitere Interviewpartnerin konstatiert, dass die politische Lage für das Erkämpfen von Frauenrechten derzeit schlecht ist – auch an der Universität, wo es immer schlimmer wird. Da die Interviewpartnerin nicht „in hoffnungslose Fälle investiert", setzt sie auf Frauenempowerment.

- Die nächste findet, dass flexible Arbeitszeiten für Frauen sehr wichtig sind – dass nicht nur von 8.00 bis 13.00 Uhr gearbeitet werden kann, sondern auch einmal abends oder am Wochenende; weiters sollte es leichter werden, sich frei zu nehmen, wenn die Kinder schulfrei haben oder krank sind.

- Eine Interviewpartnerin hält Teilzeitjobs für Frauen in der Chirurgie für unklug, während sie sie in anderen Bereichen des beruflichen Lebens (z.B. Sekretariat) fördert. Frauen sind enorm zielstrebig und gut, haben aber nicht das, was die Männer haben – nämlich die Unterstützung von der Mutter her, die Versicherung, dass sie gleich viel wert sind wie der Bruder. Dies ist ein gesellschaftliches Problem. Selbstsicherheit müssten die Mädchen von Eltern und Schule her lernen, sie bräuchten gute PromotorInnen und MentorInnen. Das nächste Problem stellen Partner dar, v.a. wenn Kinder da sind. Es kommt vor, dass diese sagen: „Na, jetzt soll sie mir zeigen, wie sie das macht!" Frauen werden von ihren Partnern oft nicht unterstützt (Geld, Kinderbetreuung organisieren). Die Arbeit zur Veränderung dieser Zustände muss in der Volksschule, bei den Müttern, in den Köpfen der Männer anfangen.

- Eine andere Interviewpartnerin fände es hilfreich, wenn sie weniger Bürokratie zu erledigen hätte, um pünktlicher Feierabend machen zu können – aber junge AssistentInnen werden als billige Arbeitskräfte genützt, die für unbezahlte Überstunden bleiben. Administrative Arbeiten müssten an Fachpersonal abgegeben werden können. Überstunden müssten abgebaut werden.

- Eine der Ärztinnen meint, der Arbeitgeber sollte schauen, dass bei Bewerbungen zumindest eine Frau dabei ist, und diese Frauen sollten bei den Entscheidungen entsprechend berücksichtigt werden – es gibt sicher Chefs, die sich nur Männer unter den BewerberInnen herausholen.

   Die Vorgesetzten sollten sich die Familiensituation ihrer Mitarbeiterinnen anschauen. Für Frauen mit Familie sollte es familienfreundliche Arbeitszeiten geben und es sollten Teilzeitjobs in Erwägung gezogen werden.

   Auf alleinerziehende Mütter müsste besonders geachtet werden. Verschiedenste Arbeitszeitmodelle sollten für sie eingeführt werden und finanzielle Regelungen, die ihre Situation erleichtern. Eine alleinerziehende Frau in Bundesstellung kann mit ihrem Kind finanziell schwer durchkommen.

- Die nächste Gesprächspartnerin sagt, es brauche Betriebskinderbetreuungsplätze und arbeitsgerechte Kinderbetreuungszeiten auch für Kleinkinder – denn ein Wiedereinstieg im Kindergartenalter ist für die Frauen zu spät. Wichtig wäre auch, dass Frauen in Ferienzeiten ihre Arbeitszeiten besser regeln können.

- Schließlich äußert eine Interviewpartnerin, dass die Einstellung der Chefs zu Frauen entscheidend ist. Quotenregelungen greifen nicht, weil Frauen in der Folge den Vorwurf bekommen, nur genommen worden zu sein, weil sie Frauen sind. Sinnvoller ist es, das Selbstbewusstsein von Frauen zu stärken, ihnen Techniken beizubringen, damit sie auch gehört werden. Es gilt, die Selbstverständlichkeit zu ändern, dass Mädchen lieb und nett sein und immer lächeln müssen. Frauen müssen auch unbequem sein dürfen.

Zusammenfassung von konkreten Maßnahmen/Veränderungen, die angesprochen wurden, im Bereich Vereinbarkeit von Beruf und Familie

- Flexible Arbeitszeiten, v.a. auch flexible Regelungen in den Schulferien
- Förderung von Teilzeitarbeit
- Attraktivitätssteigerung der Karenz für Männer
- Betriebliche Kinderbetreuungsmöglichkeiten auch für Kleinkinder, mit arbeitsfreundlichen Öffnungszeiten
- Kürzere Arbeitszeiten
- Verlagerung administrativer Tätigkeiten zu Fachpersonal hin und weg von AssistenzärztInnen, die dafür unbezahlte Überstunden machen
- Arbeitszeitmodelle für alleinerziehende Mütter
- Finanzielle Förderung für alleinerziehende Mütter

Einige der Interviewpartnerinnen arbeiten, um ihre Ausbildung fortzuführen – ihr Gehalt geht für Kinderbetreuung auf. Kinder zu bekommen erscheint als Luxus, den sich Frauen leisten, und nicht als etwas, das für den Fortbestand der Gesellschaft, der sozialen Absicherung etc. notwendig ist. Frauen bleiben weitgehend allein mit der Problematik, individuelle Lösungen zu finden – angewiesen auf „Zufälle", wie etwa wohlwollende, gut verdienende Partner oder hilfreiche Eltern, wenn möglich rüstig und in Pension.

Veränderungen in Bezug auf die gesellschaftliche Einstellung zur Berufstätigkeit von Frauen und Stärkung des beruflichen Selbstbewusstseins von Frauen

Immer wieder wurde gesagt, dass es notwendig ist, sehr früh in der Mädchenerziehung anzusetzen, um Änderungen zu erzielen. Außerdem muss sich in den Köpfen der Männer etwas ändern.

Die interviewten Ärztinnen gehören sicherlich zu der Gruppe von Frauen, die verhältnismäßig zielstrebig und ehrgeizig ihre Pläne verfolgten und verfolgen. Auf die Frage, ob sie bereits im Studium berufliche Pläne geschmiedet hätten, antworten sie meist mit: „Nein." Allerdings haben sie durchaus Überlegungen angestellt, pragmatische Entscheidungen getroffen, etwa bezüglich ihrer Fachauswahl – beispielsweise ihre

Wünsche im Rahmen von Famulaturen überprüft und eventuell auch verworfen. Sie hatten von klein auf ihr grundsätzliches Berufsziel vor Augen.

Diese Frauen haben/hatten

- einerseits eine eigenwillige (d.h. nicht nur im Bereich von Klischees und Rollenzuschreibungen angesiedelte) Vision von ihren langfristigen Zielen und
- andererseits aber auch die Frauen anerzogene Fähigkeit, den Alltag in geduldiger und selbstverständlich ausgeführter Kleinarbeit zu meistern und zu organisieren.

Viele Frauen verfügen über keine eigenwilligen Visionen und sie konzentrieren sich auf den unmittelbaren Alltag, ohne längerfristige berufliche Ziele zu verfolgen, indem sie ihn gut meistern, für alle und alles zur Verfügung stehen und das Unmittelbare, Kurzfristige anscheinend so problemlos mit links erledigen können – schneller und weniger umständlich als andere. Sie delegieren nicht. Sie holen sich Bestätigung daraus, dass das Unmittelbare aufgrund ihrer Leistung so gut und reibungslos funktioniert. Die alltägliche Kleinarbeit – vielfach Zuarbeit für Männer und Kinder – bindet ihre Zeit und ihre Energien.

Frauen mit einer Vision (oder anders gesagt: einem längerfristigen beruflichen Ziel) im Hinterkopf haben den Vorteil, dass sie beim Bewältigen des Alltags sich bietende Chancen für längerfristige Ziele besser erkennen und sozusagen „zuschlagen" können, und dass sie in den Alltag Schritte einbauen, die sie ihrer Vision näher bringen können.

Welche Bedingungen erleichtern es, dass Frauen Visionen entwickeln und dass sie diesbezügliche Chancen erkennen und nützen?

- Eine Hypothese aufgrund der Interviews (und auch der Interviews mit freien Wissenschaftlerinnen) ist, dass sich Erstgeborene und Einzelkinder damit leichter tun. In der untersuchten Gruppe gibt es drei Einzelkinder und vier Erstgeborene – drei von ihnen mit Geschwistern, die mehr als fünf Jahre nach ihnen geboren wurden.

  Es gibt unter den Interviewpartnerinnen weiters zwei jüngere Schwestern von zwei Geschwistern und eine Schwester, die sich in einer mittleren Altersposition unter sieben Geschwistern befindet.

Im Fall einer jüngsten Schwester achtete ihre Mutter darauf, dass sie in einer Klosterschule Disziplin lernte. Es gab keinen Bruder, es war keine Frage, dass die beiden Mädchen Ausbildungen machen konnten.

Die zweite jüngere Schwester unter den Interviewpartnerinnen gehört zur Generation der Anfang der 70er Jahre geborenen und wurde ebenfalls von ihren Eltern immer selbstverständlich gefördert – sie hatte ihren Vater von klein auf als medizinisches Vorbild.

Die mittlere Schwester war die schulisch beste unter ihren sieben Geschwistern. Ihre Eltern förderten sie, da es im Dorf Prestige einbrachte, wenn eine aus der Familie es ausbildungsmäßig zu etwas brachte.

• Alle Frauen wurden von ihren Eltern prinzipiell in ihrem Ehrgeiz gefördert und in ihren beruflichen Wünschen bestärkt. Dies könnte eine Voraussetzung sein, die die Entwicklung von eigenwilligen Visionen fördert und die bei Erstgeborenen und Einzelkindern eher anzutreffen ist.

Eine Interviewpartnerin sagte, nachdem das Tonband schon ausgeschaltet war, dass ihr die Fähigkeit zur mittelfristigen Planung abgehe. Dies ist möglicherweise tatsächlich ein Manko von Frauen, auch wenn sie Visionen im Kopf haben – nämlich früh und gezielt zu überlegen, wie die Vision auf den Boden gebracht werden kann und wie Verstrickung in Alltagsarbeit, die dem hinderlich ist, von vornherein besser zu vermeiden ist.

Der Befund wäre also, dass Frauen, um überhaupt ein starkes Interesse an ihrem beruflichen Fortkommen zu entwickeln, selbstbestimmte Visionen und ein damit verbundenes Selbstbewusstsein brauchen. Diese Kombination hilft dabei, die sich stellenden Widerstände anzugehen. Hilfreich scheinen neben glücklichen Zufällen außerdem Eigenschaften wie Durchsetzungsfähigkeit, Widerstandskraft und Kampfbereitschaft zu sein. Diese wiederum setzen voraus, dass frau nicht immer lieb ist und lächelt. „Weibliche" Sozialisation steht dem diametral entgegen.

Sozialisation und Erziehung der Interviewpartnerin entsprechend der genannten Kriterien, vermutlich vorteilhaft im Vergleich zu vielen Geschlechtgenossinnen. Dennoch erfuhren auch sie „weibliche" Sozialisation in einem ausreichenden Ausmaß, um im Berufsleben hinderlich zu sein: Sie übernehmen selbstverständlich mehr Arbeit und Pflichten rund um Haushalt und Kinder, Anerkennung und Zuwendung ist ihnen wichtig, deren Fehlen im beruflichen Umfeld eine große Hürde, sie kümmern sich mehr um die PatientInnen, als um das karrieremäßige Fortkommen.

Wie könnten Frauen zum erforderlichen „Mix von psycho-sozialen Voraussetzungen" gelangen?

- Naheliegenderweise führt der Weg über Erziehung und Sozialisation – über eine Einstellungsänderung bei den Erziehenden, über Kindergarten und Schule. In diesem Bereich ist die feministische Mädchenbildung bereits aktiv und bietet Modelle und Erfahrungen an. Vielleicht müsste noch dezidierter die Frage in den Mittelpunkt gestellt werden: Wie kommen Frauen zu eigenwilligen Visionen? Wie können sie lernen, eine mittelfristige Lebens- und Karriereplanung zu betreiben, um ihre Visionen auf den Boden zu bringen?

- Für die Ärztinnen, die ihre Mädchensozialisation bereits hinter sich haben und die sich aktuell mit schwierigen Bedingungen für ihre Karriere herumschlagen, können Hilfestellungen bei der Stärkung des Selbstbewusstseins, bei der bewussten Reflexion ihrer Visionen und bei der mittelfristigen Lebens- und Karriereplanung angeboten werden, beispielsweise in Form von Fortbildungen (wie: „mittelfristige Lebens- und Karriereplanung für Ärztinnen").

- Eine weitere Maßnahme kann darin bestehen, das Konzept des Mentoring unter der Ärztinnenschaft bekannterzumachen. Sowohl weibliche als auch männliche MentorInnen sind hierbei gefragt. Zu Mentoring gibt es eine Menge US-amerikanische und europäische Literatur sowie eine Reihe von Initiativen und Vereinen im In- und Ausland, die Erfahrung und Know-how weitergeben können.

Gesellschaftliche Bewusstseinsbildung und Veränderung erfolgt sowohl auf „sanfte" Weise, indem entsprechende Inhalte in die Sozialisation, Erziehung und Bildung einfließen, als auch durch den Kampf um Gleichberechtigung und Gleichbehandlung. Beides ist notwendig, um die Integration von Frauen in qualifizierte, gerecht entlohnte und befriedigende Berufstätigkeit weiter zu treiben und ihnen den Weg in Führungspositionen zu ebnen.

IV. Zusammenfassung

Zusammenfassend zeigt die Auswertung unserer Interviews übereinstimmend mit den lebensgeschichtlichen Interviews ein erschreckendes Bild. Die Ärztin an den Universitätskliniken Landeskrankenhaus Innsbruck ist auch 100 Jahre nach Zulassung von Frauen zum Medizinstudium noch nicht sehr weit gekommen. Sie „darf", vieles in Zusammenhang mit dem Medizinstudium und dem Ärztinnenberuf wird mit „darf" formuliert, es ist also eine Gnade und keine Selbstverständlichkeit, zwar heute Medizin studieren, allerdings ist die Unterstützung der Familie offensichtlich unerlässlich, und sie „darf" ihren Beruf auch ausüben, wenn auch nicht immer dort wo sie will; aber auch dazu ist die Unterstützung der Familie vonnöten. Das heißt aber mit anderen Worten, nicht jede Frau mit Mittelschulabschluss und entsprechender Motivation kann diesen Beruf ergreifen, sondern nur jene Frauen, die zusätzlich eine sie unterstützende Familie aufweisen. Ein selbstbestimmtes, selbstbewusstes Leben, eine Forderung nicht nur der Menschenwürde, sondern auch der Arbeitsmedizin, ist von Anfang an in diesem Beruf nicht gegeben.

Die Ärztin hat diesen Beruf gewählt, um „Umgang mit Menschen" zu haben und ihnen „helfen" zu können. Das sind doch wirklich hochlöbliche und nicht von persönlichem Ehrgeiz oder Gewinnstreben bestimmte Zukunftshoffnungen. Diese Hoffnungen sollten wohl erfüllbar sein. Dieser für praktisch alle Ärztinnen zutreffende Wunsch nach „Umgang mit Menschen" und „Helfen" ist fatalerweise in unserem jetzigen Medizinsystem eine Falle, festigt er doch das bekannte Rollenspiel. Frau kümmert sich um die PatientInnen, Mann macht Wissenschaft - der bekannte Gegensatz zwischen High-touch- und High-tech-Medizin. Es klingt vielleicht nicht so furchtbar schlimm für Ärztinnen, sich um PatientInnen kümmern zu wollen, allerdings führt das in unserem System zum sicheren Karrierestopp; dafür ist nämlich wissenschaftliche Qualifikation unabdingbar. Dies ist einer der gravierenden Geschlechtsunterschiede in der Medizin und führt mit vorhersehbarer Sicherheit dazu, jede Hoffnung auf eine Karriere im Universitätsbereich aufgeben zu müssen. Wenn jetzt jemand, wahrscheinlich aus der Gruppe präsumptiver PatientInnen, meint, das sei ein Systemmangel, ist das diskutierenswert aber für derzeit tätige Ärztinnen nicht hilfreich. Eine Diskussion über Wertigkeit von Wissenschaft und Krankenversorgung und generell der Evaluierungen von ÄrztInnen ist sicher notwendig, allerdings enden wir da wieder an den bekanntlich sehr langwierigen und mühsamen Projekten der Gesellschaftsveränderung, und be-

sonders der Klinikbetrieb hat sich bisher als sehr resistent gegenüber allen Ände-
rungsbemühungen erwiesen.

Die täglichen Probleme der Ärztinnen variieren natürlich nach Dienstvertrag, Dienst-
stelle und Alter. So ist die Situation der Turnusärztin (Inhaberin eines Arbeitsvertrages
für maximal 3 Jahre ohne jede Karriereschiene und mit geringem sozialem Ansehen
innerhalb der Klinik) anders als die der Ärztin in Ausbildung, die besonders als Bundesangestellte es einfach nicht schaffen kann allen Anforderungen, nämlich nach
Lehre, Forschung, Verwaltung sowie ärztlicher Tätigkeit, gerecht zu werden, wobei
meist die Wissenschaft auf der Strecke bleibt und damit auch jede Karrierehoffnung,
und anders als die der scheinbar glücklichen Ärztin, die es tatsächlich geschafft hat
eine Dauerstelle zu erreichen, aber zwischenzeitlich endgültig erfahren hat, welche
Behandlung als Frau und Zukunftsaussichten sie zu erwarten hat. Für alle stimmt, sie
haben sehr viele Hürden geschafft, viele Opfer gebracht. Wir können hier nicht über
all die Frauen berichten, deren Hoffnungen sich nicht erfüllt haben, die am langen
Weg durch Studium und Berufsausbildung auf der Strecke geblieben sind. Die „Überlebenden" befinden sich nun in einer reinen Männerwelt, in einem patriarchalisch-
hierarchischen System mit marginaler Sensibilität für Frauen und ihre Bedürfnisse und
genauso marginalem Wunsch, dies zu ändern. Die Machtverhältnisse sind transparent. Auf der Bundesseite gibt es einen männlichen Rektor mit drei männlichen Vizerektoren, einen männlichen Dekan mit einem männlichen Vizedekan und einem männlichen Studiendekan. Auf der Landesseite finden wir zwei männliche Tilak-Vorstände,
sowie drei männliche Abteilungsleiter im Landeskrankenhaus, dazu kommt ein männlicher ärztlicher Direktor, sowie – bis auf eine erfreuliche Ausnahme – ausschließlich
männliche Klinikvorstände. Alle, aber auch wirklich alle Entscheidungen werden entweder von diesen „mächtigen" Männern oder von rein männlichen oder zumindest
überwiegend männlichen Kommissionen gefällt. Frau ist weitgehend unsichtbar.

> Nach wie vor stimmt das Klischee, der Mann in Weiß ist der Arzt, auch „Gott in Weiß"
> genannt, die Frau in Weiß ist die Schwester.

100 Jahre oft ermüdende frustrane Kämpfe um Menschenrechte auch für Frauen in
den Kliniken zeigen enden wollende Erfolge. Offensichtlich sind 100 Jahre für Männer
nicht genug, sich an neue Spielregeln zu gewöhnen. Von gutwilligen Männern werden
wir dann meist mit dem Hinweis auf die Langsamkeit gesellschaftspolitischer Veränderungen getröstet. Ist Frau wirklich ungeduldig, wenn sie hofft, dass es etwas schneller

gehen könnte? Die trotz aller gesetzlicher Regelungen nach wie vor nicht frauenfreundliche Klinikatmosphäre erlaubt, dass alle Verstöße gegen geltende Frauenfördergebote einfach ignoriert werden können. Alle Männer mit Dienstgeberfunktion scheinen zu glauben, wenn sie sich selbst grober Verstöße enthalten, sei dies schon preiswürdig; ein aktiver Beitrag zur frauenfreundlichen Betriebskultur ist nur in Ausnahmefällen zu erwarten. So ist es nicht verwunderlich, dass jede vierte Ärztin, sogar noch mit einer geringen Steigerung von Studium zu Klinik, eine sexuelle Diskriminierung angibt.

„Sehr geehrte liebe Frau Hochleitner! ...Prof.Dr.X weist mit Entschiedenheit zurück, Frau Dr.Y mit dem Terminus „blödes Weib" belegt zu haben. Er räumt sehr wohl ein, das Wort „schreckliches Weib" gebraucht zu haben. Zu dieser Äußerung habe er sich hinreißen lassen ... Frau Dr.Y ... habe er ... zugeteilt, um ähnliche Vorfälle zu verunmöglichen." Aus einem offiziellen Antwortschreiben des Medizinischen Dekanates auf eine Forderung des Arbeitskreises wegen vorliegender Beschwerden bezüglich tätlicher Angriffe, willkürliche Versetzung sowie verbaler Beschimpfungen, alles durch Zeugen belegt, ensprechende Konsequenzen seitens des Dienstgebers zu setzen. Dieses bemerkenswerte Schreiben, in dem Titel nur dem Beschuldigten zukommen, in dem schreckliches Weib offensichtlich als respektvolle Anrede gilt und in dem das Opfer tätlicher Angriffe versetzt wird, um den Täter vor weiteren Taten zu schützen, demonstriert unmissverständlich die dienstgeberseitige Frauenförderung vor Ort.

Die Situation an den Kliniken ist für die Ärztinnen, die es geschafft haben, obwohl mehr als drei Viertel ihren Beruf nochmals wählen würden und obwohl knapp drei Viertel sich als halbwegs zufrieden bezeichnen, eher traurig. Mehr als ein Viertel der Ärztinnen ist auch mit ihrer Situation unzufrieden. Hier stellt sich natürlich die Frage nach dem weiblichen Erwartungshorizont, der bekanntlich bescheiden ist. In den biographischen Interviews spiegelt sich das mangelnde weibliche Selbstwertgefühl deutlich wider. Im Klinikalltag geschieht aber auch wirklich alles, um es noch weiter zu minimieren.

„Du bist kein Oberarzt, Du bist nur eine Frau!"
Klinikinterne Konfliktregulationsstrategie unter KollegInnen.

Die Turnusärztinnen sind die unzufriedenste Gruppe. Jede zweite bezeichnet sich auch als unzufrieden mit ihrer Arbeitssituation. Besonders die Zusammenarbeit mit dem Pflegepersonal scheint problematisch, während die Bundesangestellten hauptsächlich durch Zeitaufwand und Stress für „Freizeitforschung" belastet erscheinen und auch die Gruppe mit den größten Enttäuschungen sind. Generell gilt zwar, wer Wissenschaft macht, macht auch Karriere, das stimmt aber wohl nur für Männer. So gibt auch nur ein Drittel der Ärztinnen positive Aufstiegsmöglichkeiten an, das heißt zwei Drittel haben bereits resigniert oder, einfacher ausgedrückt, einfach die Realität erkannt. Ein unbefristetes Dienstverhältnis scheint, abgesehen von wenigen Einzelfällen, zumindest für Frauen die einzig erreichbare Karriere zu sein. Nicht, dass dies nach Männerkriterien eine Karriere darstellt! Auch dieses bescheidene Ziel hat aber nur ein Viertel der Ärztinnen erreicht. Das Beschäftigungsausmaß der Ärztinnen ist generell 100%, die Wunscharbeitszeit für mehr als die Hälfte der betroffenen Frauen liegt aber darunter. Auch dies ein unerfüllbarer Traum? Das heißt auch diese höchst bescheidene und trotzdem nicht einmal für die Mehrheit erreichbare „Karriere" ist mit permanentem Stress wegen zeitlicher Unvereinbarkeit von Arbeits- und Privatleben als Dauerzustand verbunden und bedeutet natürlich einen massiven Verzicht auf Lebensqualität. Dass diese permanente Stress-Situation zu einer Fülle von physischen und psychischen Problemen führt, liegt auf der Hand. Das Ausmaß der angegebenen Gesundheitsprobleme ist erschreckend. Nur jede 6. Ärztin gibt keine gesundheitlichen Schäden durch ihre Arbeit an.

Ein gravierendes Problem für die Ärztinnen, zumindest im Bundesdienst, stellt die Pflicht, Wissenschaft zu betreiben dar. Zwar ist als Motiv für das Medizinstudium die Wissenschaft das dritthäufigst genannte für die Berufswahl. Im Klinikalltag aber, wo Wissenschaft als „Freizeitforschung" betrieben werden muss, ergibt sich für viele Ärztinnen die Unmöglichkeit, ärztliche Tätigkeit, „Freizeitforschung" und Privatleben vereinen zu können. Ganz deutlich muss betont werden, dass die Problematik der „Freizeitforschung" nicht durch Kinderwunsch erwächst. Hier steht der Wunsch nach mehr Lebensqualität im Vordergrund, der Wunsch nach einem Leben auch außerhalb der Klinik. Das Modell, in jungen Jahren jahrelang bis zur physischen und psychischen Erschöpfung in den Labors zu arbeiten, unter Verzicht auf Wochenenden, Urlaub und Zeitausgleich, um Impact-Factor-Punkte anzusammeln, in der vagen Hoffnung, dies würde sich später amortisieren, ist vorbei, zumindest für die Ärztinnen. Vielleicht, oder gerade deshalb, weil für die Ärztinnen sehr viel deutlicher ist, dass realistisch mit keiner Belohnung gerechnet werden kann. Aus Gesprächen in den Kliniken scheint mir dieses Modell aber generell an Überzeugungskraft zu verlieren, die weitaus deutlichere, fast flächendeckende und auch artikulierte Ablehnung durch die Ärztinnen beruht sicher auf deren geringerem Erwartungshorizont, hat aber bereits auch auf die Ärzte übergegriffen. Neben dem generellen Problem, dass die Lebensentwürfe der Ärztinnen nicht mit diesem tradierten Wissenschaftsanspruch korrelieren, kommt für Frauen in unserer Gesellschaft noch die Problematik eines wesentlich höheren Zeitaufwandes für Haushalt und Kinderbetreuung als für Männer dazu. Nach wie vor stehen offenbar, wie aus unseren Interviews hervorgeht, Frauen häufig vor der Notwendigkeit, sich zwischen Kindern und Wissenschaft entscheiden zu müssen. Dies geht nicht nur aus vielen Einzelantworten hervor, sondern wird auch bei geleisteten Opfern für eine Dauerstelle sehr wohl angegeben. Besonders gravierend trifft es naturgemäß die Ärztinnen in Ausbildung. Bei den Turnusärztinnen sagen 3 von 4 sie haben durch Kinderwunsch Einschränkungen in ihrer Berufswahl erlebt. Die Turnusärztinnen haben sich mehrheitlich für Kinder entschieden und wohl gerade deshalb „nur" eine Turnusstelle bekommen. Bei den Ärztinnen in Ausbildung zur Fachärztin, das sind jene, die die begehrten Stellen bekommen haben, finden wir eine hohe Diskrepanz zwischen Kinderwunsch und der tatsächlichen Zahl von Kindern. Nur jede 4. hat Kinder, aber nur jede 10. will keine Kinder. Die unverhältnismäßig hohen Hürden für Frauen, Wissenschaft betreiben zu können, die keinesfalls nur mit dem Kinderwunsch zusammenhängen, reflektieren auch die Antworten zu den Fragen nach Habilitation. Nur jede 3. Bundesärztin gibt, an eine Habilitation abgeschlossen zu haben oder an einer zu arbeiten. Die restlichen Ärztinnen haben damit aber jede auch noch so bescheidene Karrierechance bereits begraben, und zumindest im Bundesdienst auch weitgehend die Hoffnungen auf eine Dauerstelle, den mehrheitlich geäußerten „Karrierewunsch" aller Ärztinnen. Tatsächlich eine Habilitation abgeschlossen hat überhaupt nur jede 12. Ärztin im Bundesdienst. Es gibt noch zahlreiche Kliniken, wo noch nie eine Frau habilitiert wurde.

Dazu kommt, dass die Ärztin auf die gleiche Problematik, nämlich das veraltete Frauen-Männer-Rollenbild in unserer Gesellschaft auch im Privatleben trifft. Auch hier hat sich das patriarchalisch-hierarchische Rollenbild nicht gerade flächendeckend verändert. Das Bild der Mutter, die für Haushalt und Kinder allein zuständig ist, und zusätzlich ihren Ehemann in seinem beruflichen Leid tatkräftig unterstützt, ist immer noch allgegenwärtig und leider auch häufig Realität. Das belastet Frauen in zweifacher Weise. Einerseits können sie als berufstätige Ärztin diesem Klischee in ihrer eigenen Familie nicht entsprechen, andererseits sind sie im Berufsleben in Konkurrenz mit Männern, die von diesem auch heute noch häufig gelebten Rollenbild in ihrer Familie durch Entbinden von jeglicher häuslicher Pflicht nebst Zuarbeitung massiv profitieren.

So hilft nur etwa ein Drittel der Partner „sehr" im Haushalt, wobei die Bezeichnung „helfen" alles sagt. Aber mehr ist wohl nicht zu erreichen, was auch aus den Interviews abzuleiten ist. Vermutlich ist damit auch zu erklären, dass ein sehr hoher täglicher Zeitaufwand für Haushalt und Familie notwendig erscheint; immerhin zwei Drittel brauchen mehr als 2 Stunden täglich, eine bezahlte Hilfe gibt nur ein Viertel der Ärztinnen an. Frau kann hier weder privat noch beruflich reüssieren.

Dazu fällt mir eine lange zurückliegende Geschichte ein: Zu ihrer Amtszeit war die damalige Frauenministerin Johanna Dohnal von Studierenden nach Innsbruck zu einem Vortrag eingeladen. Danach gab es eine Diskussion, in deren Rahmen eine Studentin genau auf diese Problematik der Rollenbilder hinwies. Dohnals Antwort war, Frau müsse sich eben schon überlegen, wen sie heirate. Die Antwort der Fragestellerin war, dies erübrige sich, im Umfeld der Universität Innsbruck gäbe es keinen emanzipierten Mann. Eine Replik Dohnals ging im allgemeinen dröhnenden Gelächter unter. Selbstverständlich hat sich inzwischen alles komplett geändert – hat es das wirklich?

Diese Situation eskaliert für Frauen, ganz im Unterschied zu Männern, mit dem Kinderwunsch. Es ist wohl ein unveräußerliches Recht einer jeden Frau, falls es ihr Wunsch ist, Kinder zu bekommen. Wenn wir aber betrachten, dass in unserer Umfrage etwa doppelt so viele Frauen Kinder wollen wie tatsächlich Kinder haben, entsteht der Eindruck, dass viele Ärztinnen mit Verzicht auf Kinder dafür bezahlen müssen, als Ärztin arbeiten zu dürfen. Da es sich um eine so große Zahl handelt kann das auch nicht als Einzelentscheidung abgetan werden. Es ist nicht nur ein eindeutiger Fall von Chancenungleichheit - Wer kennt einen Mann, der keine Kinder kriegen darf, weil er als Arzt arbeiten will? - sondern verstößt schlicht und einfach gegen die grundlegenden Menschenrechte. Eine übliche Antwort dazu lautet: Frau müsse eben besser vorplanen, den bestmöglichen Zeitpunkt für Familienplanung eben gründlich überlegen, etc. Die Umfrage zeigt, dass es keinen besten Zeitpunkt zum Kinderkriegen gibt, zumindest nicht bis nach dem Erreichen einer Dauerstelle, und das ist vor allem für die Bundesärztinnen mit Habilitationspflicht ein sehr langer Weg, in vielen Fällen vielleicht ein zu langer.

Wie schon bei den Anfangsüberlegungen zu dieser Umfrage dominieren auch nach der Fragenauswertung die Forderungen der Frauen jetzt und heute etwas zu tun. Frau wünscht, dass ihre Arbeitssituation so gestaltet wird, dass sie überhaupt ihren Beruf ausüben kann und ein Minimum an Karrierechancen sowie die freie Entscheidung für Familie und Kinder selbst treffen kann. Die derzeit arbeitenden Ärztinnen wollen nicht nochmals 100 Jahre warten, bis Ärztinnen vielleicht sogar an der Medizinischen Universität zur Normalität, und in der Folge auch ihre Wünsche und Bedürfnisse ernst genommen werden. Die heute tätigen Ärztinnen wollen auch nicht, wie es vielleicht zur Zeit der Pionierinnen noch üblich war, als „bessere Männer" in diesem männerbündischen System leben müssen, unter Verzicht auf Teile ihrer Persönlichkeit und Teile ihres Privatlebens. Sie wollen jetzt und heute Mindeststandards erreichen, um als Ärztinnen an den Universitätskliniken Landeskrankenhaus Innsbruck in einem zumutbaren Arbeitsumfeld tätig zu sein und ihr selbstgewähltes Privatleben damit vereinbaren zu können, wie es für Männer selbstverständlich ist.

Aus dieser Alltagssituation sind auch die sehr einheitlichen Wünsche der Ärztinnen an die Dienstgeber leicht abzuleiten. Der Hauptwunsch aller Ärztinnen, nicht nur in Summe, sondern auch in jeder Untergruppe, den Turnusärztinnen, den Fachärztinnen in Ausbildung, den Fachärztinnen, den Bundes- und Landesangestellten, ist flexible Arbeitszeit. Dies wird nicht ausschließlich im Hinblick auf Kinderbetreuung formuliert, obwohl dies ohne Frage ein Leitmotiv darstellt, sondern darüber hinaus ist es auch eine Frage der Lebensqualität. Diese Forderung ist aus der bekannten Arbeitssituation der Ärztin nicht nur verständlich, sondern auch sehr bescheiden, bedenkt man, dass bei beiden Dienstgebern, Bund und Land, Gleitzeit selbstverständlich eingeführt ist. Es wird nur den ÄrztInnen mit wenig nachvollziehbaren Begründungen verwehrt. Die Argumente sind immer dieselben; es ginge einfach nicht bei diesem Betrieb und zusätzlich wäre die PatientInnenversorgung nicht mehr gewährleistet. Erstaunlicherweise konnte in demselben Betrieb Gleitzeit für alle anderen Berufsgruppen durchaus organisiert werden; das Hauptargument sowie Erpressung gegenüber den ÄrztInnen ist immer der Standard der PatientInnenversorgung. Es bleibt ein ewiges Geheimnis, wie bei einer bekanntlich in Österreich gesetzlich vorgeschriebenen 40-Stunden-Woche und einer Wochenstundenzahl von 168 Stunden die PatientInnenversorgung nur mit einer fixen Arbeitszeit für 40 Stunden von 168 gewährleistet werden kann. Ebenfalls ist es sehr erfreulich, dass die PatientInnen, die offensichtlich von fixen Anwesenheitszeiten „ihrer" behandelnden ÄrztInnen vital abhängig sind, doch die Wochenenden und Feiertage überstehen. Ähnliche Probleme und Argumente begegnen uns bei der Diskussion um Teilzeitarbeit, was ebenfalls ein Mehrheitswunsch der Ärztinnen ist, aber nur in Ausnahmefällen existiert. Es gibt Anlass zum Staunen, bedenkt man, dass das Pflegepersonal, das mit der unmittelbaren PatientInnenbetreuung wesentlich mehr befasst ist, durchaus mit Gleit- und Teilzeitmodellen zurechtkommt, ohne dass jemals über einen Qualitätsverlust gesprochen wurde. Es gäbe Anlass zum Staunen, wüssten wir nicht, dass sich diese Erkenntnis erst mit einem gravierenden Schwesternmangel durchgesetzt hat. Da war dann plötzlich eine Dienstplanerstellung und PatientInnenversorgung auch mit flexiblen Arbeitszeiten sowie Teilzeitmodellen möglich. Es wäre aber sehr traurig, müssten wir bei den ÄrztInnen ebenfalls so lange warten, bis der Arbeitgeber wegen ÄrztInnenmangels an den Kliniken auch solche Modelle für ÄrztInnen andenken würde. Als Arbeitskreisvorsitzende und damit langjährige Beobachterin der Stellenbewerbungen an der Medizinischen Universität kann ich aus dieser Sicht erfreulicherweise einen deutlichen Rückgang an Bewerberinnen feststellen.

Die nächsthäufig genannte Forderung ist der Wunsch nach Frauenförderung durch den Arbeitgeber. Dass dies derzeit für die meisten befragten Frauen nicht existent ist aber sehr notwendig wäre, ist aus den Interviewantworten leicht abzuleiten. Das Traurige aber ist, dass beide Arbeitgeber, Bund und Land, seit Jahren eine gesetzlich vorgeschriebene Frauenförderung, die Dienstgeberpflicht ist, eingeführt und nicht umgesetzt haben. Dieses Beispiel zeigt wieder sehr deutlich wie geduldig und bescheiden Frauen in ihren Forderungen sind; trotzdem wäre es endlich an der Zeit, wenigstens einen Teil der gesetzlich garantierten Rechte den Frauen tatsächlich zukommen zu lassen. Es wäre traurig, wenn alle so lange warten würden, bis einzelne Frauen ihre Rechte beim EuGH einklagen. Es wäre wohl auch sehr hilfreich, würden die derzeit geltenden, wenn auch keinesfalls gelebten Frauenfördergebote überdacht werden. Nicht nur, dass sie, wie viele Antworten aus dieser Befragung zeigten, keinesfalls so gegriffen haben, wie der Gesetzgeber es wollte, sondern nur in Einzelaspekten, wie Stellenrequirierung, teilweise und eher zufällig erfolgreich sind. Es wäre wohl endlich an der Zeit, statt des jetzigen „Verhinderungssystems" ein Anreizsystem zu etablieren. Eine Höherbetonung des ebenfalls vorgeschriebenen Gender mainstreaming würde akut den Bedürfnissen der betroffenen Frauen wohl sehr entsprechen und viele derzeit unüberwindlichen scheinenden Probleme ausräumen. Derzeit übersteigt es eindeutig den Vorstellungshorizont fast aller unserer lokaler „Dienstgeber", ihre Maßnahmen und Erlässe tatsächlich auf Auswirkungen auf die hier arbeitenden Frauen prüfen zu lassen. Genau das aber hat die österreichische Bundesregierung beschlossen!

Kinderversorgungsangebote, und zwar solche, die den Bedürfnissen der hier arbeitenden Frauen und vor allem ihren tatsächlichen Dienstzeiten entsprechen, sollten für jeden Arbeitgeber, der Frauen beschäftigt, selbstverständlich sein. In einem Bereich mit langen Arbeitszeiten, Nacht-, Wochenend- und Feiertagsdiensten sind die Probleme für Mütter in Anbetracht der vorhandenen öffentlichen und auch privaten Einrichtungen transparent. Dies geht auch aus unserer Umfrage hervor, sind doch die Spitzenreiter die Probleme der Schulkinderbetreuung und Nacht- und Wochenenddienstbetreuung. Es sollte selbstverständlich sein, dass ein Großbetrieb, der Frauen beschäftigt und ohne Frauen seinen Betrieb keinesfalls aufrechterhalten kann, zumindest eine Notfallkinderbetreuung im Ausmaß der Arbeitszeit der Mütter anbietet, besonders in einem Bereich, wo die tatsächliche Arbeitszeit nicht langfristig vorausgeplant wird und werden kann. Auch hier stellt sich die Frage, ob die Arbeitgeber so lange warten, bis sie wegen ÄrztInnenmangels aktiv werden müssen?

Geld ist entgegen üblichen Vorurteilen keinesfalls der Hauptwunsch der Ärztinnen. Bei allen Diskussionen um Arbeitszeit wird immer behauptet, den ÄrztInnen gehe es nur ums Geld. Dies kann aus unserer Studie keinesfalls abgeleitet werden. Nicht nur ist höheres Gehalt keinesfalls eine Hauptforderung der Ärztinnen, sondern die Hauptforderung ist Gleitzeit; mehr als die Hälfte wollen Teilzeitmodelle, alles Wünsche, die mit Sicherheit nicht mit einem höheren Gehalt einhergehen. Hier ist auch ein deutlicher Geschlechtsunterschied ablesbar, wurden doch bis dato vor Ort Wünsche nach verlängerter Dienstzeit über das Arbeitszeitmodell hinaus bei entsprechender Abgeltung sowie nach unlimitierten Nebenbeschäftigungsmöglichkeiten nur von Männern geäußert.

Zusammenfassend ergibt sich für die „Ärztin an den Universitätskliniken Landeskrankenhaus Innsbruck", dass sie hochmotiviert, in ihrem Berufsziel auch keinesfalls demotiviert, sich einer beruflichen und privaten Umwelt gegenübersieht, die ihr die Ausübung ihres Berufes massiv erschwert. Unbestritten dauern gesellschaftspolitische Änderungen eine gewisse Zeit. In Anbetracht von 100 Jahren seit Zulassung von Frauen an der Universität Innsbruck stellt sich natürlich die Frage: Wie lange noch? Ein wesentlicher Schritt, um das Arbeiten als Ärztin an den Universitätskliniken erstrebenswert für Frauen zu gestalten wäre ein Überdenken des derzeitigen, wenn auch nicht im Dienstvertrag vermerkten Anforderungsprofils, nämlich der „Freizeitforschung". Der Zwang, dass eine junge Assistentin in Ausbildung an den Universitätskliniken unter Aufgabe der eigenen Persönlichkeit bis zur physischen und psychischen Erschöpfung Wissenschaft zu betreiben hat und jahrelang ausschließlich dafür lebt Impact-Factor-Punkte zu sammeln, ist nicht akzeptabel und wird auch zunehmend weniger akzeptiert. Eine Änderung der derzeitigen Rahmenbedingungen, wo immer noch Beschwerden eingehen über AssistentInnen-Zimmer für 12 ÄrztInnen und einem PC, wo Spitzenforschung betrieben werden soll ohne jegliche weitere Ressourcen, sollte selbstverständlich sein. Die schon lange dringende Diskussion zu Mindeststandards auch in der Wissenschaft sowohl für die ForscherInnen als auch was Ressourcen und Personal betrifft ist unaufschiebbar, falls das an sich sehr wünschenswerte Ideal, nämlich die Verbindung von Lehre, Forschung, Verwaltung und ärztlicher Tätigkeit in einer Person aufrechterhalten werden soll.

Daneben ist es aber jederzeit mit geringem Aufwand möglich, die von den Frauen selbstgenannt bescheidenen dringendsten Wünsche, die großteils sowieso bereits gesetzlich garantiert wären, nämlich flexible Arbeitszeit- und Teilzeitmodelle, sichtbare Frauenförderung durch die Arbeitgeber und eine den beruflichen Erfordernissen entsprechende Kinderbetreuung zu starten. Grundvoraussetzung ist nur etwas guter Wille der Arbeitgeber und natürlich das Ernstnehmen von Ärztinnen und ihren dringendsten Bedürfnissen. Diese Forderung soll nicht heißen, dass wir alte feministische Positionen aufgeben wollen. Es ist nur so, dass wir leidvoll erfahren haben, dass die notwendigen gesellschaftspolitischen Änderungen viel länger dauern, als wir erhofften, und das Modell der Pionierin, nämlich Frau muss sich in einem extrem frauenfeindlichen Umfeld, der Klinik, als „Ehrenmann" behaupten, indem sie beweist ein „besserer Mann" zu sein, einfach überholt ist. Die Zeit der Pionierin in der Medizin sollte auch nach 100 Jahren Frauenstudium und über 10 Jahren gesetzlich gebotener Frauenförderung langsam vorbei sein. Für die heutige große Zahl der Frauen in der Medizin ist eine nach dem Gender-mainstreaming-Gebot veränderte Arbeitswelt eine Option. Die Minimalforderungen der Frauen, wie in dieser Umfrage postuliert, können, sollen und müssen sofort umgesetzt werden!

Frauenutopie:

Aus einem Antrittsgespräch der Zukunft: **„Wir haben auf Sie gewartet!"**

„Wir freuen uns, dass Sie bei uns arbeiten wollen. Haben Sie unsere Informationsbroschüre zu Gleit-, Teilzeitmöglichkeit und Kinderbetreuung schon erhalten?"

V. Literaturverzeichnis

American Medical Association. Women in medicine in America: in the mainstream. American Medical Association, Chicago, 1991.

Baldwin DC et al. : Student perceptions of mistreatment and harassment during medical school – a survey of ten United States schools. West J Med 1991; 155: 140-45.

Barnett RC et al. (ed.): Gender and stress. The Free Press, Macmillan, New York, 1987.

Baucom-Copeland S et al.: The pregnant resident: career conflict. J Am Med Wom Assoc 1983; 38 (4): 103-5.

Bensing JM et al.: Gender differences in practice style: a Dutch study of general practitioners. Med Care 1993; 31: 219-29.

Bernzweig J et al.: Gender differences in physician-patient communication – evicende from pediatric visits. Arch Pediatr Adolesc Med 1997; 151: 586-91.

Bickel J et al.: Gender-associated differences in matriculat ng and graduating medical students. Acad Med 1995; 70: 551-59.

Bickel J et al.: Women in U.S. academic medicine statistics 1998. Association of American Medical Colleges, Washington, DC, 1998.

Bland CJ et al.: Characteristics of the successful researcher and implications for faculty development. J Med Educ 1986; 61: 22-31.

Bluestone N: Marriage and medicine. J Am Med Wom Assoc 1965; 20 (11): 1048-53.

Bowman MA, Frank E, Allen DI: Women in Medicine. Career and life management. 3rd edition, Springer Verlag, 2002.

Brown CA: Women workers in the health service industry. Int J Health Serv 1975; 5 (2): 173-84.

Brown JB: Female family doctors: their work and well-being. Fam Med 1992; 24: 591-95.

Brunner M: Sexuelle Belästigung und Gewalt gegen studierende Frauen als Studienbehinderung und Studienausschlussgrund im 18., 19. und zu Beginn des 20. Jahrhunderts. Diplomarbeit Universität Innsbruck, 1990.

Bundesministerium für Wissenschaft und Verkehr (Hg.): 100 Jahre Frauenstudium. Zur Situation der Frauen an Österreichs Hochschulen. Reihe: Materialien zur Förderung von Frauen in der Wissenschaft, Bd. 6, 1997.

Campbell MA: Why would a girl go into medicine? Femin st Press, New York, 1973.

Carr PL et al. : Comparing the status of women and men in academic medicine. Ann Intern Med 1993; 119: 908-13.

Carr PL et al.: Relation of family responsibilities and gender to productivity and career satisfaction of medical faculty. Ann Intern med 1998; 129: 532-38.

Cherniss C: Professional burnout in human service organizations. Praeger, New York, 1980: 41.

Cleary PD: Gender differences in stress-related disorders. IN: Barnett RC et al.: Gender and stress. The Free Press, Macmillan, New York, 1987: 39-72.

Coeck C et al.: ACTH and cortisol levels during residency training. N Engl J Med 1991; 325: 738.

Cook DJ et al.: Residents' experiences of abuse, discrimination and sexual harassment during residency training. Can Med Assoc J 1996; 154: 1657-65.

Ducker DG: Believed suitability of medical specialties for women physicians. J Am Med Wom Assoc 1978; 33(1): 25, 29-32.

Eisenberg L: Dystaff of Asculapius – the married woman as physician. J Am Med Wom Assoc 1981; 36 (2): 84-88.

Elnicki DM et al.: Patterns of medical student abuse during the internal medicine clerkship: perspectives of students at 11 medical schools. Acad Med 1999; 74 (S): 99-101.

Färber C: Gleichstellungspolitik an der Hochschule. Zwischen gesetzlichen Regelungen, Institutionen und dem Anspruch auf Veränderung. IN: Biester E et al. (Hg.): Gleichstellungspolitik – Totem und Tabus. Eine feministische Revision. 1994a.

Fish LS et al. : Shared parenting in dual-income families. Am J Orthophsychiatry 1992; 62 (1): 83-92.

Frank E et al.: Characteristics of pregnant vs. non-pregnant women physicians: findings from the Women Physicians' Health Study. Int J Gynecol Obstet 2000; 69: 37-46.

Frank E et al.: Health-related behaviors of women physicians vs other women in the United States. Arch Intern Med 1998; 158: 342-48.

Gabbard GO et al. (ed.): Medical marriages. American Psychiatric Press, Washington, DC, 1988.

Greenen EM: Blockierte Karrieren. Frauen in der Hochschule. IN: Röhrich W, Schülter-Kauner C (Hg.): Klieler Beiträge zur Politik und Sozialwissenschaft, Bd. 9, 1994.

Gross EB: Gender differences in physician stress: why the discrepant findings? Women & Health 1997; 26 (3): 1-14.

Healy B: Women in science: from panes to ceilings. Science 1992; 255: 1333.

Ingrisch D: „Alles war das Institut!" Eine lebensgeschichtliche Untersuchung über die erste Generation von Professorinnen an der Universität Wien. Bundesministerium für Wissenschaft und Forschung (Hg.), Reihe: Materialien zur Förderung von Frauen in der Wissenschaft, Bd. 2, 1992.

Kaplan H: Women physicians – the more effective recruitment and utilization of their talents and their resistance to it. Wom Physician 1970; 25 (9): 561-70.

Köfler G, Forcher M: Die Frau in der Geschichte Tirols, Haymon Verlag, 1986.

Komaromy M et al.: Sexual harassment in medical training. N Engl J Med 1993; 328: 322-26.

Krol D et al.: Fctors influencing the career choices of physicians trained at Yale-New Haven Hospital from 1929-1994. Acad Med 1998; 73 (3): 313-17.

Lamberg L: "If I worked hard(er), I will be loved." Roots of physician stress explored. JAMA 1999; 282: 13-14.

Lang S et al.: Gleichstellungspolitische Wendezei:? IN: Dies (Hg.): Wissenschaft als Arbeit – Arbeit als Wissenschaftlerin, Frankfurt/M., New York, 1997.

Lenhart SA et al.: Gender bias against and sexua harassment of AMWA members in Massachussetts. J Am Med Wom Assoc 1991; 46: 121-25.

Levinson W et al.: Mentors and role models for women in academic medicine. West J Med 1991; 154: 423-26.

Liberatos P et al.: The measurement of social class in epidemiology [review]. Epidemiol Rev 1988; 10: 87-121.

Lorber J: How physicians' spouses influence each other's careers. J Am Med Women Assoc 1982; 37 (1): 21-26.

Lubitz RM et al.: Medical students abuse during third-year clerkships. JAMA 1996; 275: 414-16.

Matthews MR: the training and practice of women physicians: a case study. J Med Educ 1970; 45: 1016-24.

McGee MG: Human spatial abilities: psychometric studies and environmental, genetic, hormonal, and neurological influences. Psychol Bull 1979; 86 (5): 889-918.

Mixa E: Ärztinnen im Wissenschaftsbetrieb. Aufstiegsbedingungen und Karrieremöglichkeiten, IN: Bundesministerium für Wissenschaft und Verkehr (Hg.): 100 Jahre Frauenstudium. Zur Situation der Frauen an Österreichs Hochschulen, Reihe: Materialien zur Förderung von Frauen in der Wissenschaft, Bd. 6, 1997.

Mixa E: Zwischen den Sprossen. Aufstiegsbedingungen und Karrierebarrieren für Medizinerinnen im professionellen und universitären Feld. Bundesministerium für Wissenschaft und Verkehr, Abt. 1/B/1, Reihe: Materialien zur Förderung von Frauen in der Wissenschaft; Bd. 10, 2000.

Nadelson C: The woman physician: past, present and future. IN: Callan JP (ed.): The physician – a professional under stress. Appleton-Century-Crofts, Norwalk, CT, 1983: 261-76

Nadelson CC et al.: The practice patterns, life styles, and stresses of women and men entering medicine : a follow-up study of Harvard medical school graduates from 1967 to 1977. J Am Med Wom Assoc 1979; 34 (11): 400-6.

National Ambulatory Medical Care Survey, United States, 1977. Characteristics of visits to female and male physicians. U.S. Department of Health and Human Services, Public Health Service, Office of Health Research, Statistics and Technology, National Center for Health Statistics. Publication no. (PHS) 80-1710, Hyattsville, MD, June 1980.

National Ambulatory Medical Care Survey, United States, January 1980a-December 1981a.Patterns of ambulatory care in general and family practice. U.S. Department of Health and Human Services, Public Health Service, Office of Health Research, Statistics and Technology, National Center for Health Statistics. Publication no. (PHS) 83-1734, Hyattsville, MD, September 1983.

National Ambulatory Medical Care Survey, United States, January 1980b-December 1981b. Patterns of ambulatory care in pediatrics. U.S. Department of Health and Human Services, Public Health Service, Office of Health Research, Statistics and Technology, National Center for Health Statistics. Publication no. (PHS) 84-1736, Hyattsville, MD, October 1983.

National Ambulatory Medical Care Survey, United States, January 1980c-December 1981c. Patterns of ambulatory care in obstetrics and gynecology. U.S. Department of Health and Human Services, Public Health Service, Office of Health Research, Statistics and Technology, National Center for Health Statistics. Publication no. (PHS) 84-1737, Hyattsville, MD, February 1984.

Nonnemaker L: Women physicians in academic medicine: new insights from cohort studies. N Engl J Med 2000; 342: 399-405.

O'Leary VE, Mitchell JM: Women Connecting with Women: Networks and Mentors in teh United States. IN: Stiver Lie S, O'Leary VE (Hg.): Storming the Tower. Women in the Academic World, 1990.

Ogle KS et al.: Gender-specific differences in family practice graduates. J Fam Pract 1986; 23 (4): 357-60.

Parker G et al.: The doctor's husband. Br J Med Psychiatry 1981; 54: 143-47.

Pelinkan J et al.: Absolventinnen im reformierten Medizinstudium. Gesundheitsberufe/3. Ludwig Boltzmann Institut für Medizin- und Gesundheitssoziologie, 1992.

Pfarr H: Thesen und Progrnosen zum Thema „Frauen in den Hochschulen zwischen Hierarchie und Wissenschaft". IN: Schaeffer-Hegel B, Kpp-Degethoff H (Hg.): Vater Staat und seine Frauen. Beiträge zur politischen Kultur, 1990.

Pfeiffer RF: Early adult development in the medical student. Mayo Clin Proc 1983; 58: 127-34.

Potter RL: Resident, woman, wife, mother: issues for women in training. J Am Med Wom Assoc 1983; 38 (4): 103-5.

Retti G: Bericht zum Frauenförderungsplan. Universität Innsbruck. 1999-2001. Büro des Vizerektors für Evaluation, 2002, S 77.

Richman JA et al.: Mental health consequences and correlates of reported medical student abuse. JAMA 1992; 267: 692-94.

Rosenthal G: Erlebte und erzählte Lebensgeschichte. Gestalt und Struktur biographischer Selbstbeschreibung, Frankfurt a. M.-New York 1995; Uwe Flick u. a. (Hrg.): Handbuch qualitative Sozialforschung. Grundlagen, Konzepte, Methoden und Anwendungen, Weinheim 1995[2]; Atteslander, Peter: Methoden der empirischen Sozialforschung, Berlin-New York 2000[9].

Roter D et al.: Sex differences in patients' and physicians' communication during primary care medical visits. Med Care 1991; 29: 1083-93.

Satistik Austria.

Scheier R: Patterns set in residency persist throughout marriage. Am Med News, May 6, 1988, p. 31.

Schiffman M et al.: Harassment of women physicians. J Am Med Wom Assoc 1995; 46: 121-25.

Schlüter A: Wissenschaft für die Frauen? – Frauen für die Wissenschaft! Zur Geschichte der ersten Generation von Frauen in der Wissenschaft, IN: Brehmer I et al. (Hg.): Frauen in der Geschichte IV.

Schueneman AL et al.: Age, gender, lateral dominance, and prediction of operative skill among general surgery residents. Surgery 1985; 98 (3): 506-13.

Schweighofer-Brauer A et al. (Hg.): „Eigentlich lief alles nach Plan, bis ..." Biographische Texte zu freien Wissenschaftlerinnen in Österreich, Innsbruck-Wien-München-Bozen 2002.

Shelton BA. Women, men, and time: gender diferences in paid work, housework, and leisure. Greenwood Press, New York, 1992.

Sobecks NW et al.: When doctors marry doctors: a survey exploring the professional and family lives of young physicians. Ann Intern Med 1999; 130: 312-19.

Sullivan O: Time waits for no (wo)man: an investigation of the gendered experience of domestic time. Sociology 1997; 31: 221-39.

Tesch BJ et al.: Promotion of women physicians in academic medicine: glass ceiling or sticky floor? JAMA 1995; 273: 1022-25.

Tesch BJ et al.: Women physicians in dual-physician realtionships compared with those in other dual career relationships. Acad Med 1992; 7: 542-44.

Vincent MO: Female physicians as psychiatric patients. Can Psych Assoc J 1976; 21 (7): 461-65.

Vogt M et al.: Räumliche Mobilität und Karriere. Mobilität von Wissenschafterinnen in Österreich. Bundesministerium für Bildung, 2002, Wissenschaft und Kultur (Materialien zur Förderung von Frauen in der Wissenschaft; Bd. 15).

Warde C et al.: Physician role conflict and resulting career changes: gender and generational differences. J Gen Intern Med 1996; 11: 729-35.

Warde CM et al.: Marital and parental satisfaction of married physicians with children. J Gen Intern Med 1999; 14: 157-65.

Wetterer A: Professionalisierung und Geschlechterhierarchie. Vom kollektiven Frauenausschluss zur Integration mit beschränkten Möglichkeiten. Wissenschaft ist Frauensache, Bd. 3, 1993. IN: Bundesministerium für Wissenschaft und Verkehr (Hg.): 100 Jahre Frauenstudium. Zur Situation der Frauen an Österreichs Hochschulen. Reihe: Materialien zur Förderung von Frauen in der Wissenschaft, Bd. 6, 1997, S 229, 233.

Wroblewski A, Unger M: Studierenden-Sozialerhebung 2002. Bericht zur sozialen Lage der Studierenden. Studie im Auftrag des bm:bwk, 2003, S 18.

Young JW: Symptom disclosure to male and female physicians: effects of sex, physical attractiveness, and symptom type. J Behav Med 1979; 2 (2): 159-69.

VI. Anhang

Fragebogen Ärztinnenstudie 2002

Zu welcher Kategorie (Unterscheidung nach Ausbildung und Dienstgeber) rechnen Sie sich (Berufsgruppe)?

☐ Turnusärztin
☐ Fachärztin in Ausbildung (Bund)
☐ Fachärztin (Bund)
☐ Fachärztin in Ausbildung (Land)
☐ Fachärztin (Land)

Wie alt sind Sie?   Alter:...........

Arbeiten Sie in einem operativen oder konservativen Fach?
☐ operativ   ☐ konservativ

Medizinstudium:

In welchem Ausmaß haben Ihre Eltern Ihr Studium gefördert bzw. gewünscht?
☐ sehr   ☐ eher   ☐ weniger   ☐ überhaupt nicht

Haben Sie Geschwister?   ☐   ja   ☐ nein
wenn ja, wie viele?   Schwestern.......
                        Brüder.......

Inwiefern haben folgende Kriterien Ihren Berufswunsch "Ärztin" beeinflusst?

• Umgang mit Menschen	☐ sehr ☐ eher ☐ weniger ☐ gar nicht
• Helfen	☐ sehr ☐ eher ☐ weniger ☐ gar nicht
• Prestige	☐ sehr ☐ eher ☐ weniger ☐ gar nicht
• Einkommen	☐ sehr ☐ eher ☐ weniger ☐ gar nicht
• Wissenschaft	☐ sehr ☐ eher ☐ weniger ☐ gar nicht
• Familientradition	☐ sehr ☐ eher ☐ weniger ☐ gar nicht

Haben Sie Ihr Studium im zweiten Bildungsweg absolviert?
☐ ja   ☐nein

Haben Sie während Ihres Studiums eine bezahlte Berufstätigkeit ausgeübt? (kein Ferialjob oder Dissertation)
☐ ja   ☐ nein
wenn ja: ☐ fallweise   ☐ regelmäßig

Erhielten Sie Förderungen/Stipendien während Ihres Studiums?
☐ ja   ☐ nein

Haben Sie sich während Ihrer Studienzeit unbezahlt engagiert?
☐ Unipolitik
☐ ehrenamtliches Engagement außerhalb der Universität
☐ gar nichts
☐ sonstiges ....

Haben Sie Ihr Studium mit einer Dissertation abgeschlossen?
☐ ja   ☐nein

Privatleben:
Wie ist Ihr derzeitiger Familienstand:
☐ ledig   ☐ verheiratet   ☐geschieden   ☐ verwitwet

Werden Sie von Ihrer Familie bei Beruf und Karriere unterstützt?
☐ sehr   ☐ eher   ☐ weniger   ☐ gar nicht

Haben Sie Kindern im betreuungspflichtigen Alter?
☐ nein ☐ ja - wie viele ...., Alter:
☐ ≤ 3
☐ Kindergartenalter
☐ Volksschulalter
☐ Hauptschul- bzw. Mittelsschulalter

Wenn ja, wann kam(en) Ihr(e) Kind(er) zur Welt? (Mehrfachantworten möglich)

☐ vor dem Studium
☐ während des Studiums
☐ während der Turnusausbildung
☐ während der Facharztausbildung
☐ später

Wie gestalten Sie Ihre Kinderbetreuung? (Mehrfachantworten möglich)

☐ allein   ☐ mit Partner   ☐ Familienmitglieder
☐ Tagesmutter   ☐ Kindermädchen   ☐ Kindergarten/Hort

Welche Kinderbetreuungsangebote würden Sie sich von Ihrem Arbeitgeber wünschen? (Mehrfachantworten möglich)

☐ Krabbelstube
☐ Schulkinderbetreuung
☐ Kindergarten
☐ Zuschuss für priv. Kinderversorgung
☐ zeitweise Kinderbetreuung (auch am Wochenende u. Nachts)
☐ sonstiges

Falls Sie noch keine Kinder haben, wollen Sie noch Kinder bekommen?

☐ ja   ☐ nein   ☐ weiß ich noch nicht

Haben Sie noch weitere Betreuungspflichten (z.B. gebrechliche Eltern, etc)?

☐ ja   ☐ nein

Hilft Ihnen Ihr Partner im Haushalt?

☐ sehr   ☐ eher   ☐ weniger   ☐ gar nicht

Wie hoch schätzen Sie Ihren täglichen Zeitaufwand für die häuslichen Pflichten (Haushalt, Kinder, etc.)?

☐ ≤ 1 Stunde   ☐ 1-4 Stunden   ☐ ≥ 4 Stunden

Haben Sie eine bezahlte Haushaltshilfe?

☐ ja   ☐ nein

Berufsleben:

Wie hoch ist Ihr derzeitiges Beschäftigungsausmaß:

☐ 100%　　☐ 75%　　☐ 50%

Welches Beschäftigungsausmaß würden Sie sich wünschen?

☐ 100%　　☐ 75%　　☐ 50%　　☐ sonstiges ....

Nehmen Sie an Kongressen teil? Wenn ja, wie oft?

☐ ≥ 5mal　　☐ 2-4mal　　☐ 1mal　　☐ nicht

wenn nein, wegen?　☐ **Klinik**

(Mehrfachantworten　☐ **Familie**

möglich)　☐ **Geld**

☐ **sonstiges** ....

Haben Sie einen Forschungsaufenthalt im Ausland absolviert?

☐ ja　　☐ nein

Arbeiten Sie an einer Habilitation?

☐ ja　　☐ nein

Haben Sie eine Habilitation abgeschlossen?

☐ ja　　☐ nein

Wie sind Sie mit Ihrer derzeitigen Arbeitssituation zufrieden?

☐ sehr　　☐ eher ☐ weniger ☐ gar nicht

Bewerten Sie folgende Punkte nach Ihrer Zufriedenheit:

(1 sehr zufrieden, 2 zufrieden, 3 weniger zufrieden, 4 unzufrieden)

Einbindung in Ihrer Klinik

☐ 1 ☐ 2 ☐ 3 ☐ 4

Gegenseitige Unterstützung von Frauen in der Klinik

☐ 1 ☐ 2 ☐ 3 ☐ 4

Zusammenarbeit mit Ihren Vorgesetzten

☐ 1 ☐ 2 ☐ 3 ☐ 4

Zusammenarbeit mit dem Pflegepersonal

☐ 1 ☐ 2 ☐ 3 ☐ 4

Aufstiegsmöglichkeiten als Frau (Pragmatisierung)

☐ 1 ☐ 2 ☐ 3 ☐ 4

Spüren Sie physische oder psychische Auswirkungen Ihrer Arbeit auf Ihre Gesundheit? (wenn ja, welche?)

physisch: ☐ sehr ☐ eher ☐ weniger ☐ gar nicht

☐ welche........................

psychisch: ☐ sehr ☐ eher ☐ weniger ☐ gar nicht

☐ welche........................

Wie sehr wirkt sich der Nacht/Wochenenddienst negativ auf Ihre Gesundheit aus?

☐ sehr ☐ eher ☐ weniger ☐ gar nicht

Wäre Ihrerseits eine Bereitschaft für einen Ortswechsel gegeben, wenn es der Beruf erfordert (Auslandsaufenthalt, Forschung etc.)?

☐ ja ☐ nein

Wenn nein- warum? (Mehrfachantworten möglich)

☐ **Beruf des Partners**

☐ **Kinder (Schule, etc.)**

☐ **Freundeskreis**

☐ **sonstiges** ....

Würden Sie ein anderes medizinisches Gebiet wählen?

☐ ja ☐ nein ☐ wenn ja warum?.............................

Würden Sie Ihren Beruf nochmals wählen?

☐ ja ☐ nein

wenn nein - warum? ☐ **Probleme beim Studium**

(Mehrfachantworten möglich) ☐ **Stellenprobleme**

☐ **Probleme am Arbeitsplatz**

☐ **Arbeitsklima (als Frau diskriminiert)**

☐ **sonstiges** ....

Befinden Sie sich in einem unbefristeten (definitiven) Dienstverhältnis?

☐ ja ☐ nein

Wenn ja, warum glauben Sie, haben gerade Sie das erreicht?

(Mehrfachantworten möglich)

☐ **Wissenschaft in der Freizeit**

☐ **Verzicht auf Kinder**

☐ **Einschränkung im Privatleben**

☐ **Förderung durch den Vorgesetzten**

☐ **Zufall**

☐ **sonstiges...............................**

Frau in der Medizin:

Glauben Sie, hätten Sie Ihre derzeitige Stelle als Mann schneller bekommen?

☐ ja ☐ nein ☐ ich weiß nicht

Gibt es für Sie Hindernisse als Frau in Ihrem Beruf?

☐ ja ☐ nein

Wurde Ihre Berufswahl durch Kinder oder Kinderwunsch eingeschränkt?

☐ ja ☐ teils, teils ☐ nein

Haben Sie sexuelle Diskriminierung während Ihres Studiums erlebt?

☐ ja ☐ nein

Haben Sie sexuelle Diskriminierung während Ihrer Ausbildung bzw. am Arbeitsplatz erlebt?

☐ ja ☐ nein

wenn ja, wodurch?...

Wo sehen Sie Ihre berufliche Zukunft?

☐ **eigene Praxis** ☐ **Krankenhaus** ☐ sonstiges ....

Welches Berufsziel (Karriereziel) streben Sie persönlich an?(Beschreibung)

....

....

Wo sehen Sie Ihre berufliche Zukunft in 10 Jahren? (Beschreibung)

....

....

Wünsche an den Dienstgeber?

Bewerten Sie folgende Punkte nach der Wichtigkeit bei der täglichen Arbeit:

(1 sehr wichtig, 2 wichtig, 3 weniger wichtig, 4 unwichtig)

Flexible Arbeitszeitmodelle	☐ 1 ☐ 2 ☐ 3 ☐ 4		
Bessere Kinderbetreuungsmöglichkeiten	☐ 1 ☐ 2 ☐ 3 ☐ 4		
(z.B. für Wochenende, Ferien)			
Höheres Gehalt	☐ 1 ☐ 2 ☐ 3 ☐ 4		
Anlaufstelle, Frauenbüro, Frauenclub	☐ 1 ☐ 2 ☐ 3 ☐ 4		
(als Kommunikationsplattform)			
Offizielle Förderung durch den	☐ 1 ☐ 2 ☐ 3 ☐ 4		
Arbeitgeber (Ziele, Anreizsysteme)			
Supervision	☐ 1 ☐ 2 ☐ 3 ☐ 4		
Sonstiges	☐ 1 ☐ 2 ☐ 3 ☐ 4		

Danke für Ihre Mitarbeit!!

Unser Team

Hochleitner Margarethe, Univ.-Prof[in]. Dr[in].med. an der Medizinischen Universitätsklinik Innsbruck, erste habilitierte Internistin in Innsbruck, Leiterin Ludwig Boltzmann Institut für kardiologische Geschlechterforschung, wissenschaftliche Leiterin Frauengesundheitsbüro des Landes Tirol, Vorsitzende Arbeitskreis für Gleichbehandlungsfragen an der Universität Innsbruck, zahlreiche Kongressbeiträge und Publikationen zu Frauengesundheitsthemen

Bader Angelika, Dr[in].med., praktische Ärztin, Mitarbeiterin am Ludwig Boltzmann Institut für kardiologische Geschlechterforschung, Mitarbeiterin im Frauengesundheitsbüro des Landes Tirol, zahlreiche Präventionskampagnen in Tirol, Interviewtätigkeit für Gender Studies.

Engel Sabine, Dr[in].iur., Universität Innsbruck, Institut für Zivilrecht, Juristin im Arbeitskreis für Gleichbehandlungsfragen der Universität Innsbruck, Leiterin des Frauenbüros der Universität Innsbruck, juristische Beratung in Teilaspekten.

Sauer-Oberlechner Barbara, Ludwig Boltzmann Institut für kardiologische Geschlechterforschung, Studium der Sozial- und Wirtschaftswissenschaften/Studienrichtung Betriebswirtschaft, Öffentlichkeitsarbeit, Graphik und Layout.

Schaffenrath Martin, Akademischer IT-Experte, Ludwig Boltzmann Institut für kardiologische Geschlechterforschung, Studium der Wirtschaftswissenschaften, Biostatistik und Dokumentation.

Schwaighofer-Brauer Annemarie, Dr[in]. Studium Geschichte und Politikwissenschaft, Diplom und Doktorat, Institut für Politikwissenschaft der Universität Innsbruck, seit 1997 Institut für gesellschaftswissenschaftliche Forschung, Bildung und Information, freischaffende Erwachsenenbildnerin und Autorin.

Sturm Gisela, Mag[a].rer.soc.oec., Ludwig Boltzmann Institut für kardiologische Geschlechterforschung, Doktoratsstudium Sozial- und Wirtschaftswissenschaften.